海堂尊

絵・ヨシタケシンスケ

新装版 トリセツ・カラダ

カラダ地図を描こう

カラダの中身、
どうなっているか
わかりますか？

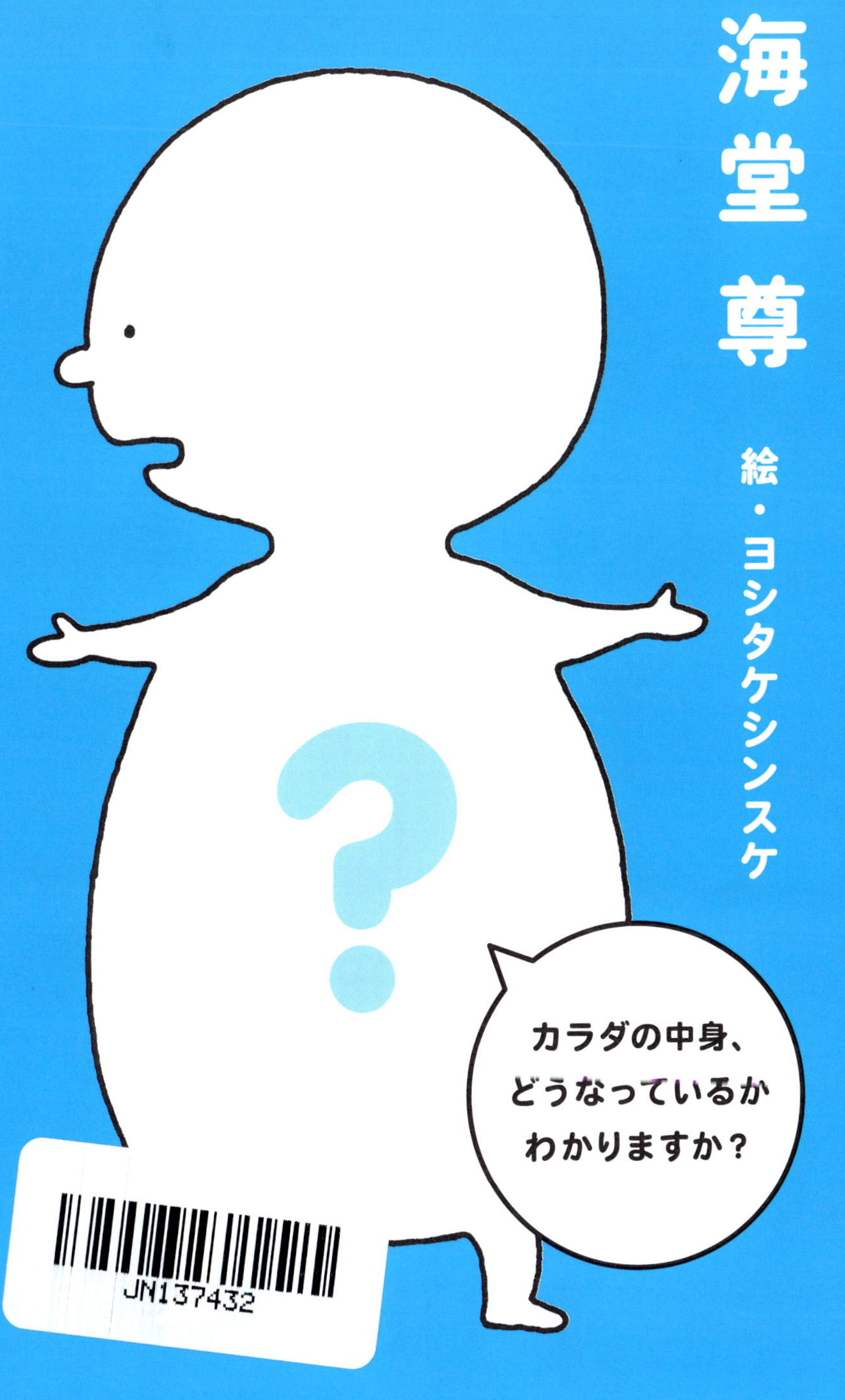

宝島社

本書は2009年11月に小社より刊行した
『トリセツ・カラダ　カラダ地図を描こう』の
新装版です。

カバー・本文イラスト　ヨシタケシンスケ
カバー・本文デザイン、本文DTP　鈴木大輔（ソウルデザイン）
写真提供　山本正二（一般財団法人 Ai情報センター代表理事）
下総良太（医療法人社団翠明会 山王病院放射線科医長）

カラダのひみつを解き明かし、
カラダ地図を手に入れよう。

これ一冊で、カラダのすべてが
ざっくりわかる！
細かいところは、ひょっとしたら少しいいかげんだけど、
でもだいたいは正しい。

新装版　トリセツ・カラダ　カラダ地図を描こう　目次

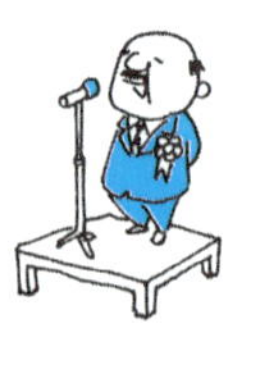
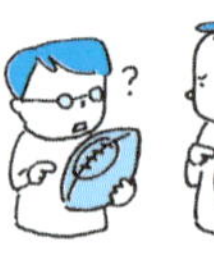

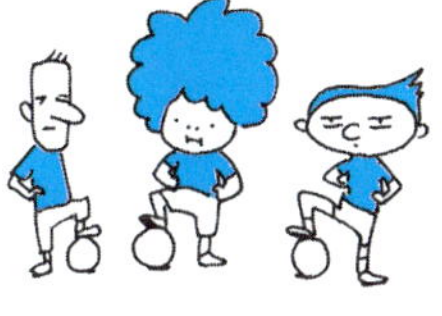
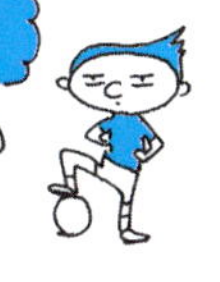

各論 73

序論

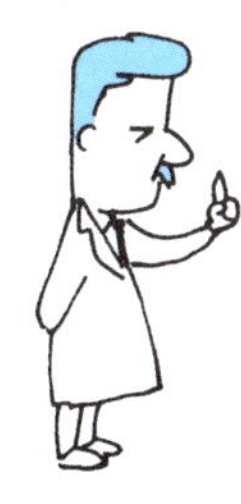
阿寒湖の
名物は何ですか?

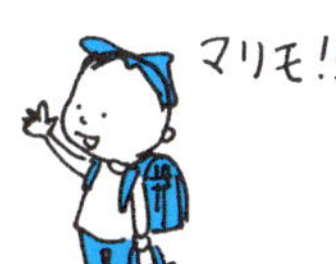
マリモ!!

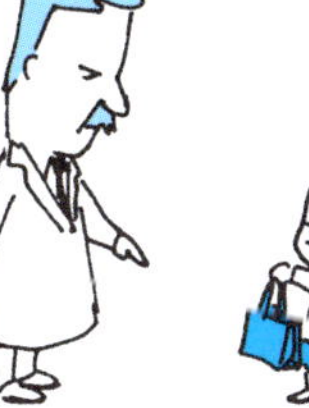
その袋、
中身は
何ですか?

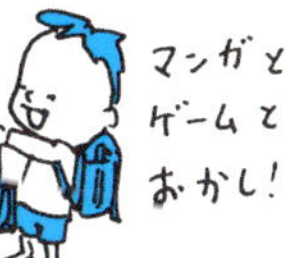
マンガと
ゲームと
おかし!

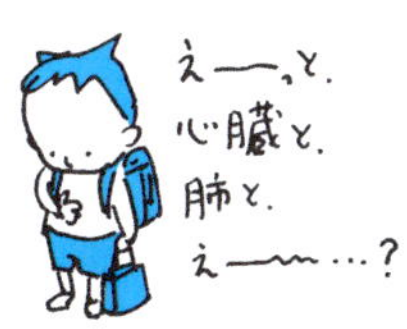
そのからだ、
中身は
何ですか?
え――っと、
心臓と、
肺と、
え――…?

「カラダ地図」を描けますか？

この本の目的は、読み終わった時「カラダ地図」を描けるようになること。

ところで、「カラダ地図」って何だろう？

それは、カラダの内部のイラストだ。手術でお腹を開けた時、どういう風に見えるか描けるようになる、というのが最終目標。

え？　難しすぎる？　いやいや、そんなことはない。

「カラダ地図」に必要な登場人物は十五人しかいない。

大脳、小脳、肺、心臓、大動脈、肝臓、膵臓、食道、胃、十二指腸、小腸、大腸、腎臓、膀胱、脾臓。彼らのかたちと場所を描けば終わりだ。

好きなマンガの登場人物なら十五人くらい、らくらく覚えられるでしょ？

ちなみに古代中国の人は五臓六腑と称した。五臓（心、肺、肝、腎、脾）六腑（大腸、小腸、胆、胃、三焦、膀胱。三焦は不明）で11臓器、「トリセツ・カラダ」のお腹部分は10臓器。ね、説得力あるでしょ？

どうして「カラダ地図」が描けないといけないの、と不思議に思う君へ。

カラダは君の大切な、たったひとつの持ち物だ。カラダは君から離れない。だから君は自分のカラダのことを誰よりもよく知るべきだ。

もしも君がオートバイで世界一周のツーリングに行きたくなったらどうする？ オートバイの仕組みを詳しく知ることから始めるでしょ？

隣町へ行く程度なら、仕組みを知らなくても平気だけど、ジャングルや砂漠をひとりで走るためには、オートバイの仕組みを勉強し、すみずみまで知らなければならない。そうしないと故障した時にどうすればいいかわからないので、結局遠くまでいけなくなってしまう。そうしたら世界一周に行こうなんて気持ちにはなれないだろう。

これから君は、カラダひとつであちこちに行くだろう。油田（ゆでん）を掘りあてるプロジェクトに参加するかもしれないし、知らない町で靴を売るかもしれない。外国で日本語を教える先生になっていたりして。

そうした冒険の本質部分はみな同じ。だから冒険のために自分の道具をすみずみまで知り活用することは、生き抜くための最低条件だ。

誰もがそれを使って冒険に挑む大切な必需品、それがカラダだ。だからカラダについて学べば君の可能性は広がるし、カラダについての知識は、冒険者の君にとって、まっさきに身につけるべき大切なアイテムだ。

何があってもくじけずに進んでいくタフなこころを作る。その第一歩はまず、自分のカラダについて知ることから始まる。

世の中に、カラダの仕組みを詳しく説明した専門書は多い。けれどもカラダのトリセツ（取扱説明書）みたいな、おおざっぱなことが「ざっくりすべて」わかる本はない。僕自身、昔そういう本を探したことがあるんだけど、とうとう見つからなかったから、これは確かだ。

ないんだったら作っちゃえ。

そうしてできたのがこの本だ。

もし君が医者になりたいなら、この本に書いてあることくらい、中学生のうちにマスターしてしまおう。この本を読めば医学部に入学できて医者になれる、という太鼓判は押さないけれど、「この本に書いてある程度くらい理解できなければ、とてもじゃないが医者にはなれない」と逆方向の太鼓判は押せる。

それから医者になりたくない君や病院が大嫌いな君。君たちこそ、この本を読まなくてはならない。病気ってヤツはカラダの中で何が起こっているか理解できれば、半分は治ったも同然。それがわかれば嫌いな病院にいかなくて済む可能性もある。

おなかが痛い時、「大腸炎かも」と思うか、「おなかが痛くてこわいよう」ってベソをかくか。その態度の違いで病気の治り方も変わってきたりする。

古いことわざに言う。

病は気から、気はこころ。

僕の知り合いに、東城大学の藤田教授という解剖の偉い教授がいる。その藤田教授がある日、僕に教授になるための秘伝をこっそり教えてくれた。

「教授になりたければ、簡単なことを難しく教えればいいんだ」

僕は尋ねた。

「難しいことはどうやって教えればいいんですか？」

藤田教授は答えた。

「簡単なことを難しく教えれば、難しいことなんか教えられるわけ、ないだろ」

……ごもっとも。

でもみんなには、簡単なことは簡単にわかってもらいたい。なぜなら世の中にはわからないことや、誰も行ったことのない場所がたくさんある。そこへ行って謎を解くのが冒険の目的。そして冒険の結果、宝物を持ち帰りみんなに教えてあげる、それが冒険者である君の使命。ならばとっくにわかっていることなんか、さっさと理解しないと、肝心の冒険へたどりつく前に燃え尽きてしまう。そんなの、ばかばかしいでしょ。

だから僕は自分が偉くなることは諦めて、簡単にわかる本を書いてみた（笑）。

なんのため？　次に続く冒険者、そう、この本を手にした君のためだ。

クルマもテレビもケータイも
しくみは知らないけど
使ってるし使えてる。
こわれたら修理に出せばいい。

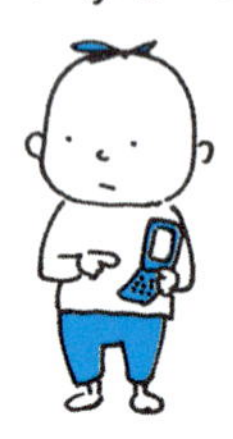

からだもそれでいいんじゃないの？

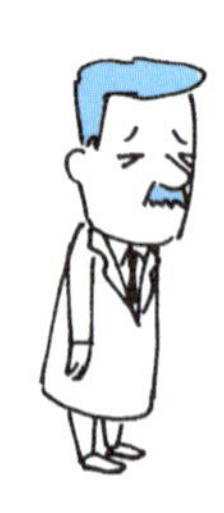

うーん.
でもさ。
この世界は
きみの外側と
きみの内側から
できているんだよ？

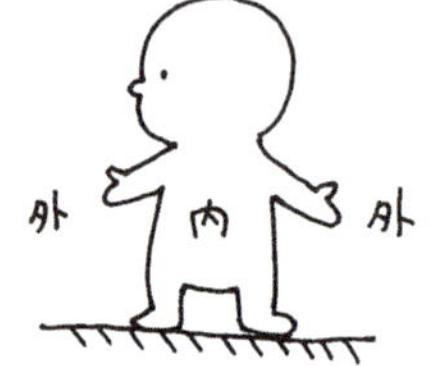

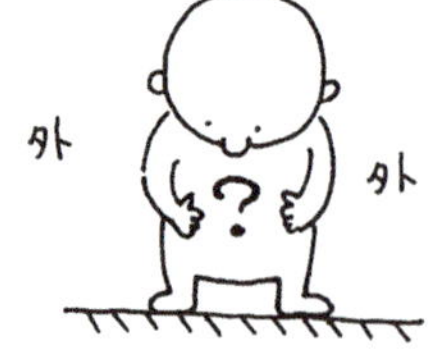

外側のことを知ってても内側のことを知らないと
世界の半分しか知らないってことなんじゃない？

この本を読む前にまず、「カラダ地図」を描いてみてほしい。そして本を読み終わったらもう一度、「カラダ地図」にトライしてみよう。そうすれば、自分が得た知識を確認できる。そしたら次は、パパやママに「カラダ地図」テストをやってもらおう。きっとパパとママも、この本を読む前の君と同じで、「カラダ地図」は描けないに違いない。そこで、君がすらすら「カラダ地図」を描きあげてごらん。きっとパパやママに「すごいね」と尊敬されるはずだ。

その時君は、以前よりずっとたくさん、いろいろなことができるようになっている。

それは、自由という国へのパスポートになるはずだ。

え？　勉強は嫌い？

心配しないで。イラストレーターのヨシタケシンスケさんが君と一緒に勉強してくれる。ヨシタケさんの質問に答えながら、説明していくから大丈夫。

レッツ・「トリセツ・カラダ」

「トリセツ・カラダ」を読む前に、まず自分でテストをしてみよう。

テストと聞いてびびった君。心配はいらない。採点するのは君自身だし、点数を他人に見せる必要もない。これは君自身のために君がやることなんだから。

そしてこの本を読み終わった時、もういちど同じテストをしてみて、初めに描いた「カラダ地図」と見比べてほしい。その時、この本を読んだ価値がわかるはずだ。

では始めよう。まず、次のページの問題に答えを書き込んでね。

タオルどこ?
ここ。
ハブラシどこ?
ここ。
腎臓ってどこ?
....

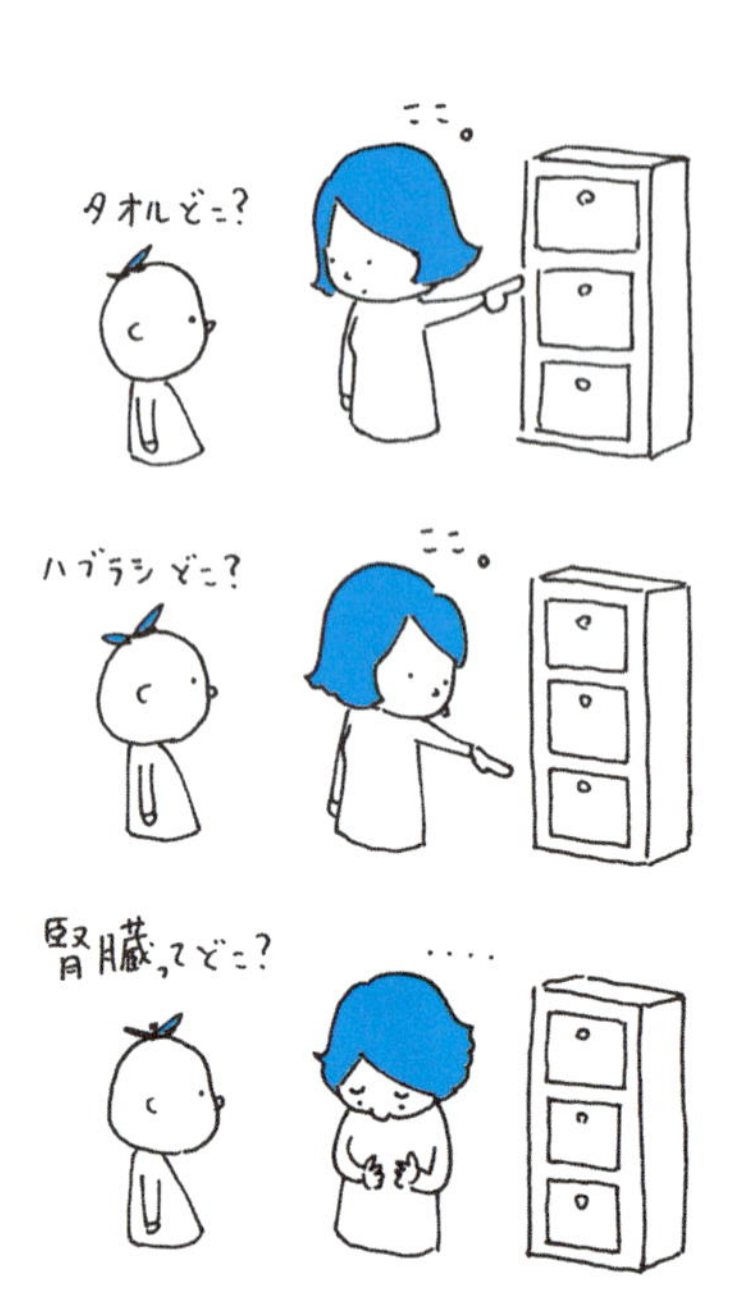

心に思い浮かぶまま、
内臓の名前を書いてみよう。

ねえ先生。
「恋する気持ち」は
何臓で作られるの？

(勉強前) いくつ書けるかな。　記入日　年　月　日

①　②　③
④　⑤　⑥
⑦　⑧　⑨
⑩　⑪　⑫
⑬　⑭　⑮

(勉強後) 今度はどれくらい書けるかな。　記入日　年　月　日

①　②　③
④　⑤　⑥
⑦　⑧　⑨
⑩　⑪　⑫
⑬　⑭　⑮

カラダ地図 勉強前

答えは
161 ページ

カラダの中はどうなっているだろう？　まずは何も見ないで描きこんでみよう。

記入日　　　年　　月　　日

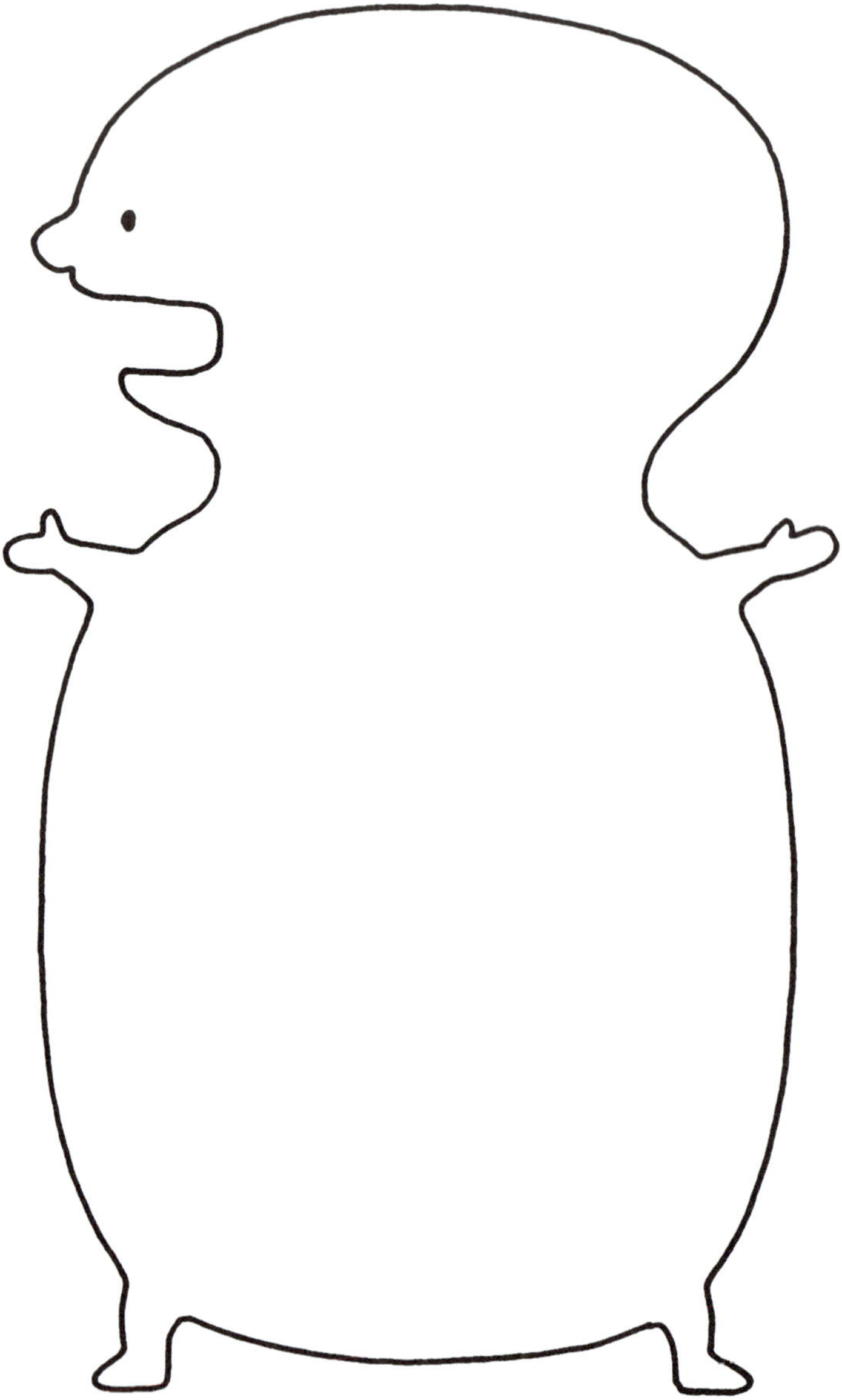

カラダ地図 勉強後

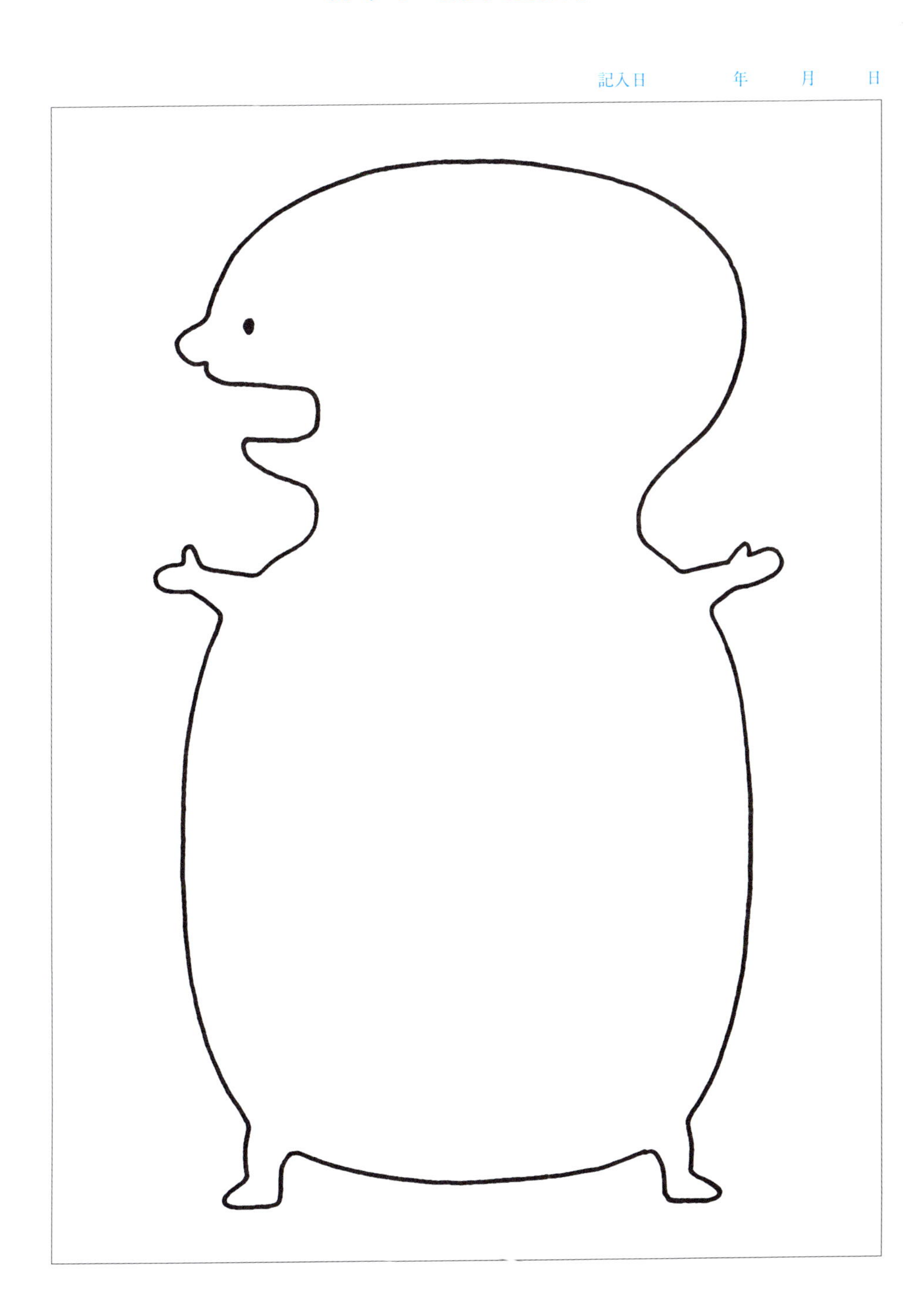

この本のルール

まず、この本の基本構造を説明する。

ここまでは「序論」。「はじめに」というご挨拶だ。本文の第一部は「総論」、第二部が「各論」だ。そして最後に医学の「概論」を書いた。

これらの違いを、サッカーにたとえて説明してみよう。

①序論……「桜宮サッカースタジアムにようこそ。ただ今より、桜宮バッカスvs帝華オリオンズの試合を開始します」という、主催者の挨拶。

②総論……サッカーは1チーム11人の2つのチームが闘うスポーツだ。ゴールキーパーとフィールダーがいて、キーパーだけは手を使えるけど、他のメンバーは手を使うと反則。ボールを相手ゴールに入れると得点。試合時間は前半45分、後半45分。これが総論。どのチームにも当てはまる普遍的なルールの説明だ。

③各論……桜宮バッカスはフォワードが強く点を取りまくるけど、ディフェンスがダメダメで特にキーパーはへたっぴ。リードしていると機嫌がいい監督は、逆転されると怒り出す。ライバルの帝華オリオンズには得点王がいて、ウイングの

足が速い。これが各論。ひとつひとつのチームの違い、クセ、特徴の説明だ。

そして各論には、総論のルールがすべて当てはまる。

④概論……サッカーはスポーツの一種で、プロチームとアマチュアチームがある。競技人口は全世界で500万人。サッカーを全然知らない人にも短い時間で簡単に説明する、これが概論だ。

この枠組みはすべての学問の基本形だから、頭のすみに置いておくといい。

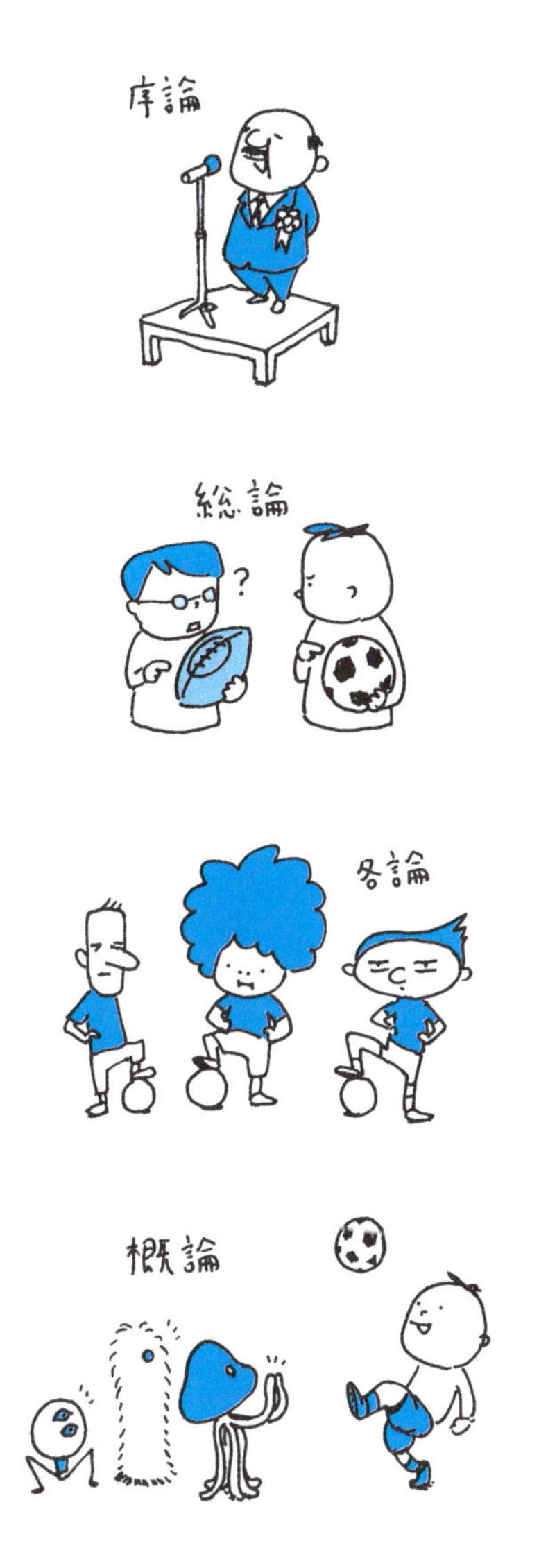

カラダの座標

カラダの場所の指定法について専門用語を理解しよう。

今、君は直立している。そんな君のカラダに三次元座標を当てはめてみよう。

まず、Z軸だ。上方を頭側、下方を尾側と呼ぶ。

次にX軸。カラダの前後で、前方を「腹側」、後方を「背側」という。ところが場所を示す「腹部」という単語と、方向を示す「腹側」が似ているからこんがらがる。なのでこの本では「腹側」の代わりに「臍側」という言葉を使う。「臍」とは、おへそのことだ。つまりカラダの前方は臍側、後方は背側になる。

最後はY軸、これは簡単、左側・右側だ。

もうひとつのベクトルは、中心部から端っこへ、というもので、中心が中枢、端っこを末梢という。


準備ができたら、いよいよカラダの仕組みを学んでいこう。

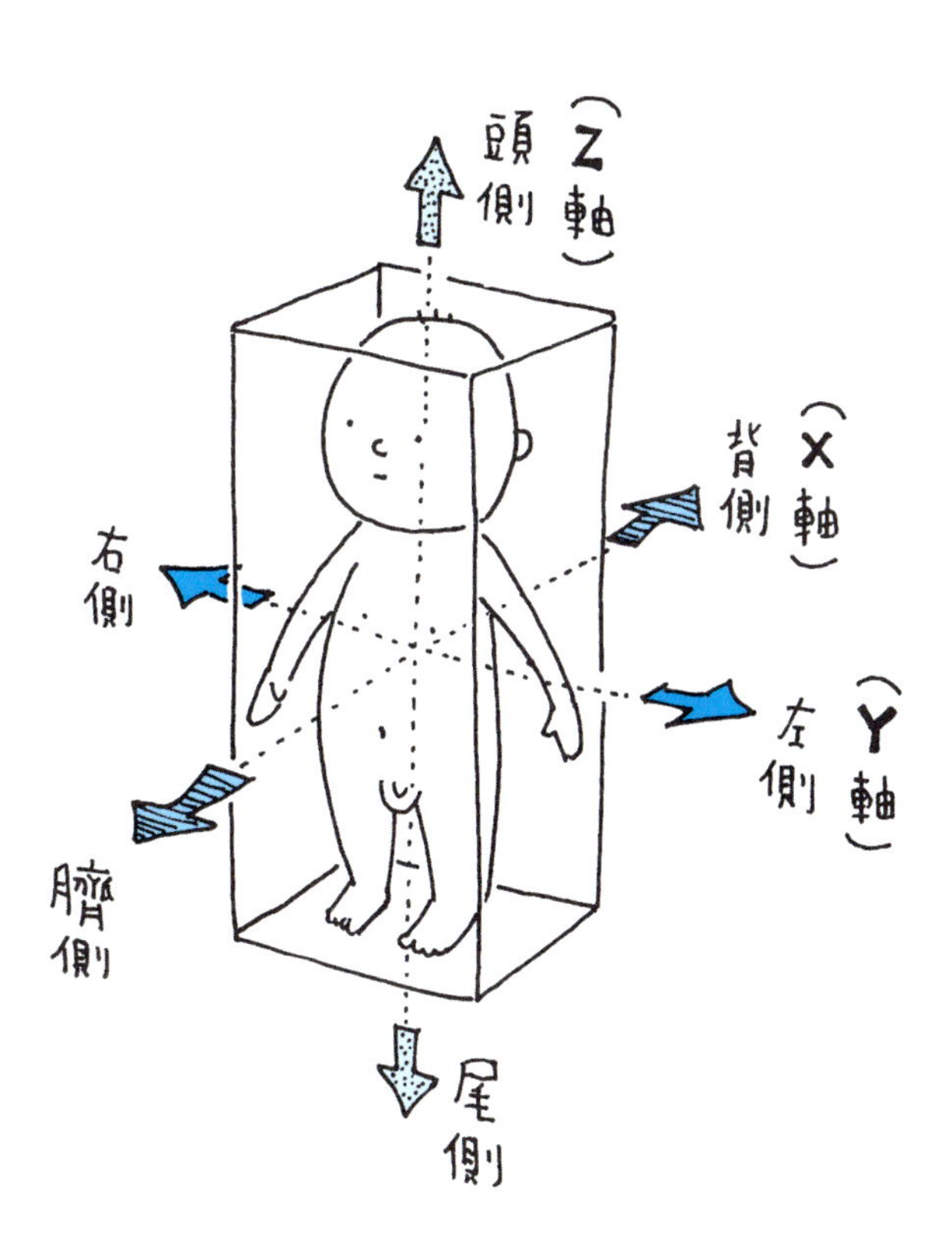
頭側
(Z軸)
背側
(X軸)
右側
左側
(Y軸)
臍側
尾側

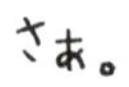

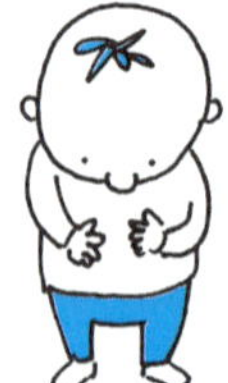

ボクのからだの中が
どうなってるか
教えてもらおうじゃないの。

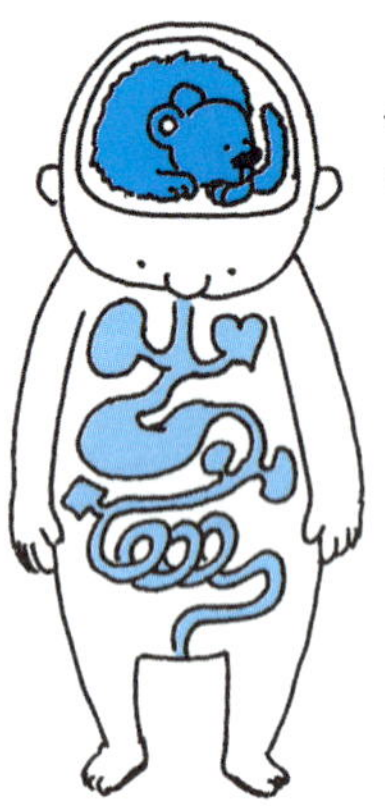

からだの中には 実は
すごいひみつがあって。

それを知れば

すごいことができたり
すごいことを思いついたり
モテモテになったり
するのかもしれない。

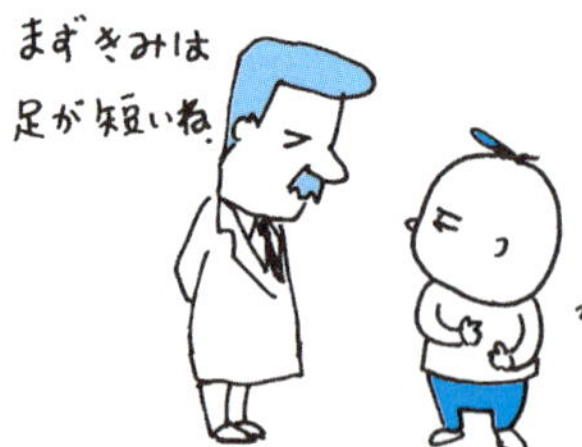

中です中。
からだの中。

総論

「まずはザックリと説明しよう！」

いろいろ
あって、
キミは
生きてます。
以上！
ザックリ
しすぎです！

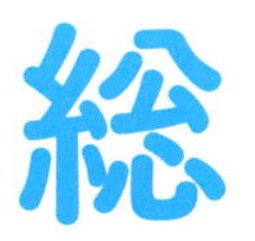

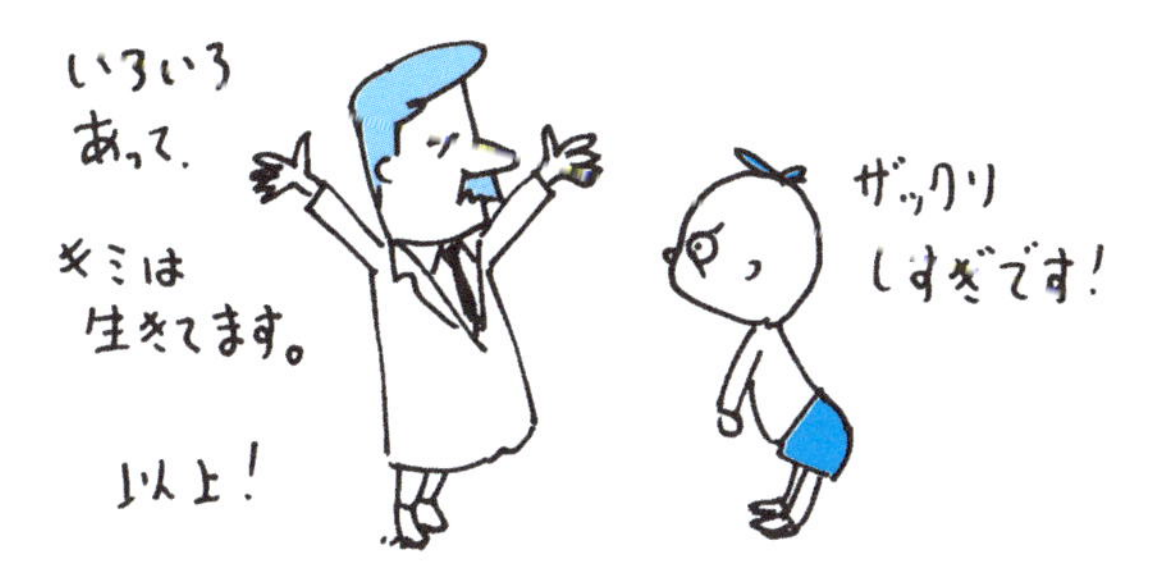

第1章　カラダってなんだろう

カラダの成分

カラダは、見る角度によって、見え方がいろいろ変わってくる。ひとつの見方が成分分析だ。人体を分解して何からできているのか、調べる。ざっくり分解すれば、ヒトのカラダの約70パーセントは水で、あとはタンパク質とカルシウムが多い。だからヒトのカラダは、「水の惑星・地球」に少し似ている。

■ 比べてみよう

【地球】	(%)
酸素・・・・・・・・	47
珪素・・・・・・・・	28
アルミニウム・・・	8
鉄・・・・・・・・・	5
カルシウム・・・・	4
カリウム・・・・・	3
ナトリウム・・・・	3
その他・・・・・・	2
【ヒトのカラダ 無機質】	
酸素・・・・・・・・	63
炭素・・・・・・・・	20
水素・・・・・・・・	9
窒素・・・・・・・・	5
カルシウム・・・・	1
その他・・・・・・	2
【ヒトのカラダ 有機質】	
水・・・・・・・・・	65
タンパク質・・・・	15
脂質・・・・・・・・	14
糖質・・・・・・・・	1
核酸・・・・・・・・	1
無機質・・・・・・・	4

１万種類以上あると言われるタンパク質は、20種類のアミノ酸がいろいろな繋がり方をしてできている。たとえば、インスリンはアミノ酸51個でできている。トリプシンは２２３個、ヘモグロビンは５７４個だ。

タンパク質は2系統に分類される。構造タンパクと機能タンパクだ。

①構造タンパクは家に例えれば壁に相当し、細胞の強度を補強する。（コラーゲン、エラスチンなど）

②機能タンパクは他に働きかけ、ある役割を果たす。そのひとつに、酵素がある。酵素は化学反応を触媒し、消化やエネルギー産生（さんせい）の化学反応を促進するが、酵素自体は変化しない。（インスリン・アミラーゼなど）

構造タンパク

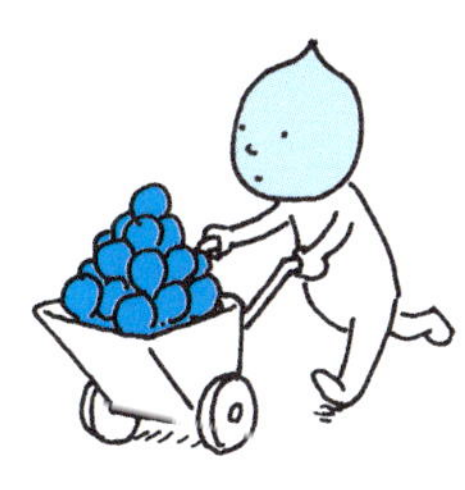

めくってみてね
パラパラ・カラダ
START

リン脂質ってどれ?

すっごくちっちゃいので見えません!

■ カラダの成分分析 / 細胞組成

水	細胞を構成する中で一番容量があり、カラダの70パーセントを占める。

有機物	
タンパク質	アミノ酸が多数、ペプチド結合して鎖状につながった物質。酵素・ホルモン、抗体などの原材料になる。
炭水化物	単糖類（グルコース・フルクトース・ガラクトース＝六炭糖、デオキシリボース、リボース＝五炭糖）、多糖類（単糖類が鎖状につながる＝デンプン・グリコーゲン）にわけられる。エネルギー源になる。
脂質① 脂肪	脂肪酸3個とグリセリンが融合したもの。エネルギー源になる。
脂質② リン脂質	脂肪酸2個とリン酸、グリセリンの融合物質。細胞膜成分になる。
核酸① ＤＮＡ	塩基 ＋ 五炭糖（デオキシリボース）＋ リン酸　遺伝子の本体
核酸② ＲＮＡ	塩基 ＋ 五炭糖（リボース）＋ リン酸　タンパク質合成

無機質塩	
ナトリウム・塩素	浸透圧を調整する。
カリウム	膜電位を発生させる。
カルシウム・リン	骨や歯を作る。
鉄	ヘモグロビンの材料

疑問

じゃあ、水とタンパク質とカルシウムがあれば、人間が作れるんですか?

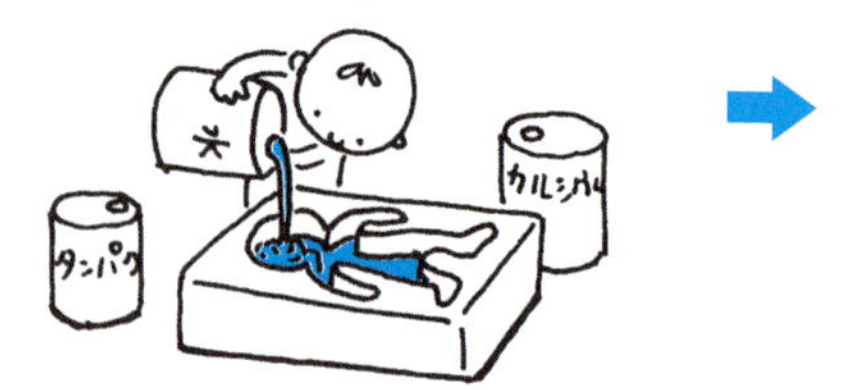

答え

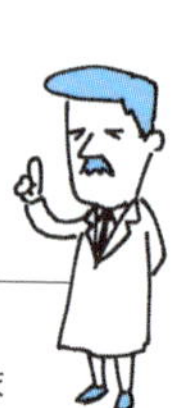

それだけでは人間は作れません。その他よくわからないものが寄り集まってこころができて、いろいろな経験を重ねて人間になるのです。

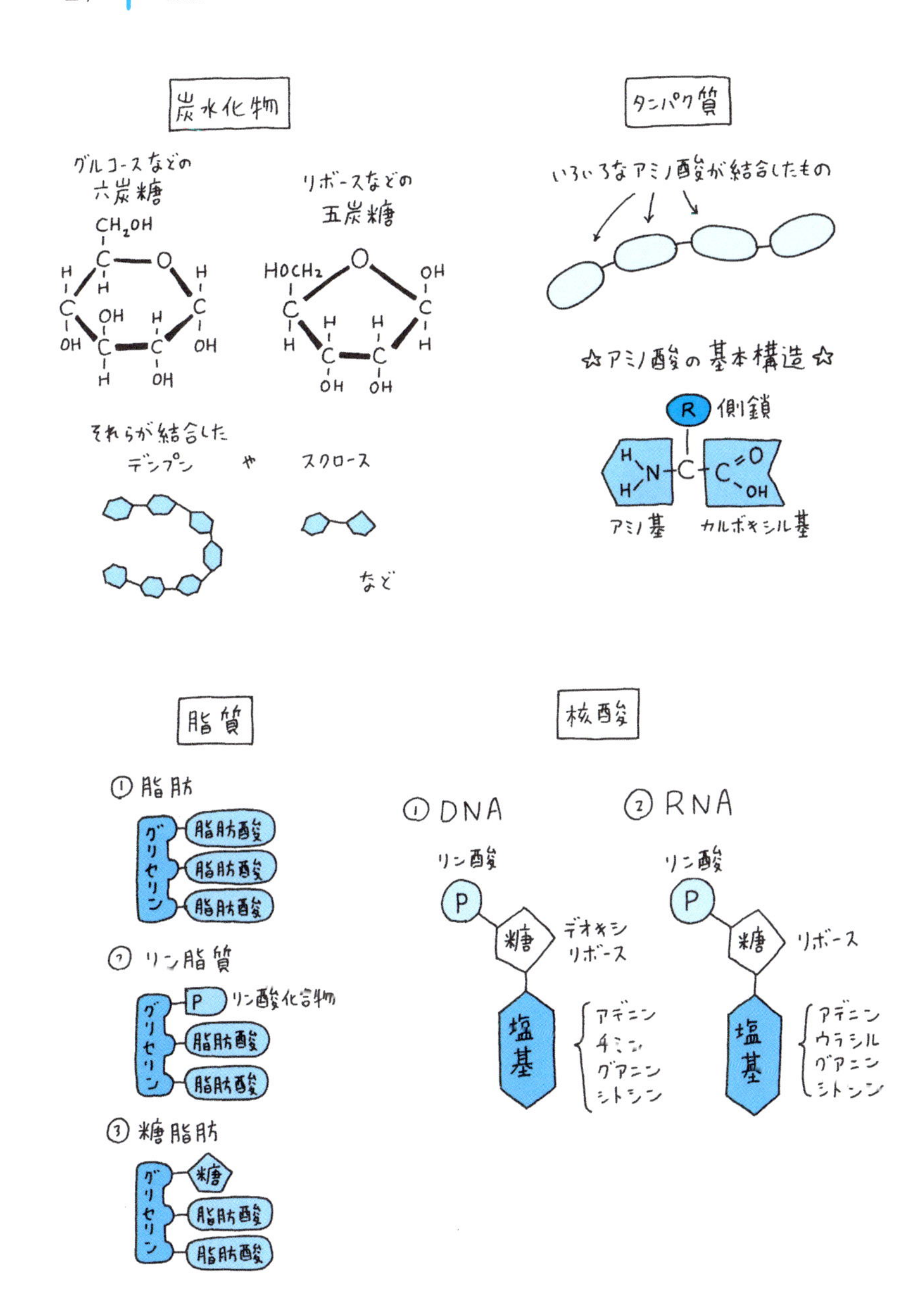

炭水化物
グルコースなどの
六炭糖
リボースなどの
五炭糖
それらが結合した
デンプン
や
スクロース
など
タンパク質
いろいろなアミノ酸が結合したもの
☆アミノ酸の基本構造☆
R
側鎖
アミノ基
カルボキシル基
脂質
① 脂肪
グリセリン
脂肪酸
② リン脂質
リン酸化合物
③ 糖脂肪
糖
核酸
① DNA
② RNA
リン酸
P
デオキシ
リボース
リボース
塩基
アデニン
チミン
グアニン
シトシン
ウラシル

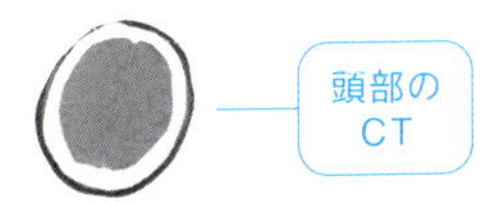

頭部の
CT

カラダを構成する最小単位――細胞

ヒトのカラダは細胞からできている。細胞は核と細胞質からできている。

核の中には遺伝情報を書き込んだＤＮＡ（デオキシリボ核酸）がある。

細胞質の中には、ミトコンドリアとリボソームなどがある。

ミトコンドリアでは、化学反応によりエネルギーを産生している。

リボソームは、ＤＮＡのデータを写し取ったＲＮＡ（リボ核酸）により、タンパク質を作る。

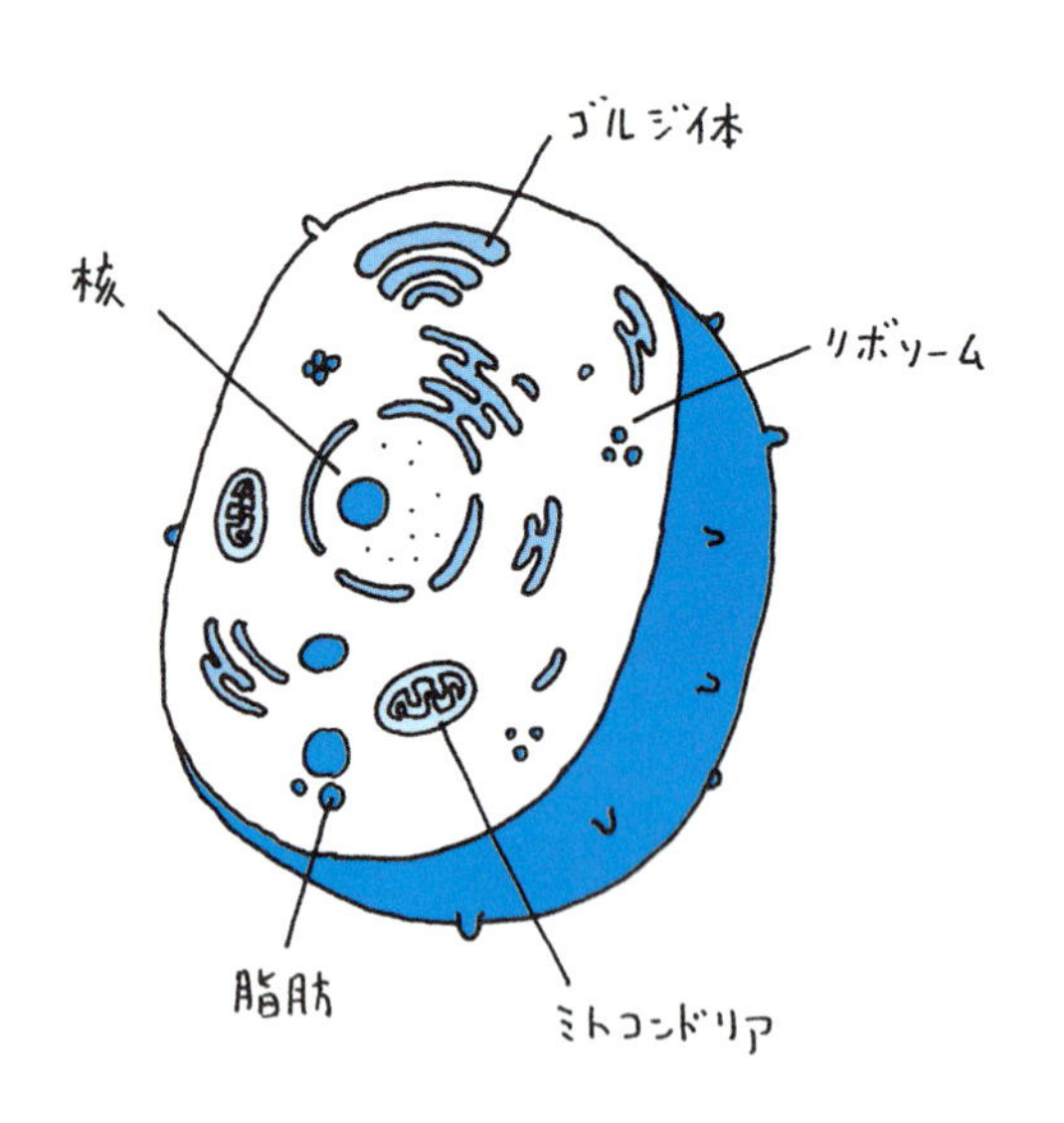

細胞が集合し、さまざまな機能を持つ臓器を作る。その細胞はたったひとつの細胞（受精卵）が分裂して作られる。ということは、細胞は分裂する途中のどこかで臓器特有の機能を持つ細胞に変化していくことになる。

この仕組みを「分化（ぶんか）」という。

細胞が組み合わさり機能単位になり、機能単位が集まって臓器になる。臓器が機能別システム（系）に統合され、最終的に個体であるカラダになる。

それは、サッカー選手が集まってチームができ、チームが集まってリーグ戦になり、リーグ戦の勝者が桜宮カップを争奪し、最終的にワールドカップをめざすという仕組みに似ている。

ホントに
似てるんですか？！
・・・・
・・・サッカーって
おもしろいよね。

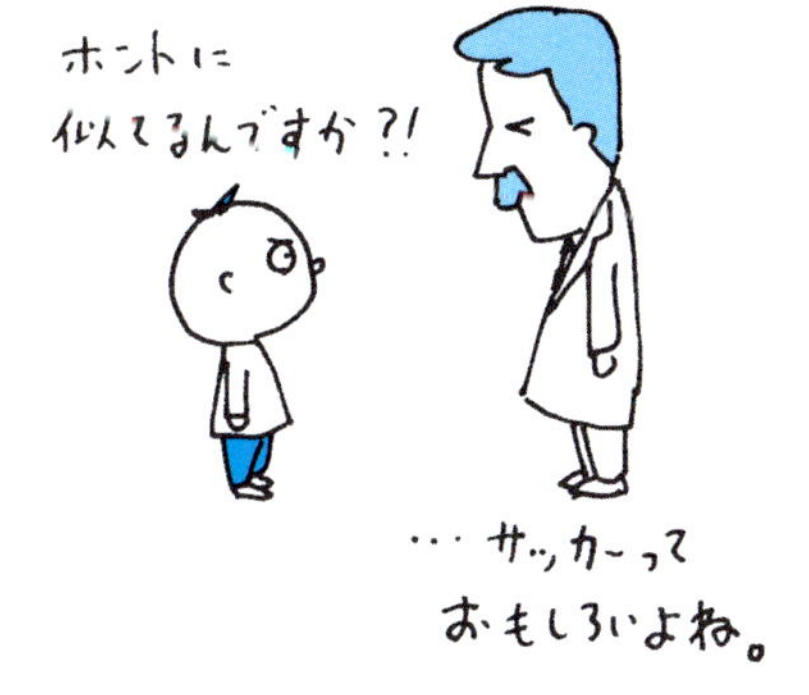

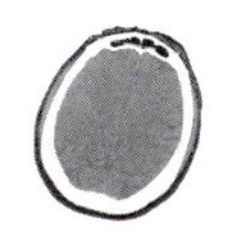

カラダのトポロジー変換 —— カラダは、ちくわ

人のカラダを粘土で真似してつくってみる。次に粘土の表面をうすい膜で覆う。そして粘土をこねこねすると、原型が変わっていく。そうやってカラダの構造を単純化していくと、最後にどういうかたちになると思う？


それはちくわと同じかたちになる。

なぜなら、ヒトのカラダの真ん中には口から肛門までつながっている、消化管という穴があるから。

そう、ヒトのカラダはちくわの仲間。

この変換を数学用語で、トポロジー変換という。

トポロジー変換では、ちくわはドーナツと同じ。取っ手のついたコップもちくわの仲間。ものの真ん中に穴が通っているものは全部同類だ。

別グループに、ボール（球）の仲間がある。たとえばお皿。たとえばサイコロ。たとえばバナナ。これらはみんなトポロジー変換すればボール一族だ。

大切なことは、ヒトのカラダはボールではなく、ちくわの仲間だということだ。

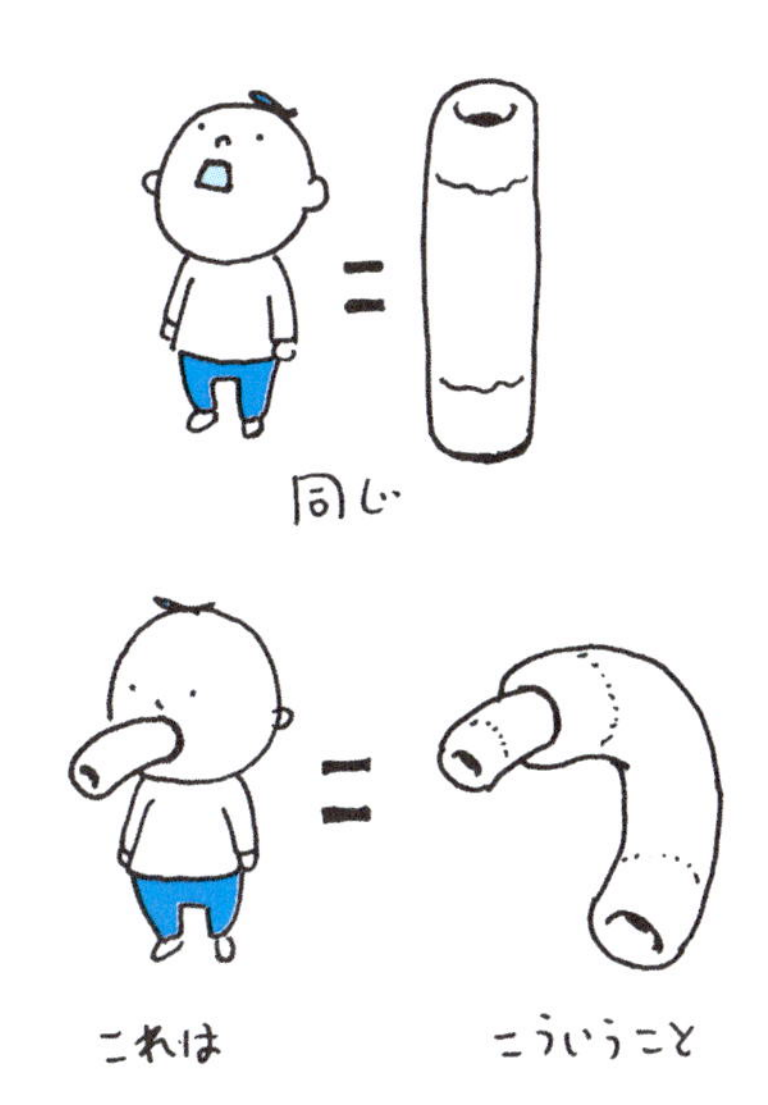
同じ
これは
こういうこと

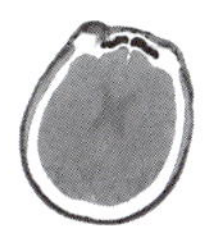

カラダの穴に注目

ちくわの真ん中には穴があいている。ヒトのカラダにも、真ん中に穴がある。その穴のことは、君もよく知っているはずだ。穴の入口は口。出口はおしりの穴、つまり肛門だ。

穴を通過していくのは食物で、食物はカラダの外側にあり、ちくわの真ん中を通過して、肛門から出ていく。だから食物は、いつもカラダの外側にあるわけだ。

ちくわの入口が口、出口が肛門。そしてちくわの真ん中の穴を、消化管という。正確に言うと、ちくわの内側の壁のことなんだけど。

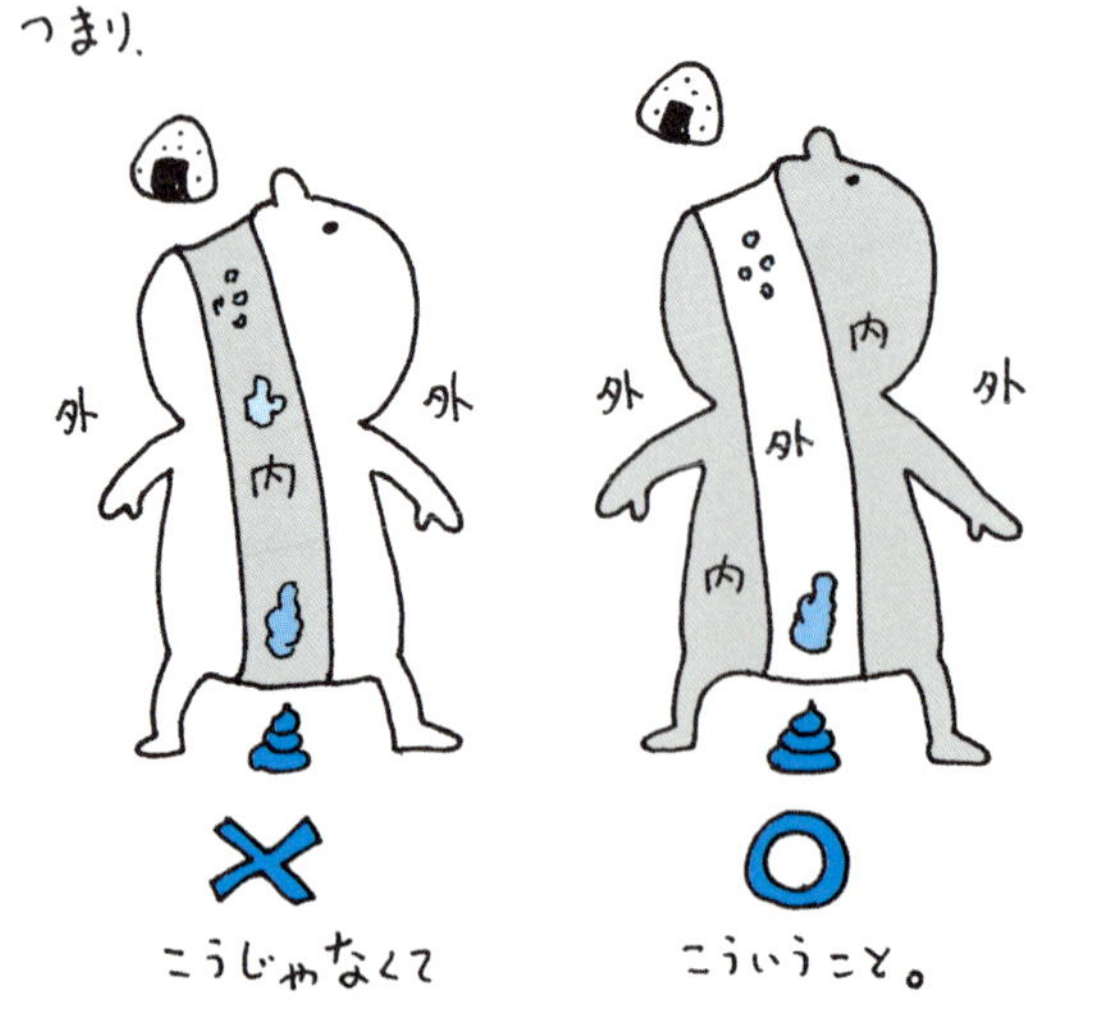

壁と腔

「壁」はカラダの一部、「腔」はただの空間でカラダの外部。

消化管は、消化管壁でできたチューブだ。だからカラダの一部になる。そのチューブに囲まれた空間は、カラダの外部。カラダの中にある、カラダの外部。これを腔と呼ぶ。これは慣用的ではないけど、「消化管腔」と呼ぶこともできる。

口も同じ。「口腔」は、口の中の空間だけど、食物や空気が通るカラダの外部だ。ではカラダ部分は何と呼べばいいかというと、たぶん「口腔壁」だ。これも慣用的にはしないけど、学術的に表現すればそうなる。学術用語というのは、意外にあいまいだ。

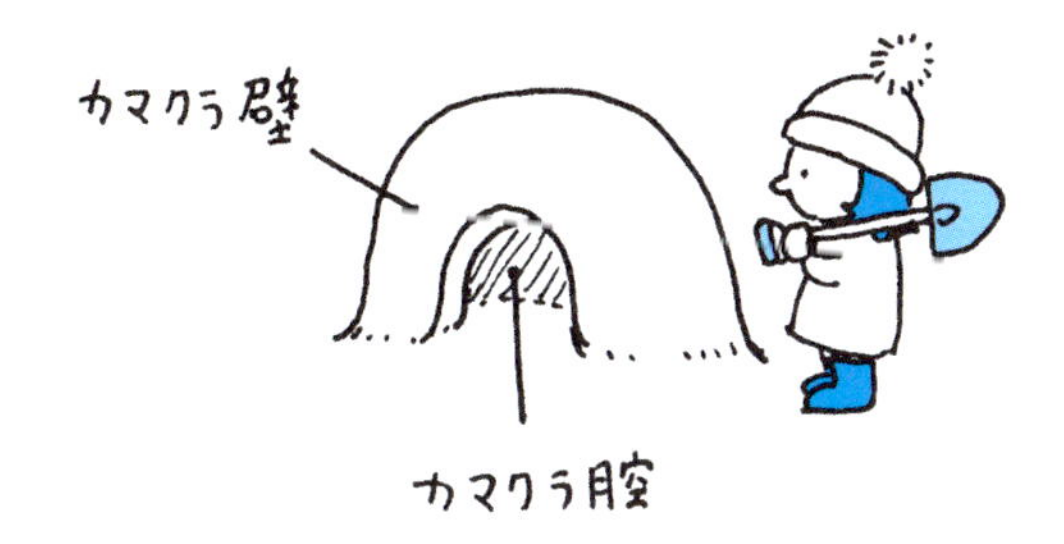

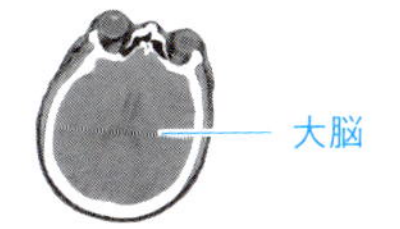

穴とへこみと出入り口

「ヒトの穴はふたつあるよ」というチャチャを入れる声が聞こえてきたぞ。「口だけじゃなくて鼻の穴もあるじゃないか」と言った君。

するどいけど残念。息をする穴は呼吸器で、トポロジー変換ではボール一族。鼻の穴は、穴ではなくて、大きなへこみだ。

入口と出口が同じなら、トポロジー変換ではただのへこみ。鼻から入った空気は肺という空気袋に突き当たり、また鼻から外へ出ていく。誰だ、鼻から入って口から出ていく道もあるって言ったのは？

ＯＫ。その程度のへりくつはやっつけておこう。空気は「鼻と口」から入って、「鼻と口」から出ていく。ほら、やっぱり入口と出口は一緒でしょ？

空気の通り道は、ただのへこみ。だからカラダのトポロジー変換的な見え方では、その部分はボールの仲間だ。

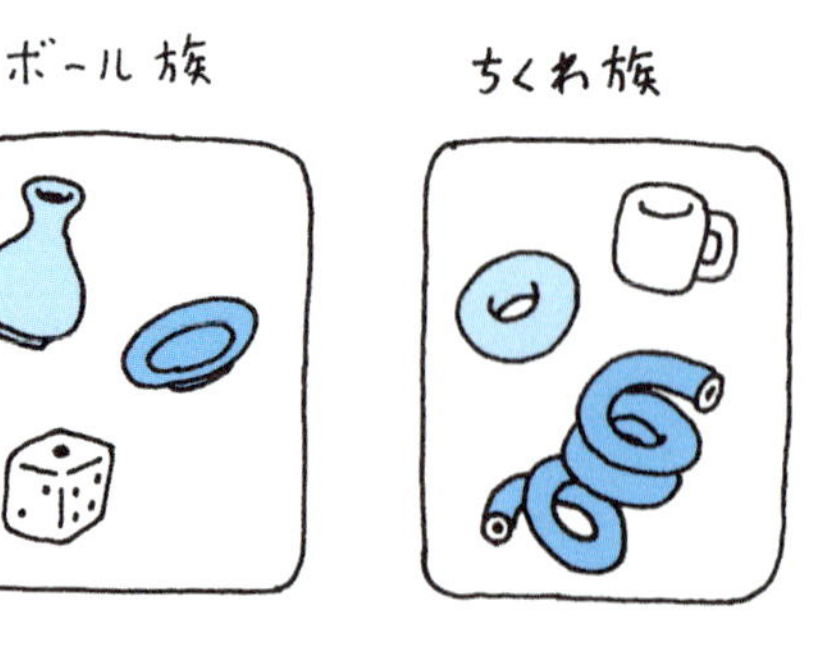

正常と異常

空気の通り道がへこみで、食物の通り道は穴。このふたつの違いを別の角度から考えてみよう。食物も口から入り、口から出ていくことがある。それなのに、そのことはここでは考えなかった。それは普通のことではないからだ。

ちなみに口から入った食べ物が口から出ていくことを「嘔吐」と呼ぶ。専門用語ではふつうのことを「正常」、ふつうじゃないことを「異常」と呼ぶ。つまり嘔吐とは異常事態。入口と出口が違う「消化」で、入口と出口が同じになってしまうということは、異常なことなんだ。

異常事態はトポロジー変換の基本にはならない。

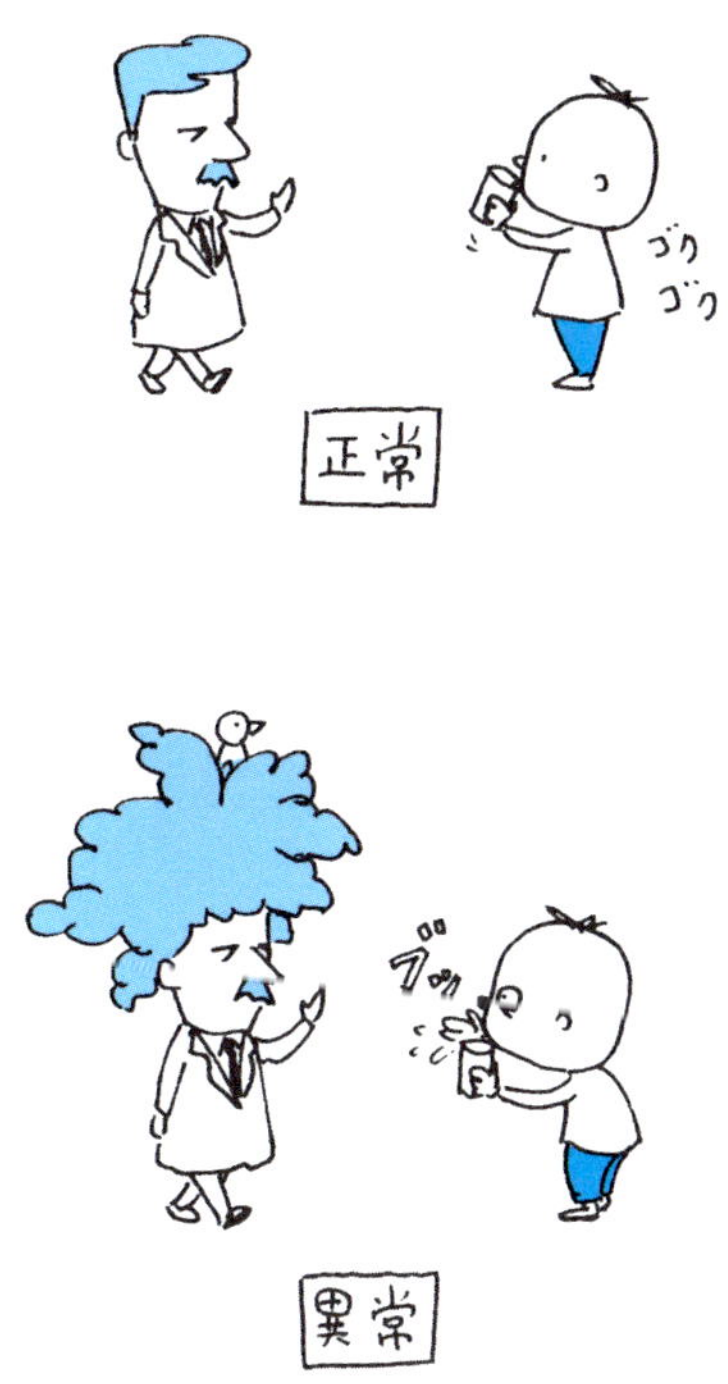

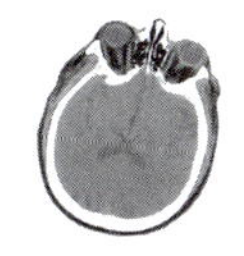

マンションに似ているカラダ

カラダには壁がある。これはマンションに似ている。

マンションには「外壁」と「内壁」があるけど、実はそれはカラダにもある。

カラダでマンション壁に相当するのが「表皮」だ。誰にでも触ることができる「外壁」に相当する部分を「皮膚」と呼ぶ。一方、マンション「内壁」に相当するのが内臓の表面で、「粘膜」と呼ぶ。「粘膜」はちくわの内側、穴の表面だ。手で直接触れないけれど、外から入った食物は通れる表面だ。

つまり「表皮＝皮膚＋粘膜」という等式が成り立ち、皮膚はマンションの外壁、粘膜はマンション内の廊下壁、というわけだ。

カラダの表面積は16000平方センチ、一辺がおよそ125センチの正方形になる。

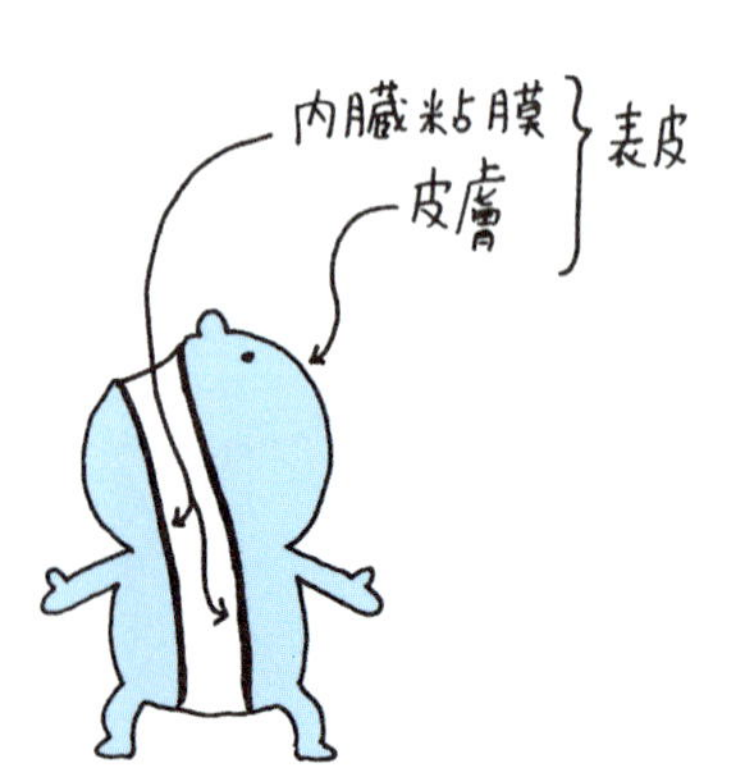

ドアで外界と連絡する

マンション内部に入るためには、どこかで壁を壊す必要がある。

マンション維持のため、ないと困るもの。水。食物。電気。お客や住人。規則通り働く管理人。そういう人や物が出入りするたびに壁を壊していたら建物が保たない。そのために必要な合法的出入り口、それがドアだ。ドアを作り、住人か客だけを選別して中に入れるためには、鍵や暗証番号が必要だ。そうしないとマンションは潰れてしまう。

同じことがカラダにも言える。カラダに入ってこないと困るもの、それは食物と空気だ。水も食物の一種になる。

カラダのドアは数カ所ある。ドアは小さく、組織と毛細血管がそこでコンタクトしている。そして特定の場所のドアから入ってくるものは決まっている。

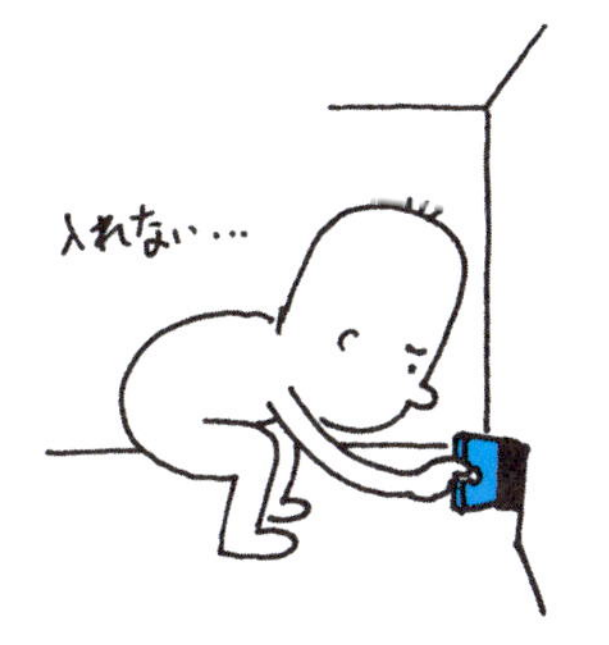

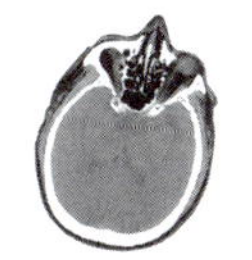

カラダの出入り口「毛細血管」

カラダの出入り口はたいてい「毛細血管」という、細い血管になっている。

毛細血管の血管壁は薄いから、周りの物体と出入りが可能になる。周りが空気なら、血管内の血液に酸素が溶け込む。消化された栄養素も血液に溶け込む。血液の老廃物は、毛細血管を通し腎臓で濾される。小物質は、毛細血管の部分で外界と体内の出入りができるような共通の仕組みになっている。

こうしたことは太い血管ではおこらない。たとえれば、毛細血管は布でできた管で、血管内の液体は周囲に滲み、血管外物質も布に染み込み管の中に入ってくる。太い血管は厚手の布を五重、六重に重ね合わせたもので、途中には筋肉層というビニールシートも入るので周囲には滲まない。つまり血管は太さによって、全く異なる性質を持つわけだ。

酸素は、肺の最小単位、肺胞の毛細血管でカラダを出入りする。

栄養素は、小腸粘膜表面の毛細血管を通じて血液に溶け込む。

腎臓で排出される微小老廃物は、毛細血管の一種、糸球体で濾過される。

このように、外界との出入りにはすべて毛細血管が関わっている。

毛細血管と外界のコンタクト

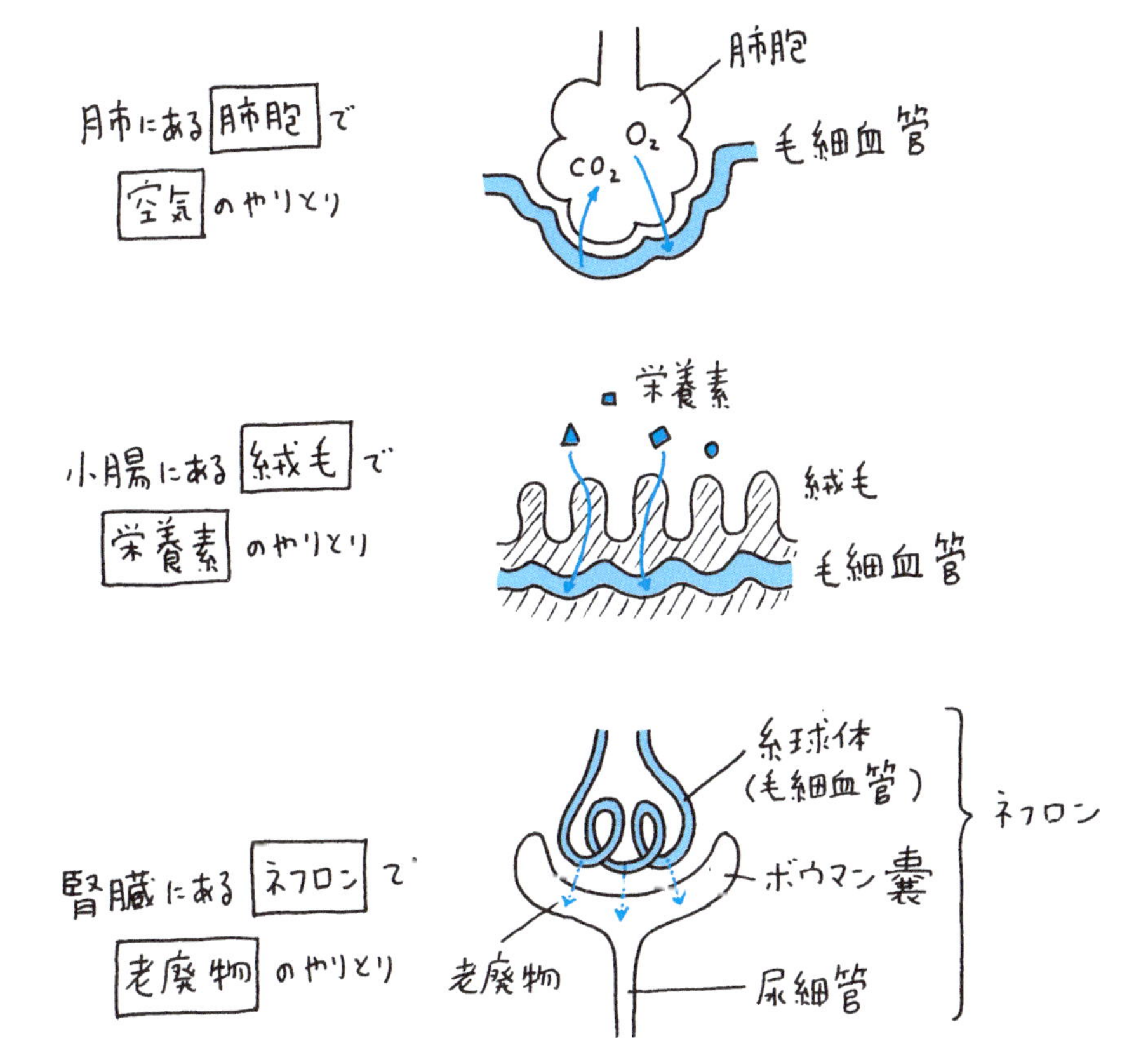

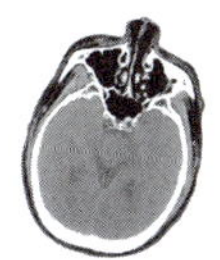

食物の取り入れ「消化」

食物がカラダに取り入れられると、栄養素の最小単位に分解される。その仕組みを「消化」という。栄養素はヒトが活動するためのガソリンの役割をしたり、カラダを作る部品になったりする。食物用のドアは、消化管粘膜一面にびっしり設置されている。

栄養素は3種類。糖質、タンパク質、脂質だ。

糖質は最終的に単糖類に消化される。代表はブドウ糖だ。タンパク質はアミノ酸に、脂質は脂肪酸に分解される（P27）。単糖類とアミノ酸は毛細血管から門脈に入り、肝臓に貯蔵される。脂肪酸はリンパ管から直接全身へ配られる。

3種の栄養素はすべて、十二指腸で分泌される消化液で消化される。例外はふたつ。唾液のアミラーゼで分解される糖質と、胃液のペプシンで分解されるタンパク質だ。このことは消化器系のところでおさらいをする。

空気の取り入れ「呼吸」

空気は栄養素を燃やしエネルギーを得るために必要で、酸素を取り入れ、燃えカスの二酸化炭素を排出する。この仕組みを「呼吸」という。

「呼吸」
スー
ラーメンのにおいを
取り入れてます。

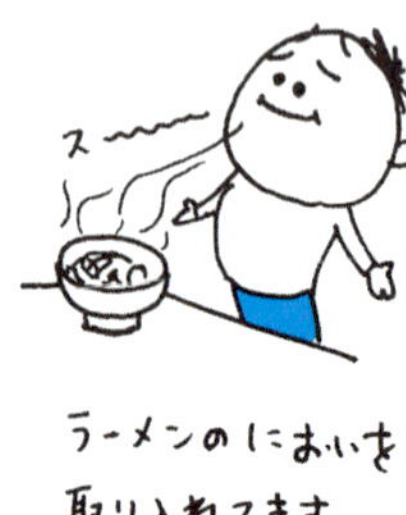

空気用のドアは肺の中、肺胞にある。

ゴミを捨てる「排泄」

取り入れた食物の必要部分を取り、残りを外に出す。これを「排泄（はいせつ）」という。

食物は、カラダ内部に取り入れず、腔を通過させるだけ。最後に肛門から大便として排出される。

水分は、腎臓で血液を濾過し、膀胱から尿として外部に排出する。

入るもの	→ 入口	→ 入る場所	→ 出口
■空気	鼻と口	肺（肺胞）	鼻と口
■栄養	口	小腸（粘膜）	肛門（大便）
■水分	口	大腸（粘膜）→血管	①皮膚（汗） ②腎臓→膀胱（尿）

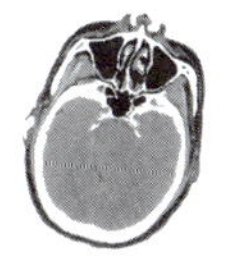

カラダの壁が壊れた異常事態「出血」

カラダの壁が壊れたら、どうなるだろう？
答えるためには、カラダを満たしているものが何かを知らなければならない。
それは水。正確には水分の仲間の「血液とリンパ液」だ。
カラダの壁がドア以外のところで壊れたら血が出る。
これを「出血(しゅっけつ)」と呼ぶ。出血は異常事態だ。

ハナをほじってたら
異常事態が
発生しました。

マンションから
血が
止まりません!!

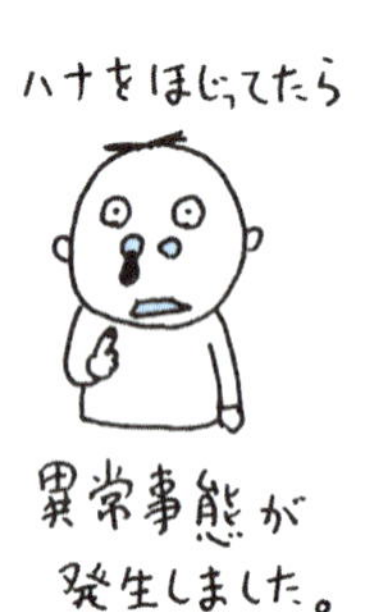

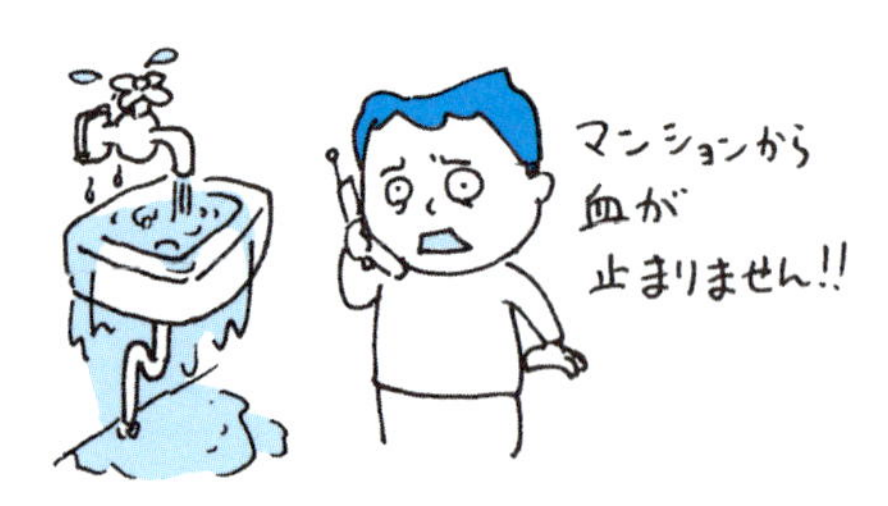

カラダの維持に必要なシステム「血管」と「神経」

マンションの維持のため、建物全体に張り巡(めぐ)らせなければならないものがある。それは電気と水だ。

マンションに水を通す管である水道管と、電気を通す管である電線が走っているが、それらはたいてい柱や壁の中にある。つまり部屋の外側にあるわけだ。

ヒトのカラダで考えてみると、

○水道管に相当するのが「血管」

○電線に相当するのが「神経」

水も電気も、マンションの部屋の中で使うけれど、管は部屋の外を通っている。そして部屋に水と電気が運ばれる。それらが供給されないと住人は生きていけない。血管と神経が作動しなければ、ヒトのカラダは機能を維持できなくなる。

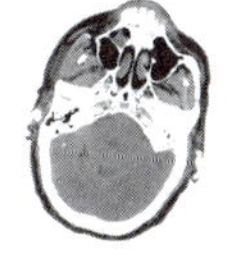

侵入者への対応「免疫」

マンションに入ってくるのはいい人ばかりではない。困った人、たとえば泥棒もいる。

どうすればいいだろう？　その時は警備員さんに捕まえてもらえばいい。

カラダの警備係を「免疫」という。

免疫システムはカラダに害をなすものをやっつける。見知らぬ人がマンションに入ろうとしたらセキュリティ・システムでシャットアウトするのと同じこと。

免疫は自分のカラダは攻撃しない。あやしい人は撃退するけど住人が出入りしても、文句はいわない。それを専門用語で「自己寛解」という。

あなたは
あやしいもの
ですか？
さあどうでしょう。

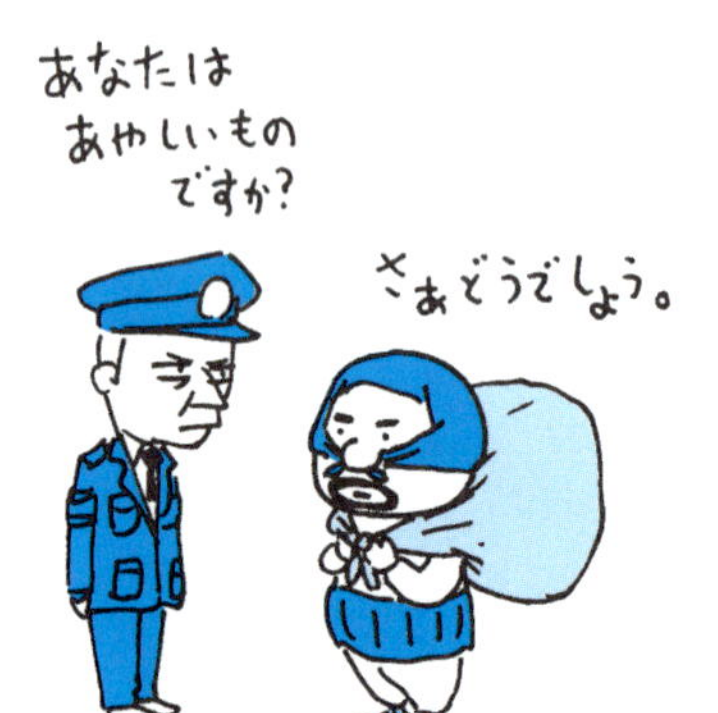

ここまで読んできて、何ていい加減な説明なんだ、と不安を覚えた君。
この本はおおざっぱに理解するための本だということを忘れずに、ね。
もっと詳しく知りたくなったら、次は自分で、立派な医学の本を探して読むこと。
勉強する本を自分で探す。それも立派な勉強のひとつなんだよ。

もしきみが家だったとして。
どこに建ってるの？
○○町だよ。
かわいいでしょ？このドア。
トイレは洋式？
和式？
…さぁ…
おフロは
どこにあるの？
…知らない。

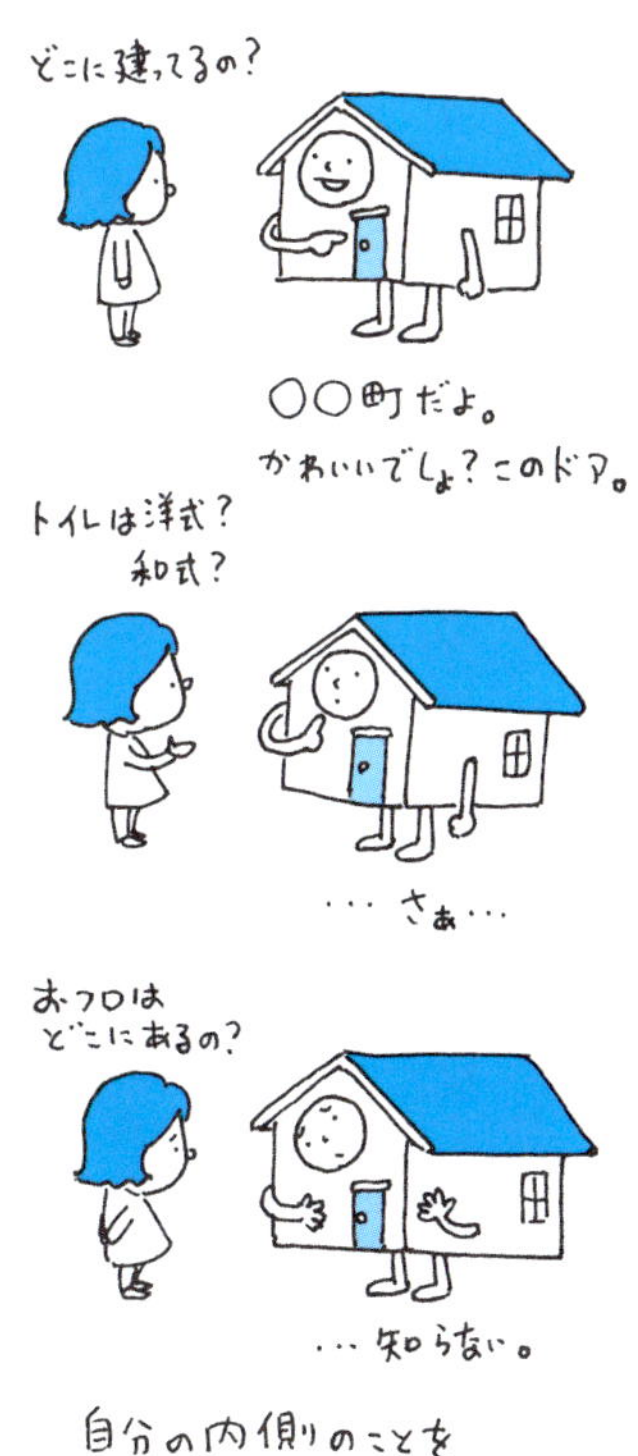

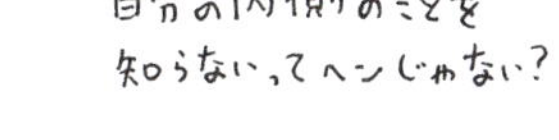

あ、
スゴイ！
図面
ボク
床暖房
ついてるんだ！

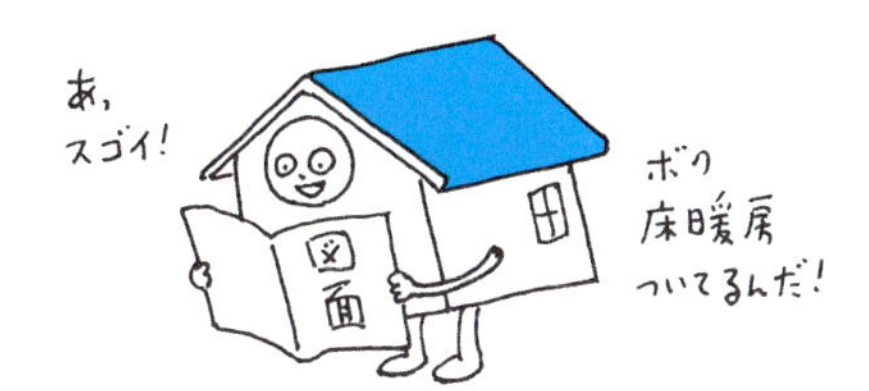

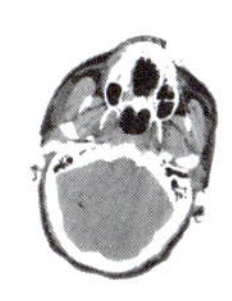

第2章　カラダの区分け

カラダの中身を覚えるためにやらなければならないことは、カラダをパート（部分）に分解し、同じ仲間をひとかたまりにして、さらに細かく分解すること。分解の仕方にもいろいろあって、やり方によってカラダの見え方が違ってくる。どんな分け方をしても最後に組み立てれば最初と同じカラダに還（かえ）っていく。

A.「部位（ぶい）別」――場所でわける

B.「機能（きのう）別・その1」――仕組みでわける

C.「機能別・その2」――内臓系を仕組みでわける

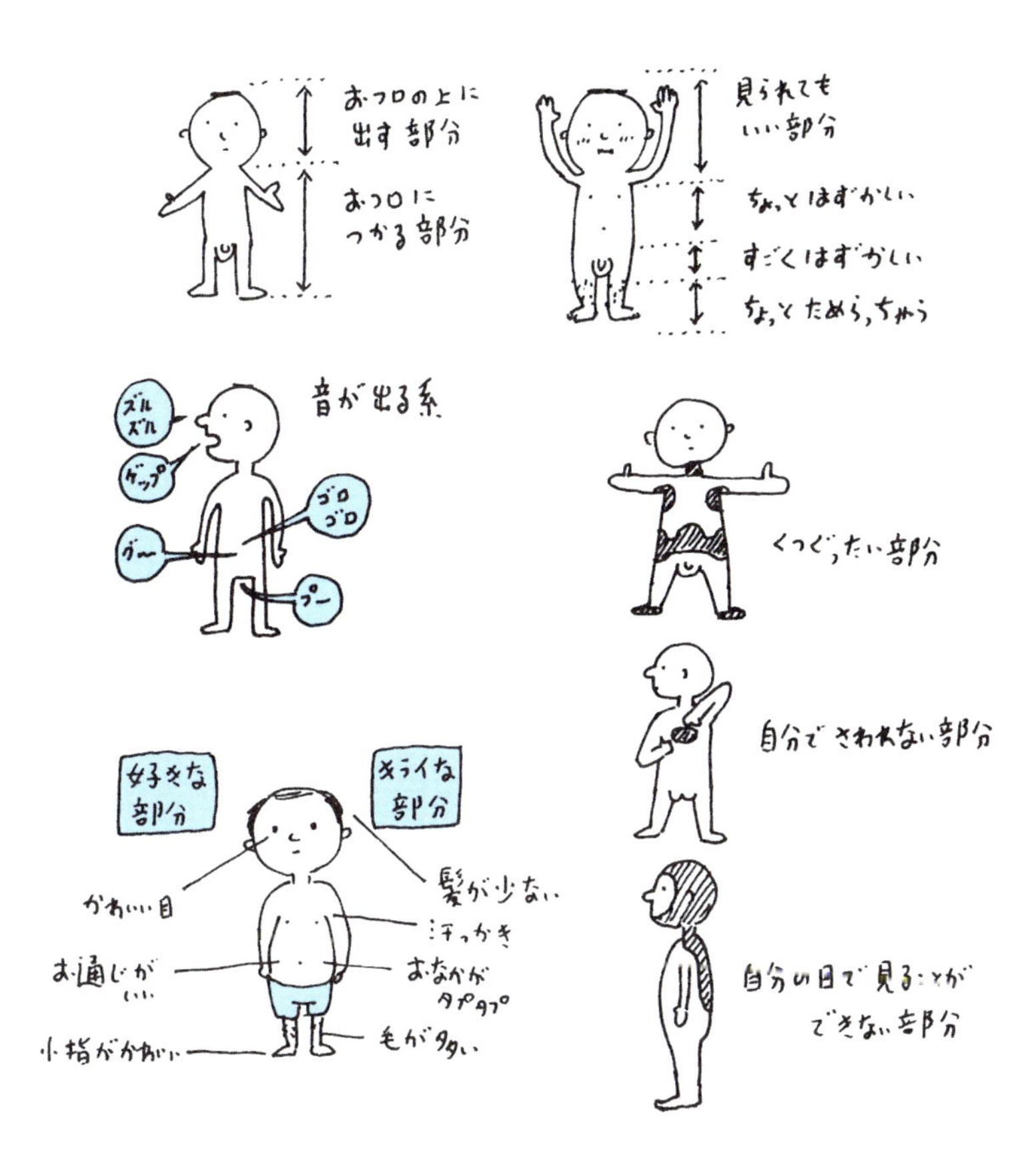
カラダの区分け
ボクも考えてみました!
おフロの上に出す部分
おフロにつかる部分
見られてもいい部分
ちょっとはずかしい
すごくはずかしい
ちょっとためらっちゃう
音が出る系
ズルズル
ゲップ
ゴロゴロ
グ〜
プ〜
くつぐったい部分
自分でさわれない部分
好きな部分
キライな部分
かわいい目
髪が少ない
汗っかき
お通じがいい
おなかがタプタプ
小指がかわいい
毛が多い
自分の目で見ることができない部分

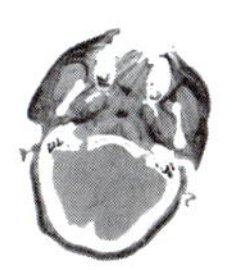

「部位別」──場所でわける

（1）頭部（あたま）
（2）頸部（くび）
（3）体幹部＝胸腹部（むね・はら）
（4）四肢（手足）

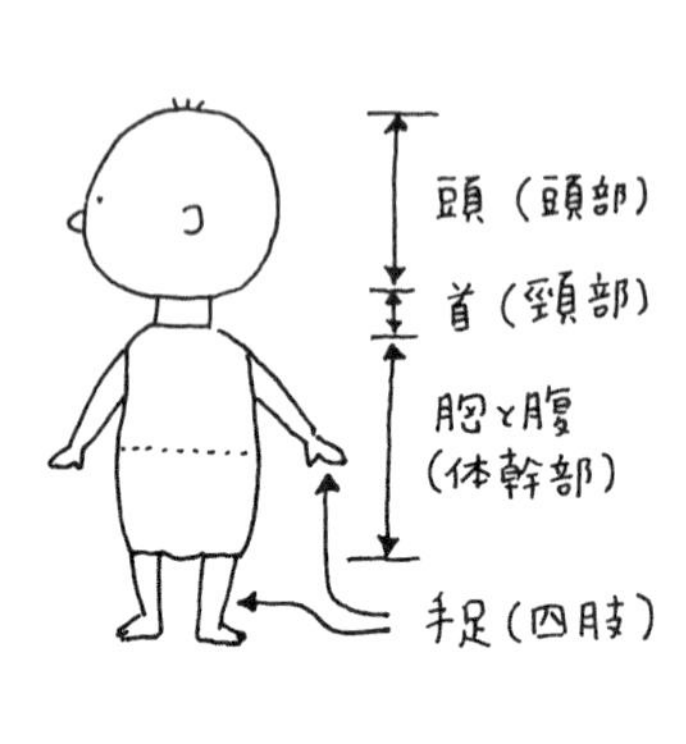

手足以外は、物をいれる箱か、何かの通り道になっている。
たとえば、口。口は、空気と食物の通り道。だから口の本質は空間を意味する。正確に表現すると口腔という。ちなみに「腔」とは、カラダ内部の空間を指す専門用語だ（P33）。そして手足は物を運ぶ、あるいは自分のカラダを運ぶ。

最初に頭部、胸部、腹部それぞれの、大きな臓器三兄弟を挙げておこう。

■頭部三兄弟 ― 大脳（だいのう）・小脳（しょうのう）・脳幹（のうかん）
■胸部三兄弟 ― 心臓（しんぞう）・肺（はい）・食道（しょくどう）
■腹部三兄弟 ― 肝臓（かんぞう）・消化管（しょうかかん）（胃（い）、小腸（しょうちょう）、大腸（だいちょう））・腎臓（じんぞう）

でかい顔をしている臓器3つを覚えれば、おおざっぱな理解は早い。

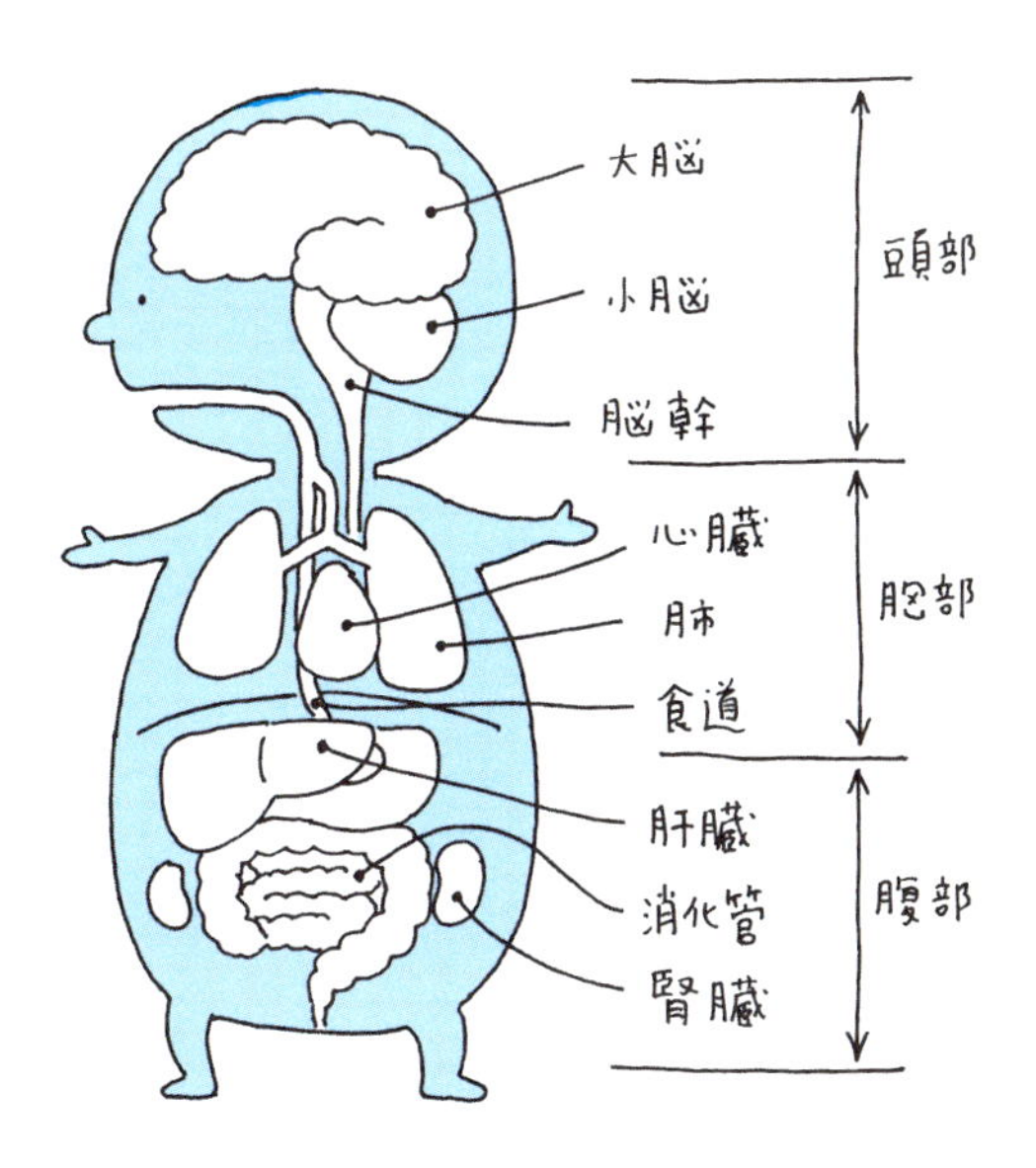

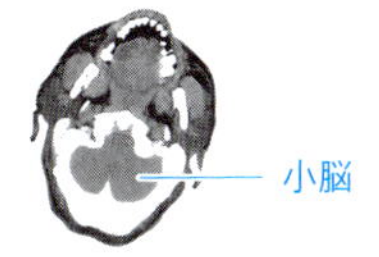

（1）頭部（あたま）

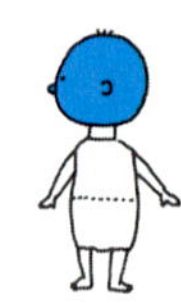

頭の上半分は「脳」の容器。
脳には大脳と小脳がある。そこから尻尾みたいに、脊髄が出て体幹へ向かう。
頭の下半分は空気と食べ物の通り道、鼻腔と口腔だ。
鼻は空気が通る。口腔は、空気と食べ物の両方が通る。

（2）頸部（くび）

首の役割は、頭と体の通り道、いわばパイプラインだ。
気道　鼻と肺をつなぐ道　空気が通る。
食道　口と胃をつなぐ道　食物が通る。
頸椎　首の骨を支える背骨。中を神経（電気）が通る。

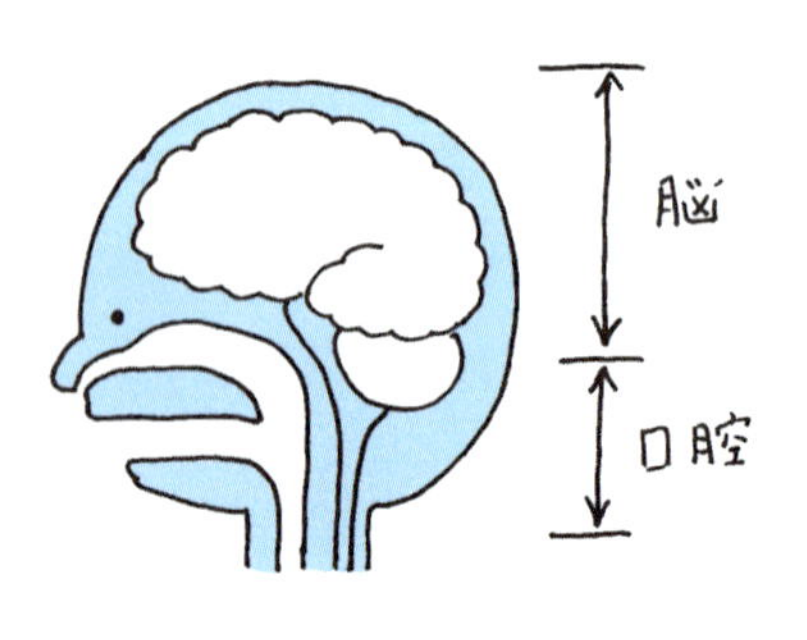

（3）体幹部（胸部＋腹部）

胸と腹は臓器の容器で、ふたつ合わせて「体幹」と呼ぶ。

体幹の枠組みは、上が肋骨で構成された胸郭、下が骨盤とそれをつなぐ大黒柱の脊椎でできている。胸と腹の境界線は横隔膜だ。


胸部には、心臓、肺、食道という機能が違う3種類の臓器がある。

一番大きな臓器は肺、次に心臓、食道は細い管だ。


腹部で一番大きな臓器は肝臓だけど、体積は小腸が一番大きい。小腸は細長いから大きいという感じはしない。腹部の外まわりを大腸がとり囲んでいる。

腹部臓器は腹膜という袋の中に入っている。一部の臓器は腹膜の外側にある。

それらを専門用語で「後腹膜臓器」という。本当は「外側」にあるのに「後」と呼ぶのは、国語表現としては正確でないが、慣例だから仕方がない。

「後腹膜臓器」で背中側にあるのが膵臓、十二指腸、腎臓。下方にあるのが膀胱と子宮。この5臓器以外はすべて、「腹膜」という袋の中に収まっている。

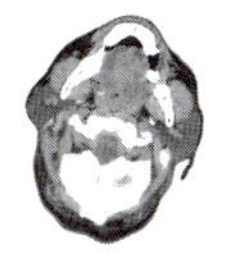

（4）四肢

四肢とは、両手両足のこと。

一本の骨の両端に筋肉がついて手足をつくり、手足は物や自分のカラダを運ぶ。骨と骨のつなぎ目（ジャンクション）を関節と呼ぶ。筋肉はふたつの骨と接着して伸び縮みをし、骨を動かす。

四肢は物を運ぶ手、自分のカラダを運ぶ足にわかれるけれど、カラダの中心部である中枢から端っこの末梢部分へと向かう骨格の仕組みは、手と足では区別がつかないくらい、うりふたつだ。

末梢 ↓ **中枢**

■**手**　手指—手首（手関節）—前腕—肘—上腕—肩関節

■**足**　足趾—足首（足関節）—下腿—膝関節—大腿—股関節

手と足の骨格は似ている部分が多いけれど、違うところもある。体幹とのつなぎ目の関節は、足は骨盤骨に股関節で直接はめ込まれるが、腕は胸郭の外側に、肋骨の変種、鎖骨（前面）と肩甲骨（後面）のふたつの骨で接着されるように、肩関節が形成される。

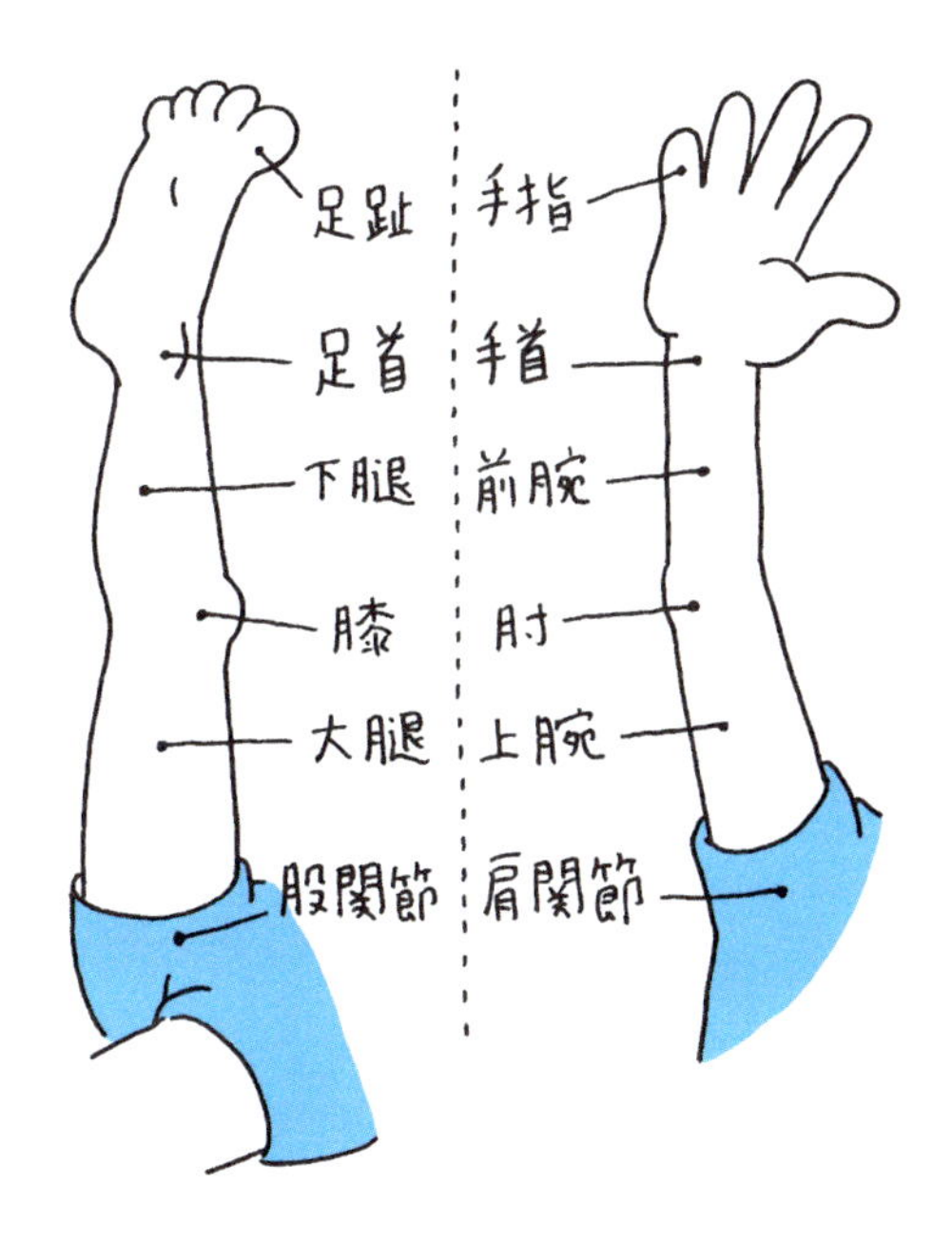
足趾
手指
足首
手首
下腿
前腕
膝
肘
大腿
上腕
股関節
肩関節

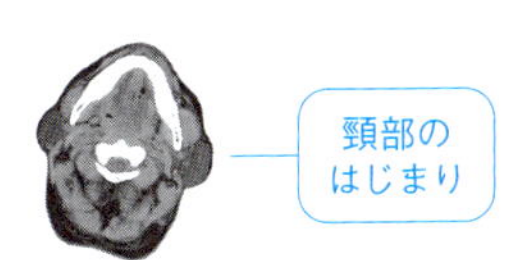
頸部の
はじまり

「機能別・その1」——仕組みでわける

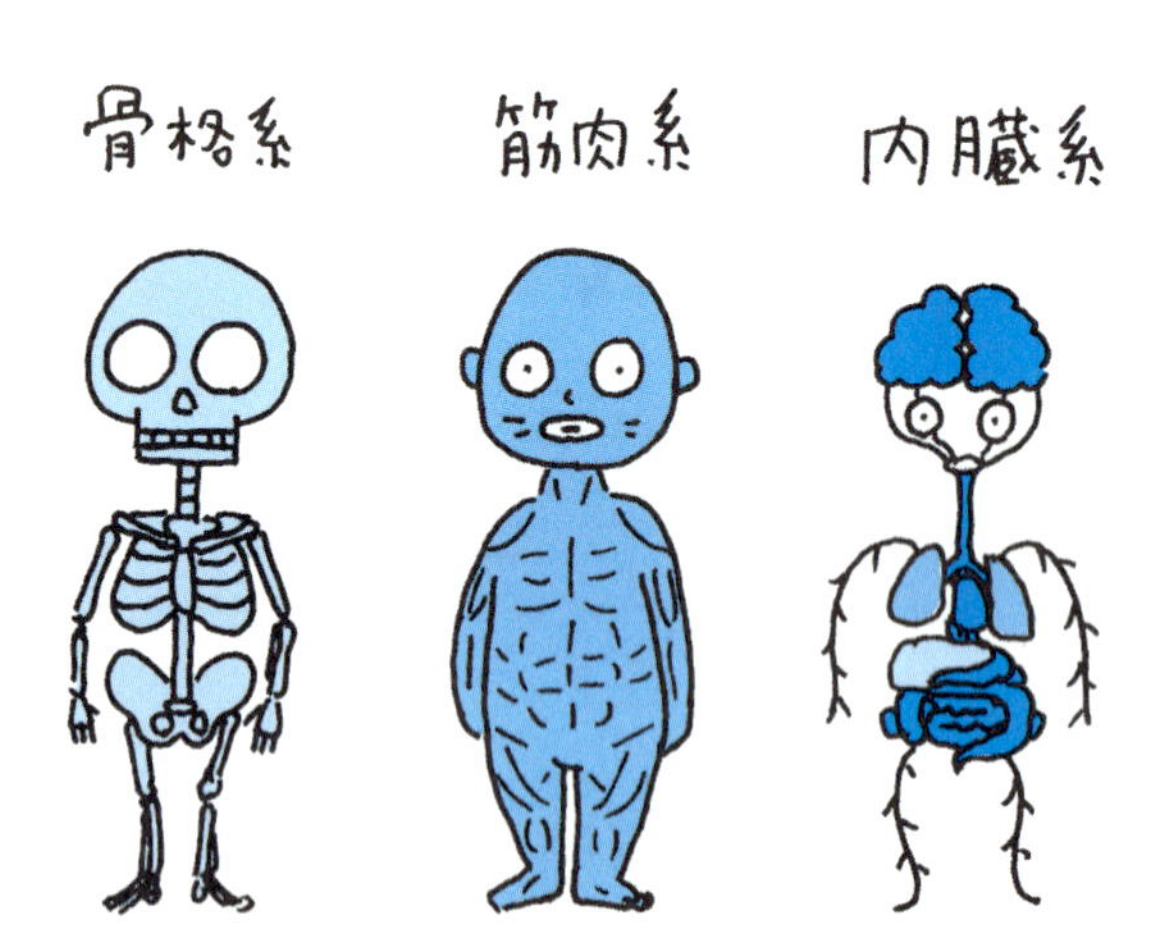

（1）骨格系

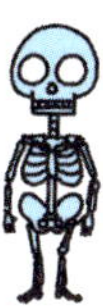

骨のこと。固くて、骨自体は曲がらないから強い力が加わると折れる。この異常事態を「骨折」という。

骨と骨をつなぐ部分を関節という。関節は曲がる。これを専門用語で「可動性がある」という。

マンションで言えば、柱と壁に当たる。

ちなみに骨の中心は骨髄と呼ばれる、すかすかの鉄筋のような構造になっていて、すかすか部分には血液の産生工場が誘致されている。

骨には大小いろいろな形があって、人のカラダには208種類の骨がある。

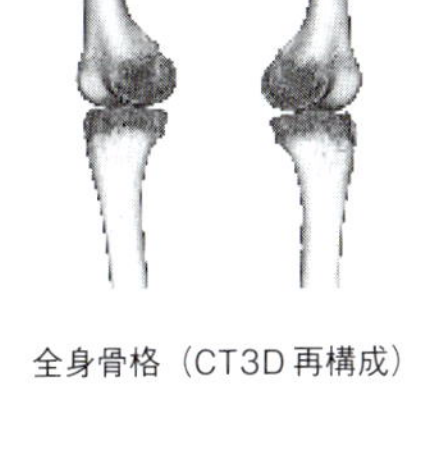

全身骨格（CT3D 再構成）

骨の種類と数

骨格はおおざっぱに、次の5系統にわけられる。

①頭蓋骨（頭の形を作る）
②脊椎骨（首から背骨の部分、カラダの大黒柱）
③肋骨（胸部の外壁）
④骨盤（腹部の外壁）
⑤四肢骨（手足を構築する）

たとえば体幹部の骨格は
肋骨と骨盤で中身（内臓）を守っている

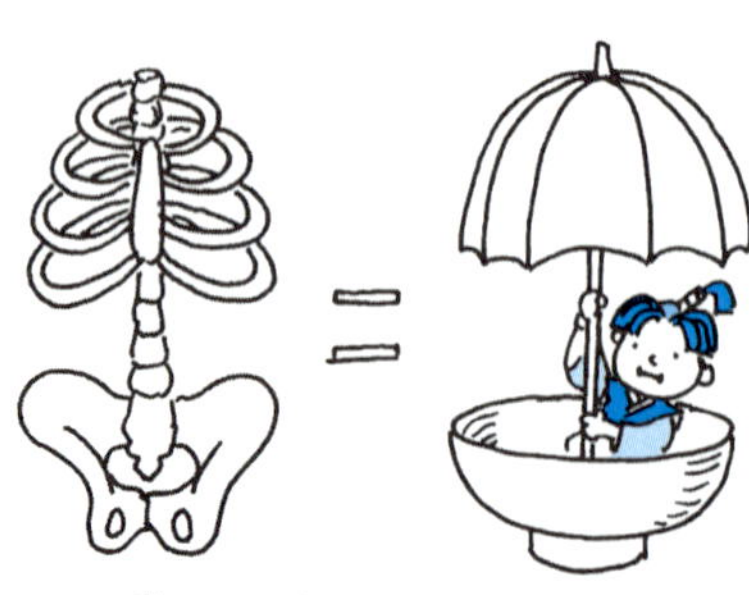

（２）筋肉系

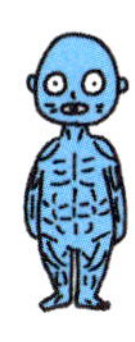

筋肉のこと。柔らかくて、伸びたり縮んだりする。たいていは隣り合う二つの骨をつないでいる。骨と骨のつなぎ目を関節と呼ぶが、筋肉が縮むと、関節部分で骨が動くことになる。カラダを動かす時、ものを動かす時、筋肉は必ず「縮む」。表現を変えると「筋肉が縮まなければカラダは動かない」。

「随意筋」と「不随意筋」

筋肉には、自分の意思で動く「随意筋（ずいいきん）」と、意思では動かせない「不随意筋（ふずいいきん）」がある。「随意筋」は主に手足を動かす筋肉で、「骨格筋（こっかくきん）」とも呼ぶ。一般に筋肉だと思っているものだ。運動神経が支配し、動きは速い。「ミオグロビン」という筋肉を収縮させる成分が多いため赤味を帯びている。別名「速筋（そっきん）」と呼ばれる。「不随意筋」は、自分の意思では動かせない。

からだの中って
「自分の思い通りにならないこと」って
けっこうあるんだよ。
世の中と
いっしょですね。

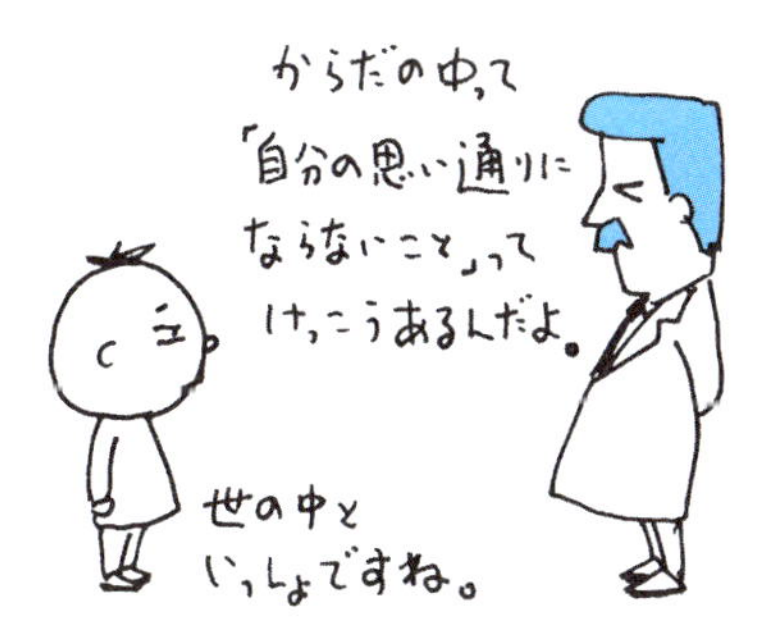

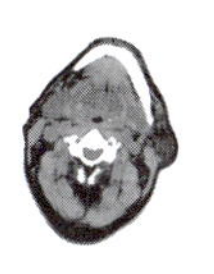

主に内臓の壁にある筋肉なので「内臓筋」とも呼ばれる。内臓筋の動きはのんびりしている。たぶん、内臓がばくばく動いても仕方がないからだろう。自律神経が支配していて、力は弱いけど持久力がある。別名は「遅筋」だ。

「横紋筋」と「平滑筋」

筋肉には顕微鏡像（ミクロ像）の違いで分ける方法もある。顕微鏡で見ると、筋肉の表面に縞模様があるものを「横紋筋」と呼ぶ。これに対して、ミクロ像で白っぽくのっぺりしているのが「平滑筋」だ。

　ここで「平滑筋」イコール「不随意筋」という原則がある。

　一方、ほとんどの横紋筋は「随意筋」だが、ひとつだけ例外がある。それは心臓の筋肉、心筋だ。つまり心筋は、「横紋筋」なのに「不随意筋」だということだ。

■骨格筋＝横紋筋（速筋）＝意のままに動く（随意筋）

■内臓筋＝平滑筋（遅筋）＝意のままには動かない（不随意筋）

■心筋＝横紋筋（速筋）＝意のままには動かない（不随意筋）

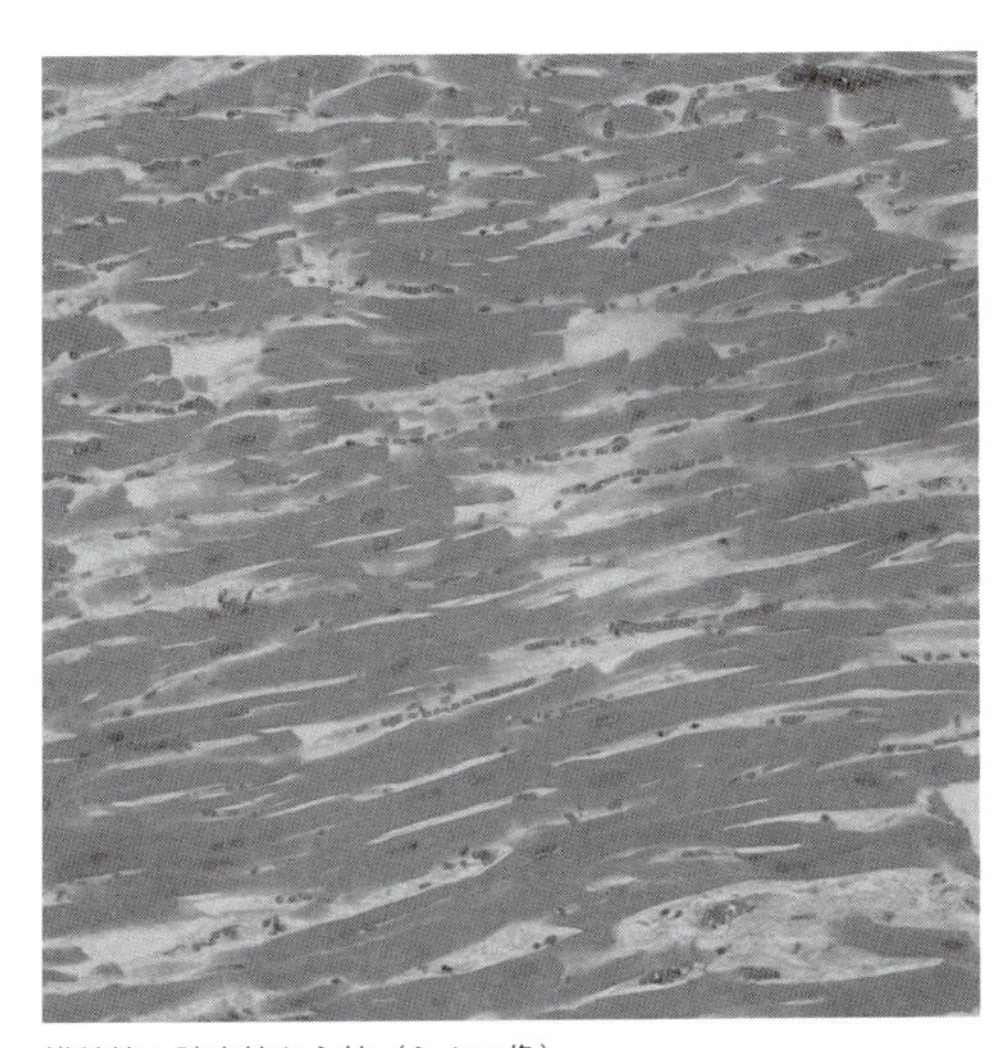

横紋筋：随意筋と心筋（ミクロ像）

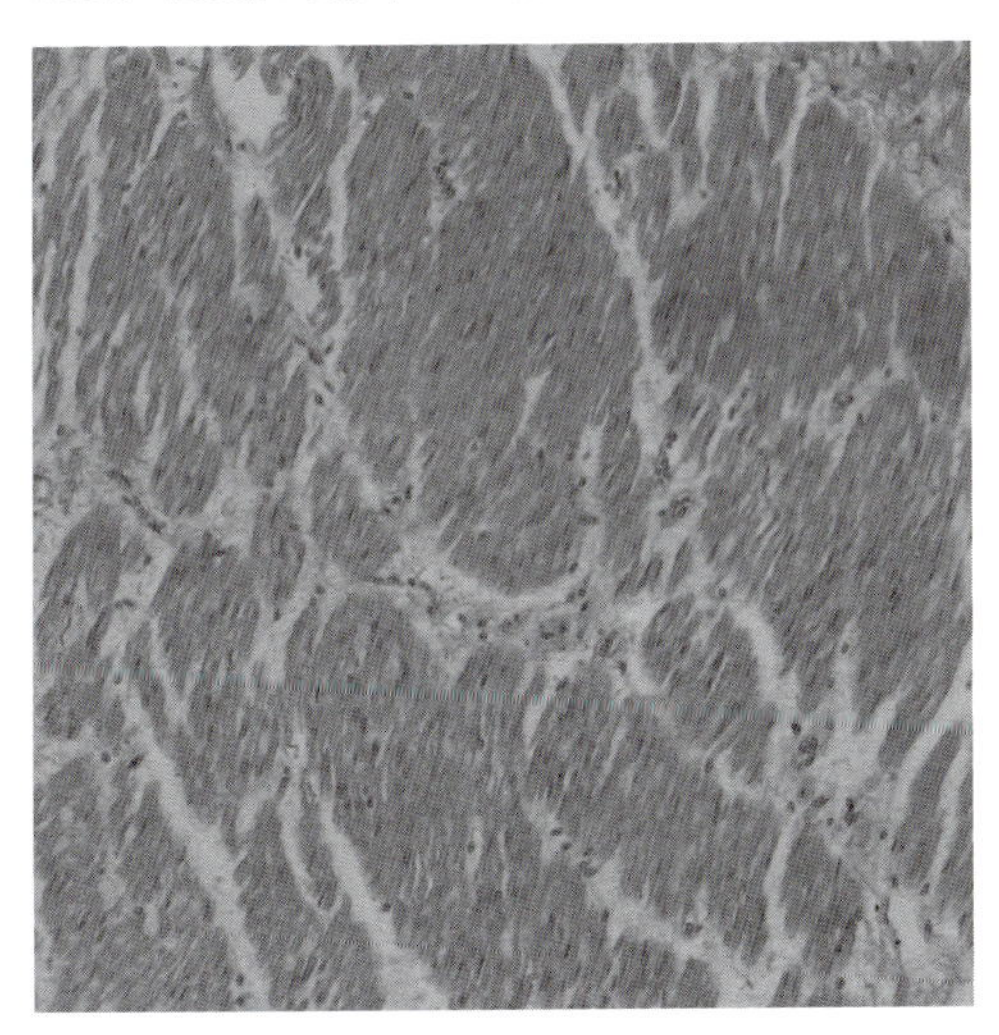

平滑筋：心筋を除く不随意筋（ミクロ像）

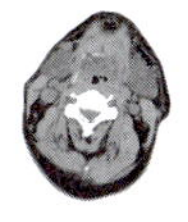

（3）内臓系

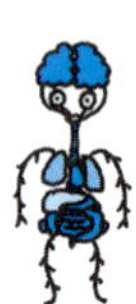

ひとことでまとめると、骨と肉で中身（内臓）の入れ物をつくり、手足がそれを運ぶ、ということになる。内臓の分類は次の章（「機能別・その2」）で改めて詳しく説明する。

生まれた時から
ずーっといっしょ。
毎日いろいろ助けて
もらってるけど、
今まで一度も
見たこともさわったことも
ないもの、なーんだ？
見たこと
ナイゾー！
さわったこと
ナイゾー！
よく
知らナイゾー！

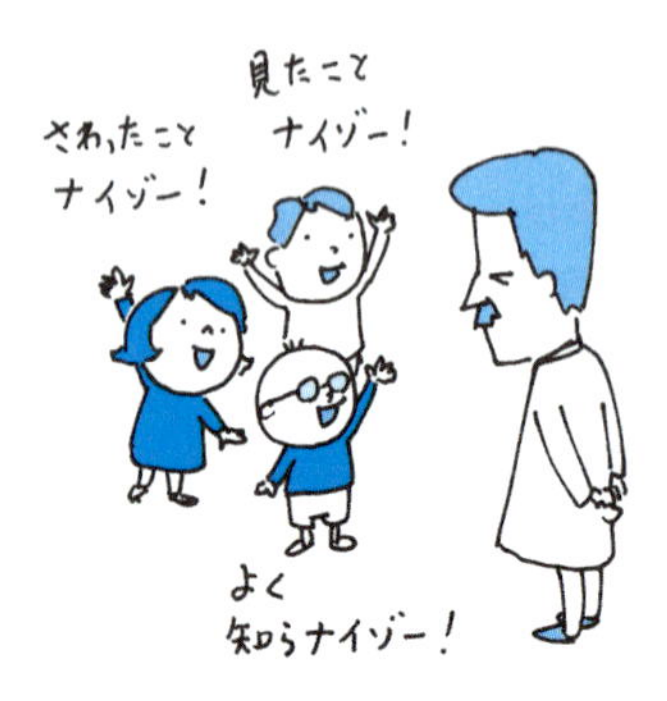

「機能別・その2」――内臓系を仕組みでわける

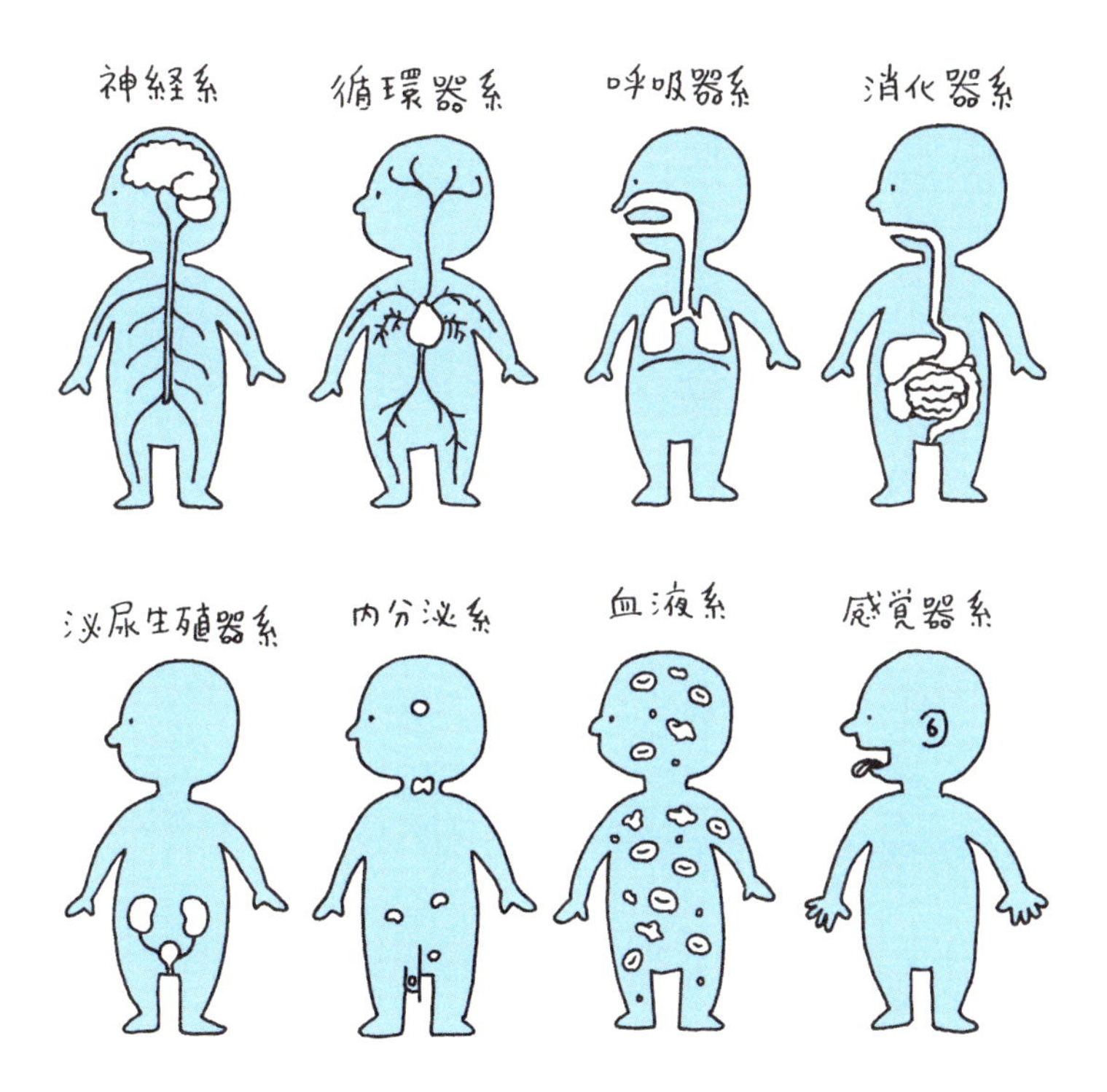

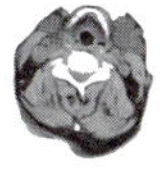

（1）神経系

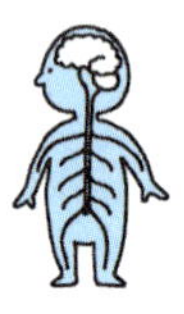

「中枢神経」と「末梢神経」からできている。

中枢神経は硬膜に包まれた臓器で、「大脳＋小脳＋脳幹＋脊髄」だ。

末梢神経はカラダ中に張り巡らされたネットワークで、2種類ある。

①運動神経　脳↓筋肉に運動指令を伝える。
②知覚神経　カラダ↓脳に感覚情報を伝える。

運動指令は大脳や小脳の中枢神経から出て脊髄へ、そして末梢神経を介し筋肉に伝えられた電気信号により、最終的には筋肉を収縮させる。

感覚情報は、カラダ表面の感覚器で受容した刺激（皮膚感覚である温覚、痛覚、触覚、圧覚や、特殊感覚の味覚や聴覚など）を、知覚神経から脊髄を通り、大脳に伝えて情報を解釈する。

ひとつの神経細胞が電気発火し、リレー式に情報を伝える。隣の神経細胞との接続部分を「シナプス」と呼ぶ。シナプスは、電気信号を伝達するための接続部分だ。

神経の電気信号を伝える速度は、一番速い信号で秒速120メートルほどだといわれている。

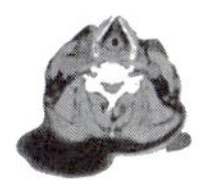

（2）循環器系

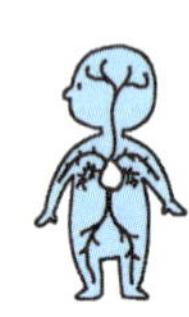

循環器系は血液を全身に送る仕組みだ。「血液ポンプ・心臓」と「血液の通り道・血管」で構成される。

血液は、栄養と酸素を組織に渡し、老廃物と二酸化炭素を運び出す。その交換は毛細血管で行なわれる。

心臓はふたつのポンプが並立する二連ポンプ構造で、右の小ポンプで肺の、左の大ポンプで全身のサイクルを作る。

大循環系で、全身組織に栄養と酸素を渡し、老廃物と二酸化炭素を受け取る。

小循環系で、組織（肺胞）から酸素を受け取り、二酸化炭素を捨てる。

肺
右心
左心
全身

左右は自分から見ての表記
（P21）

心臓のしくみってよくできてる！誰が考えたの？コレ。
うん。いい質問だ。

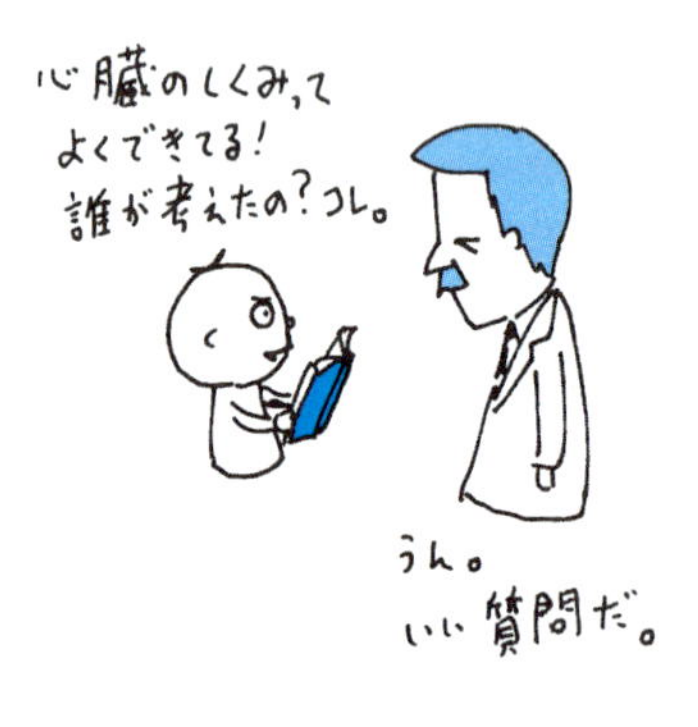

（3）呼吸器系

呼吸器系は、細かく区分けされた空気袋の「肺」と、肺につながる管の「気管」からなる。肺の最小単位・肺胞が赤血球（血液の一種）に酸素を渡し、二酸化炭素を排出する。赤血球が酸素を全身に運ぶ。酸素は栄養素を燃焼させ、エネルギーを取り出すのに必要だ。

口と鼻から入った空気は、気管を通り気管支から両肺にたどりつく。喉に声帯がある。空気の通り道（気道）にある二枚羽のリードで、ここが震えて声が出る。

疑問

どうして肺に食べ物がいっちゃったりしないの？

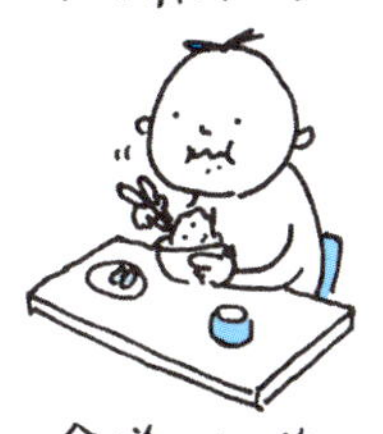

食道と気道ってどうやって分かれてるの？

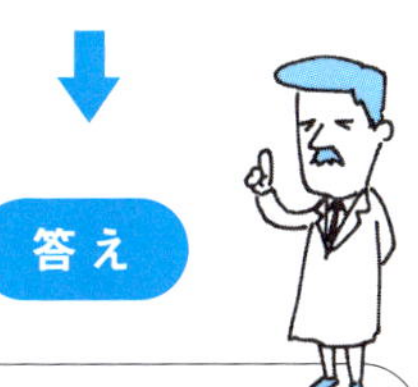

答え

食物や飲物が通るとき、軟口蓋と喉頭蓋というフタが気道を塞ぐ。お茶を飲もうとした時に話しかけられ返事をすると、お茶を通すため気管にフタをしたのに、声を出すため気管を開くことになり、そこにお茶が流れこんで、咳込むわけだ。

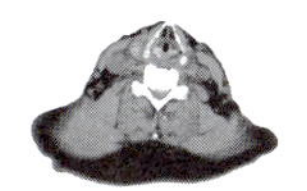

（4）消化器系

食物を通過させながら栄養素を吸収する消化管（管）と、消化液を産生する実質臓器（塊）がある。

消化は、3種類の栄養素（糖質、タンパク質、脂質）を分解することが業務だ。

（分解）→（吸収）

■糖質――単糖類（ブドウ糖）――毛細血管――門脈――肝臓へ

■タンパク質――アミノ酸――毛細血管――門脈――肝臓へ

■脂質――脂肪酸＋トリグリセリド――リンパ管――全身へ

3大栄養素は肝臓と膵臓で作られて十二指腸に分泌される消化液で消化される。

【例外】糖質の消化は二段階に分解される。糖質は単糖類という最小単位が連なってできている栄養素で、多糖類と呼ぶ。最初に唾液アミラーゼで多糖類が二糖類に分解され、次に膵液のマルターゼ・スクラーゼで、二糖類が単糖類に分解される。

タンパク質は胃で胃酸と共にペプシンで分解される。

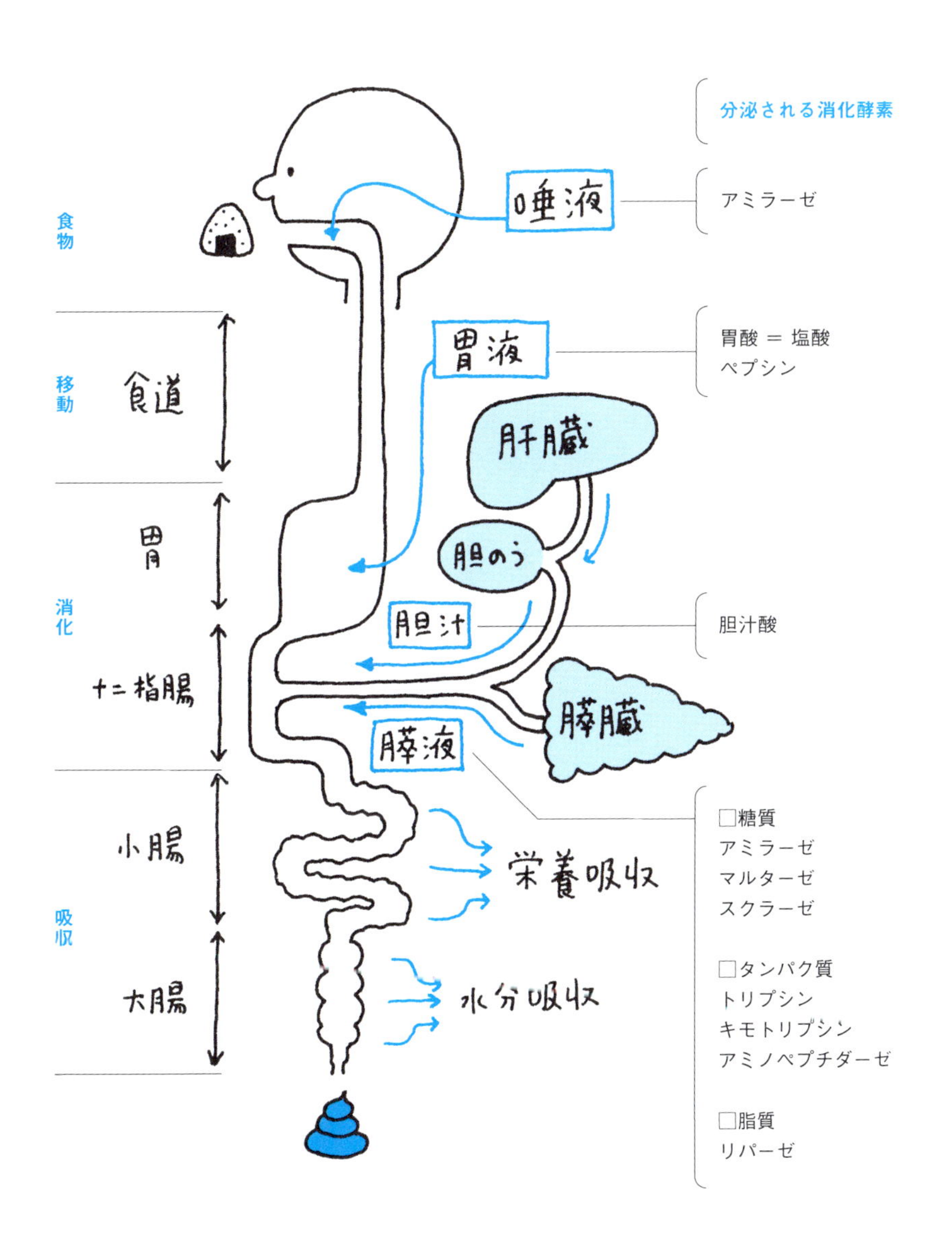
分泌される消化酵素
唾液
アミラーゼ
食物
移動
食道
胃液
胃酸 ＝ 塩酸
ペプシン
肝臓
胆のう
胃
消化
胆汁
胆汁酸
十二指腸
膵臓
膵液
□糖質
アミラーゼ
マルターゼ
スクラーゼ
小腸
栄養吸収
吸収
□タンパク質
トリプシン
キモトリプシン
アミノペプチダーゼ
大腸
水分吸収
□脂質
リパーゼ

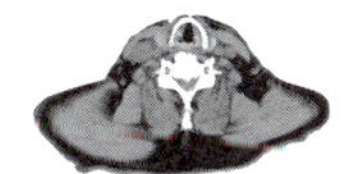

（5）泌尿生殖器系

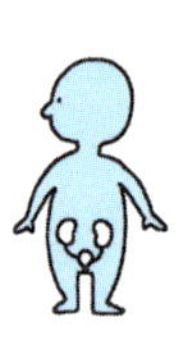

●泌尿器——おしっこ濾過装置。

尿を産生する器官・腎臓と、尿を溜めておく膀胱から構成される。

左右の腎臓のミクロ濾過装置・糸球体（毛細血管の一種）とそれを包むボウマン嚢を血液が通過し、老廃物を濾し取る。この機能の最小単位をネフロンという。

濾し取られた老廃物は、貯水ホール・腎盂から細い導管・尿管を通り、貯水タンク・膀胱に集まる。

膀胱が一杯になると、尿道から外部に排出される。

■糸球体・ボウマン嚢・尿細管（ネフロン）→腎盂→尿管→膀胱

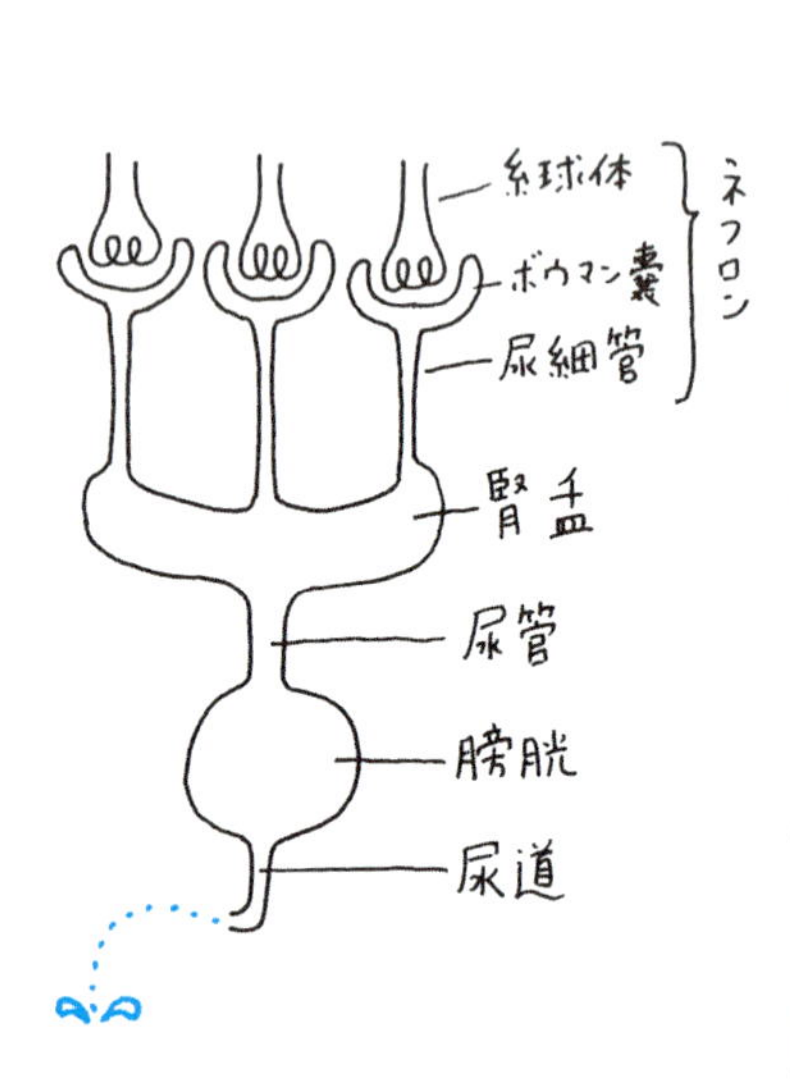

●生殖器――赤ちゃんを作る仕組み。

生殖器は、男性が睾丸（精巣）を、女性が卵巣をそれぞれ左右に一個、計二個ずつ持っている。

【女性】

卵巣と子宮、それをつなぐ卵管で構成されている。

月に一回、卵巣から卵管を伝い、卵子が子宮に降りてくる。

その時、精子が子宮に遡って子宮で出会えたら、受精が完了し妊娠する。

卵子が卵巣から子宮に降りるとき、子宮内膜をホルモンの作用でふかふか布団のように肥厚させ、赤ちゃんを育てる準備をする。受精しなければホルモンバランスが崩れ、内膜を維持できずに子宮内膜が剥がれ落ちる。これが「月経」、つまり生理だ。生理がなくなるのは妊娠した時、更年期、そして病気の時だ。

【男性】

精巣と前立腺、それをつなぐ精管で構成されている。

男性の睾丸は胎児の頃、女性の卵巣と同じようにお腹の中にある。それがある時期に太腿の付け根にある管を伝って外に出て、外部の陰嚢に収まる。どうして体外に出るかというと、精子は熱に弱いからだという。

精巣が通り抜ける道を鼠径という。睾丸が鼠に見えたから、そう呼ばれたらしい。

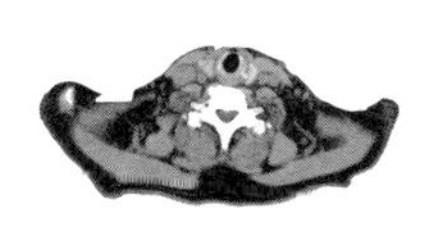

（6）内分泌系

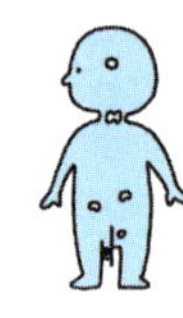

ホルモンを分泌する。臓器は小豆（あずき）からうずらの卵くらいで、いろいろな場所にある。内分泌系臓器は、血液中に「ホルモン」という指令物質を出し、カラダの機能を誘導する。

※外分泌腺

内分泌と違い、表皮（皮膚＋粘膜だったね）に、導管という管を通して、身体の外部に分泌物を出す仕組み。内分泌腺は直接血液中に、つまり身体の内部に分泌する。

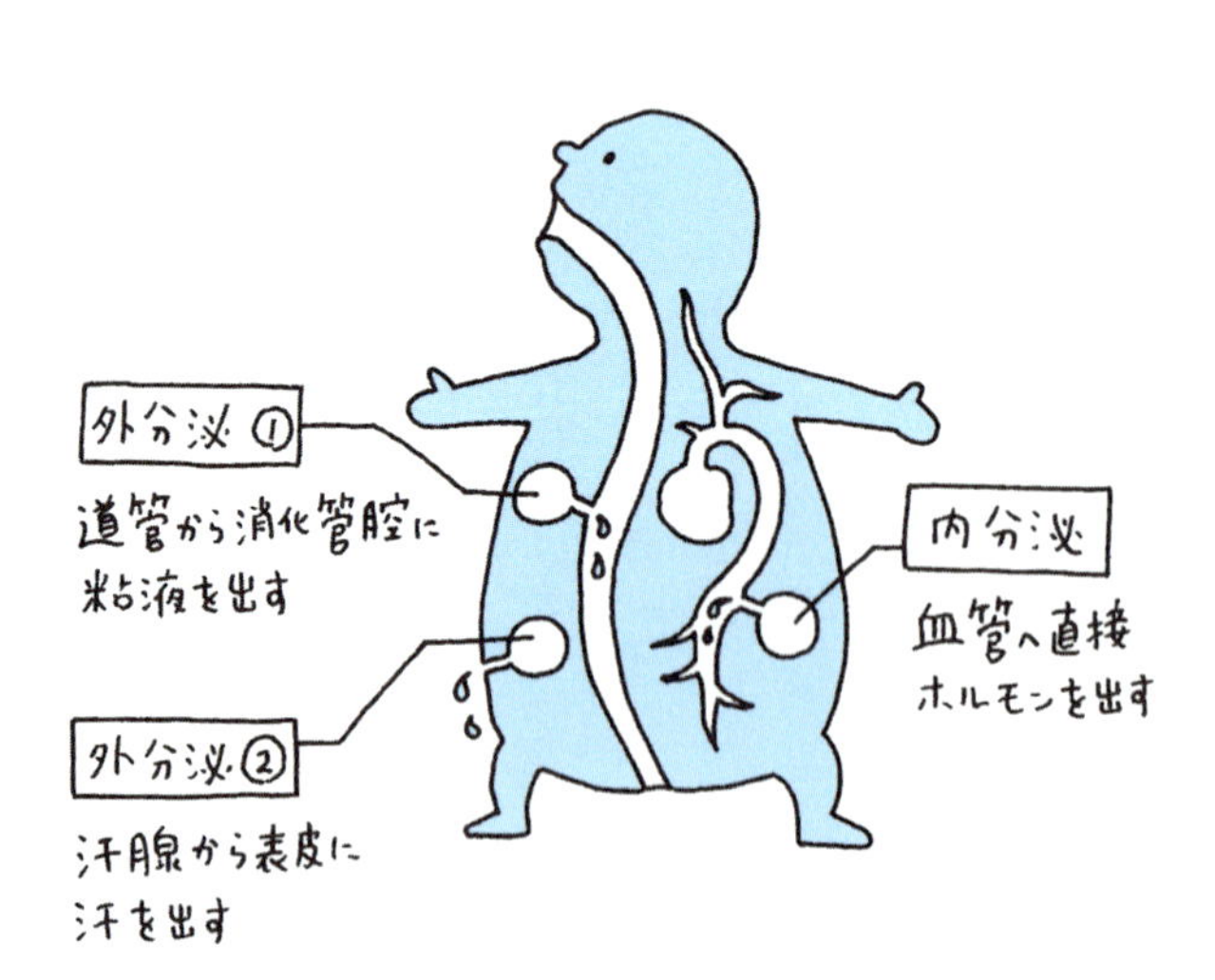

（7）血液系

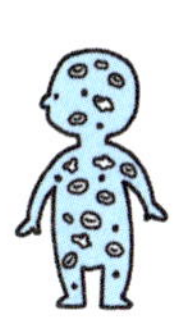

カラダは液体で満ちている。細胞にも水が含まれている。そして細胞の間にも、水が満ちている。カラダの水のうち、組織の間を流れる水には二種類ある。

血液とリンパ液だ。どちらもカラダの組織に栄養を運び、老廃物を集めて捨てる。

血液は血管の中を流れ、リンパ液はリンパ管を流れる。

血液は、固体成分の血球と液体成分の血漿（けっしょう）にわかれる。（P134）

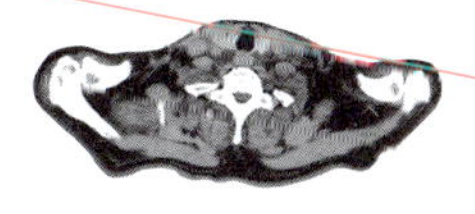

（8）感覚器系

外部の情報を内部に伝える器官で、神経組織の末端組織にあたる。

外部の刺激は、すべて電気信号に変えられて、感覚神経を伝わって大脳に送られ、そこで判断される。

すべての感覚は電気信号に置き換えられる。

眼→視覚　鼻→嗅覚　耳→聴覚　舌→味覚

皮膚→温覚・痛覚・触覚・圧覚

光　→　網膜　→　電気信号　→　大脳後頭葉

匂い　→　嗅神経　→　電気信号　→　大脳前頭葉

音　→　聴神経　→　電気信号　→　大脳側頭葉

味　→　味蕾　→　電気信号　→　大脳側頭葉

皮膚　→　感覚器　→　電気信号　→　大脳頭頂葉

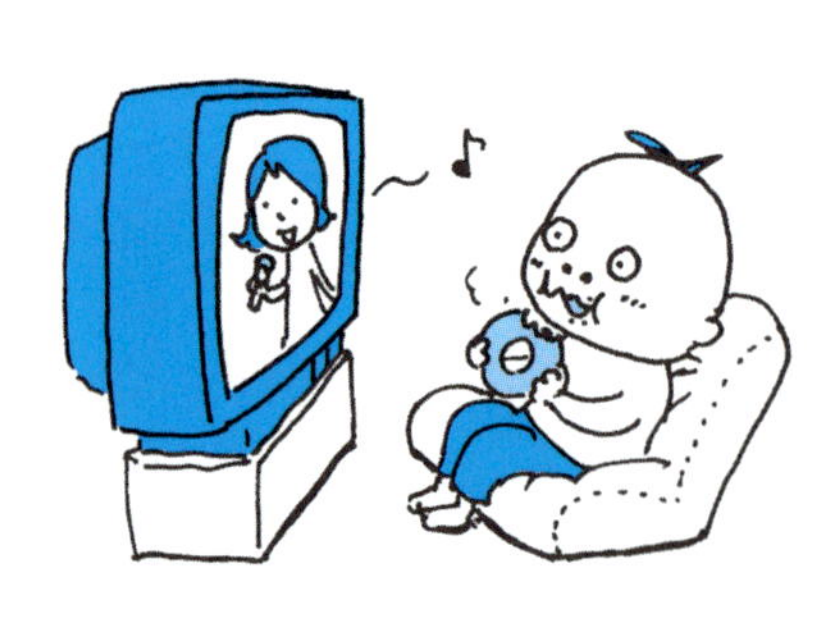

視覚→かわいい!

嗅覚→いいにおい!

聴覚→いい歌!

味覚→おいしい!

触覚→やわらかい!

各論

「それぞれに詳しく
説明します！」

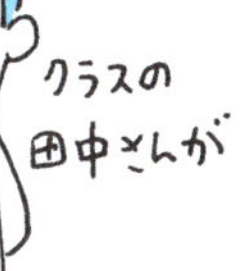

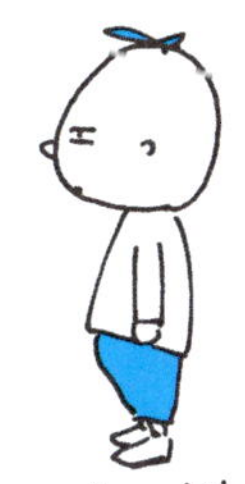

この本の目的は、最終的に「カラダ地図」を描けるようになることだ。これは人のカラダを日本列島にたとえてみると、わかりやすい。

日本地図を描き、都道府県を書き込めるようになることが、「カラダ地図」を描けるようになることと同じ。そのために都道府県の形と場所を覚えることも大切だけど、都道府県の特徴を理解することも重要だ。

たとえば北海道と頭部は似ている。体幹が本州、上肢（手）が四国、下肢（足）が九州になる、なんてね。

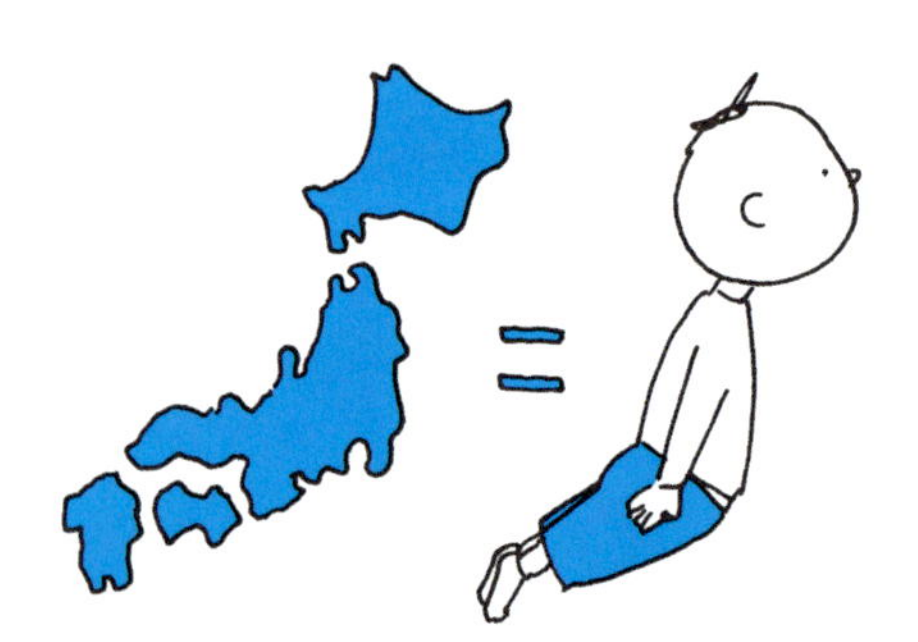

各論のルール

総論の最後でも言ったけれど、各論では、各臓器にそれぞれ総論のルールを当てはめるのが基本だ。カラダを分解し、大きな臓器の場所と機能を確かめる。その後ばらばら部品になった臓器を、元通りのカラダに組み立て収納する。もとの場所にきちんと戻せて初めて、カラダの仕組みが理解できた、と言える。

分解、収納原則は、理解の基本だ。

A．分解

①分解。機能単位でばらばらにし、次に臓器ごとにばらばらにする。
②臓器写真。ＣＴやＭＲＩの画像を三次元再構成したもので見る。
③模式図。仕組みを説明する。
④ミクロ像。顕微鏡で見る。
⑤発生。どうやって臓器ができたかを見る。

B．組立て（収納）

①臓器を機能別につなげる。
②機能単位をあるべき場所に収納する。

臓器の重さは区切りのいい数字にしておいた。正確ではないが、イメージをつかむのに有効な、おおざっぱな数字になっている。

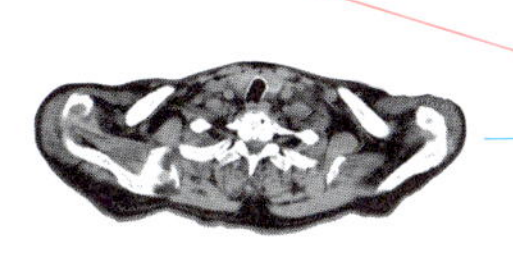

胸部のはじまり

第1章　臓器分解

頭部

頭部には、神経系の臓器が集まる。下半分は空気と食物の通り道の口腔だ。

神経系——中枢神経の大脳、小脳、脳幹がある。

消化器系・呼吸器系——口腔

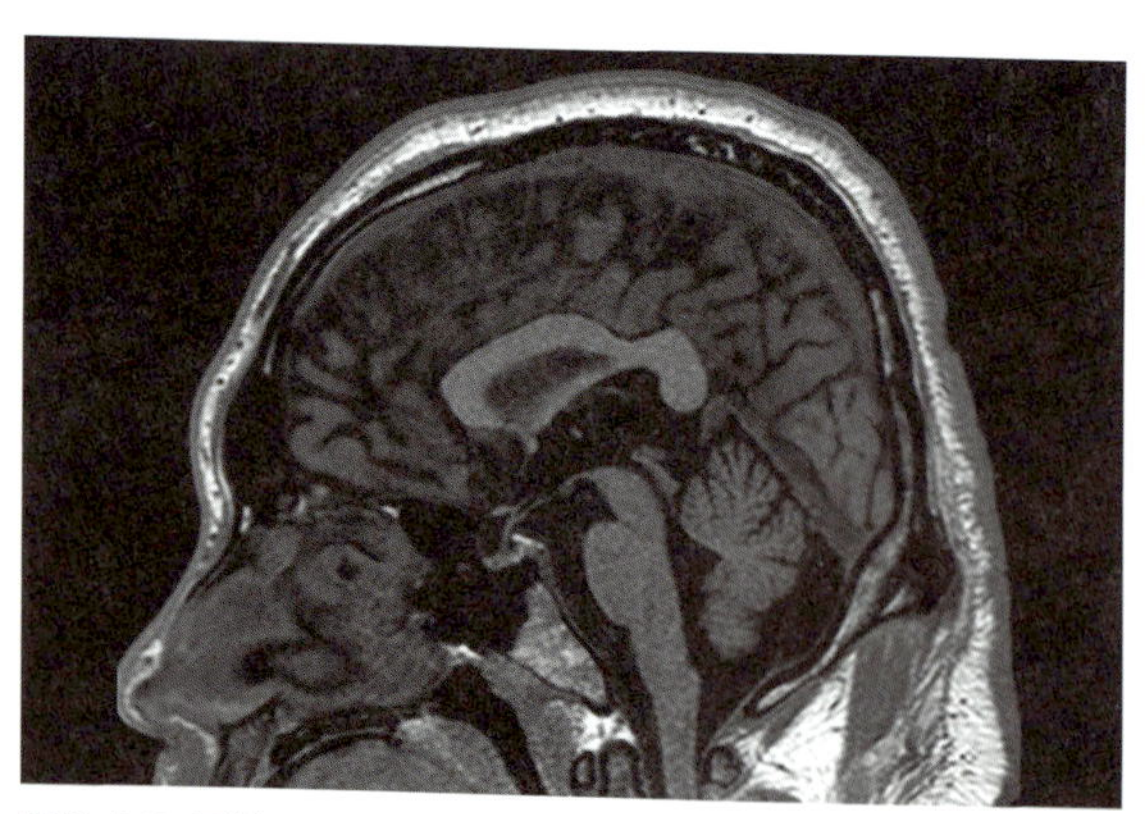

頭部（MRI画像）

大脳　重さ1200グラム

大脳は情報解析センターと指令発信センターだ。
こころのありかと言われているけれど、わからないこともたくさんある。
大脳のはたらきは、大きくわけてふたつある。
①知覚　外部の情報を取り入れて解釈する部分。
②運動　身体を動かす指令を出す部分。
①の高度なものを、思考、と呼ぶ。

大脳表面には、脳溝と呼ばれるシワがある。シワによって表面積を広くしている。シワを広げると表面積は2000平方センチで、新聞紙1枚の広さになる。

大脳は左右2つの大脳半球にわかれている。左大脳半球と右大脳半球だ。さらにそれは4つの部分にわけられる。おおまかな役割は次のようである。
①前頭葉　運動野がある。物を考える。
②側頭葉　聴覚野がある。音を聞く。記憶に関わる。
③頭頂葉　体性感覚野がある。知覚と運動を司る。触覚と空間認知。
④後頭葉　視覚野がある。物を見る。

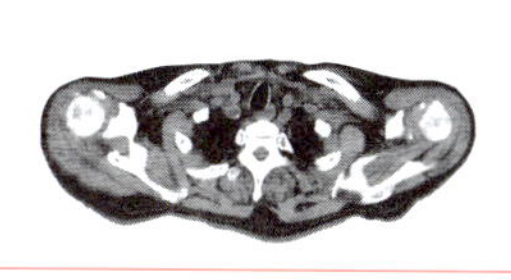

大脳機能は偏っている

大脳の右半球は左半身を、左半球は右半身を支配する。つまり途中で神経繊維がクロスしているわけだ。また真ん中の脳梁という部分で連絡を取っているが、機能は左右対称ではなく、言語機能と行為機能は左半球に、視覚空間の認知は右半球にある。こうした偏りのことを大脳機能の偏在という。この偏在をブロードマンが１９０９年、52野に分類し「ブロードマンの脳地図」を作った。

大脳皮質は三つにわけられる。運動野と感覚野、それにふたつの橋渡しの連合野だ。

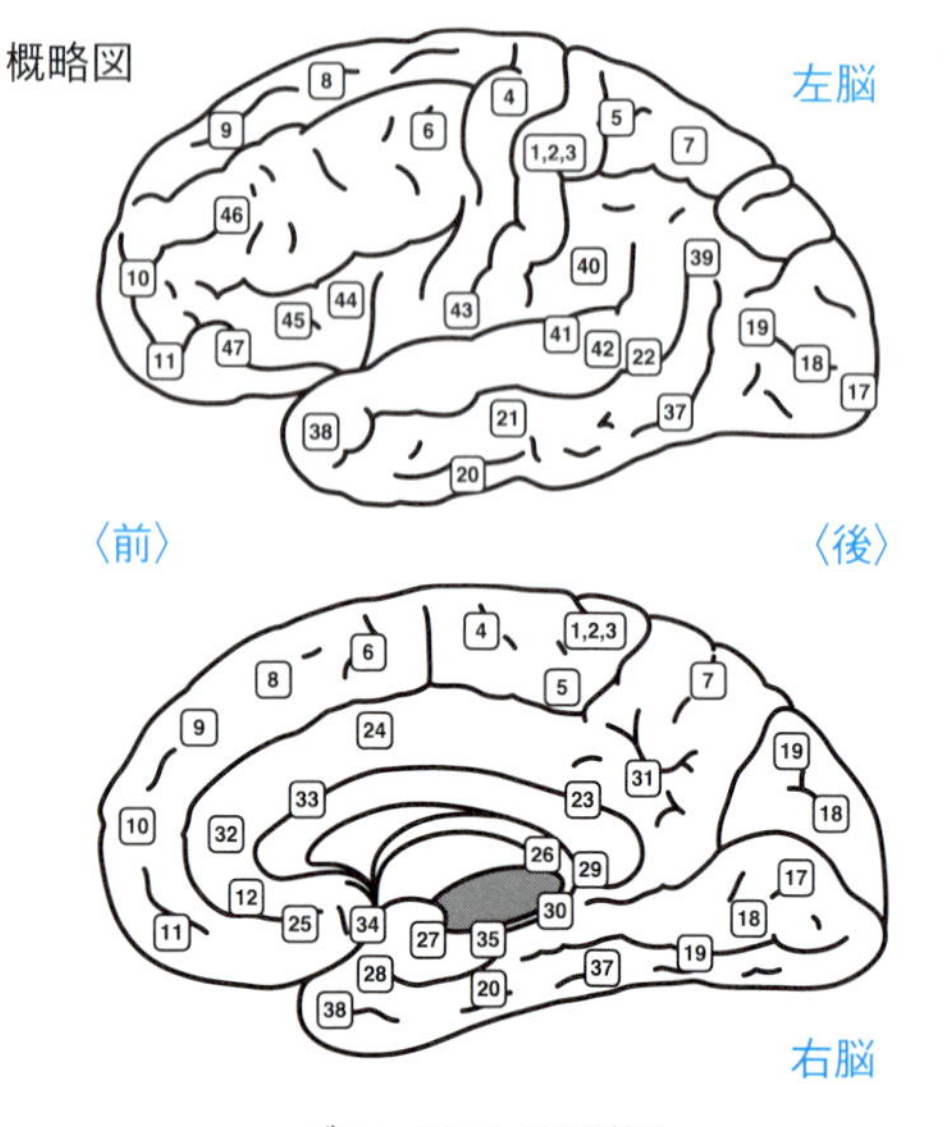

ブロードマンの脳地図

第１次知覚野	1,2,3
第１次運動野	4 6
第２次運動野	6
目の運動	8
視覚野	17 18 19
感覚性言語中枢	22 41 42
味覚野	43
運動性言語中枢	44 45
前頭連合野	8 ～ 12
頭頂連合野	5 7 39 40
後頭連合野	18 19
側頭連合野	20 21 22 35 36 37 38

大脳に刻まれた進化の年輪

脳をリンゴのように縦に切ってみると皮と芯になる。皮部分を「大脳皮質（ひしつ）」、皮と芯の間に「大脳辺縁系（へんえんけい）」、芯を「大脳基底核（きていかく）」というようにわける。

大脳皮質は意識的な運動と感覚を司り、精神活動の大部分が行なわれる。大脳辺縁系は情動と記憶を司る座だ。海馬（かいば）、乳頭体（にゅうとうたい）、扁桃核（へんとうかく）がある。

大脳基底核は運動コントロールに関わる。尾状核（びじょう）、被殻（ひかく）、淡蒼球（たんそうきゅう）、視床下核（ししょうかかく）、黒質（こくしつ）、赤核（せきかく）がある。

記憶について

ヒトの記憶は短期記憶と長期記憶にわかれる。短期記憶は「大脳辺縁系」の海馬周辺を電気信号がめぐっていることにより、維持される。そうしているうちに、大脳皮質の連合野で整理されると、長期記憶として固定されるのだという。

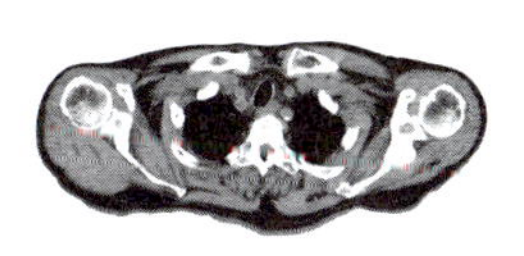

大脳はグルメの王様

大脳はとても贅沢な器官で、血流の20パーセントを独占する。心拍出量が毎分5リットルなら、毎分1リットルが脳に流れる。ブドウ糖と酸素を潤沢に使い、人間の精神活動と肉体行動を支配する。その意味で脳は脆弱な組織で、低血糖になると意識消失してしまう。だから、全身の酸素や栄養素が不足すると、全身のわけまえを削り、脳に優先的に配る仕組みになっている。

深海に潜水するスポーツ、フリーダイビングでは、低酸素状態による失神状態を「ブラックアウト」と呼ぶ。また深海圧がかかると、「ブラッドシフト」という、手足の血液が脳などの重要器官に優先的に分配される状態になる。

脳は最優先で優遇される臓器だというわけだ。

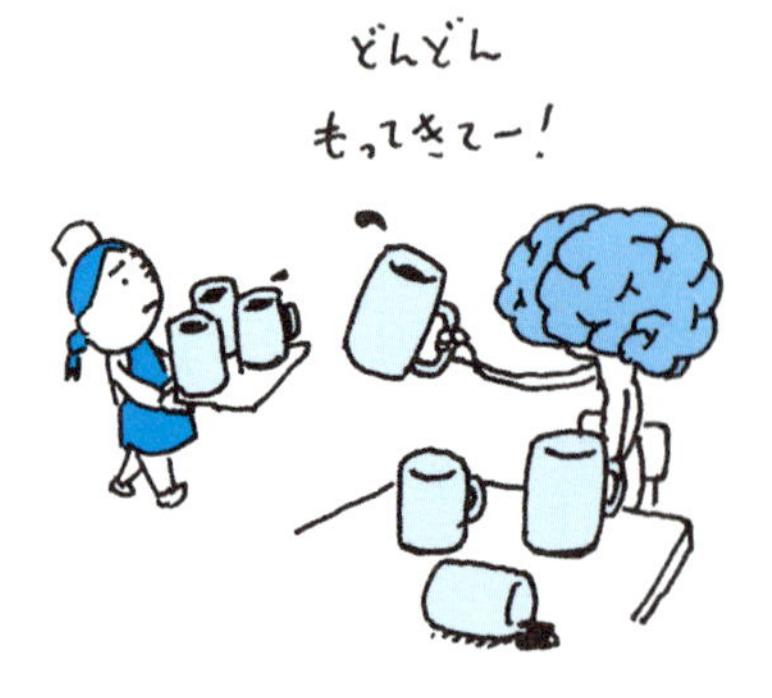

どうして、こころが大脳にあるとわかったのか

①大脳のある部分が怪我や病気で壊れた人を観察したら、感情や行動におかしな部分が見られた。

②MRIという機械で、脳の血流の増減を調べて、その時に感情や行動を確認すると、①で見られた部分の血流が増えたり減ったりしていた。

だから、こころはたぶん、大脳の神経繊維の電気活動の中にある。

大脳の神経細胞は約140億個ある。そして一日10万個ずつ壊れていると言われている。神経細胞は一度壊れると、二度と直らない。だから、大脳の神経細胞は毎日減り続けているわけだ。それでも平気なのは、細胞の数がものすごく多いこと、そしてそれらをすべて使っていないから、らしい。

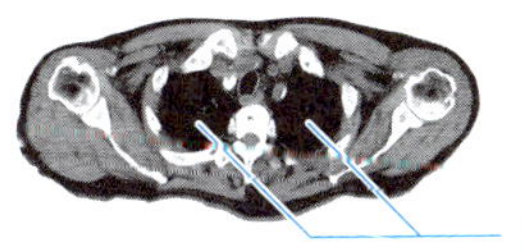

小脳　重さ100グラム

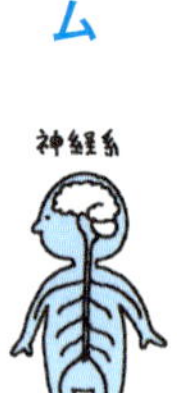

小脳は細密な運動を司る情報センターで、無意識の筋肉の動きを微調整する。たとえば自転車に乗ると、足でペダルをこぐために、大腿(だいたい)四頭筋やひらめ筋、内転(ないてん)筋や外転(がいてん)筋が動く。腕でハンドルを調整するには上腕(じょうわん)二頭筋、上腕三頭筋、前腕筋が動く。進行方向の確認のために眼球が動く時は、外転筋や内転筋が動く。こんな風に「自転車に乗る」ためには百種類以上の筋肉が微調整されて動く。でも君が自転車に乗るときにいちいち「大腿四頭筋を今から縮める」なんて考えないでしょ？

そういう細かい指示を正確に出しているのが小脳だ。それがコンピューターと呼ばれる由縁(ゆえん)でもある。

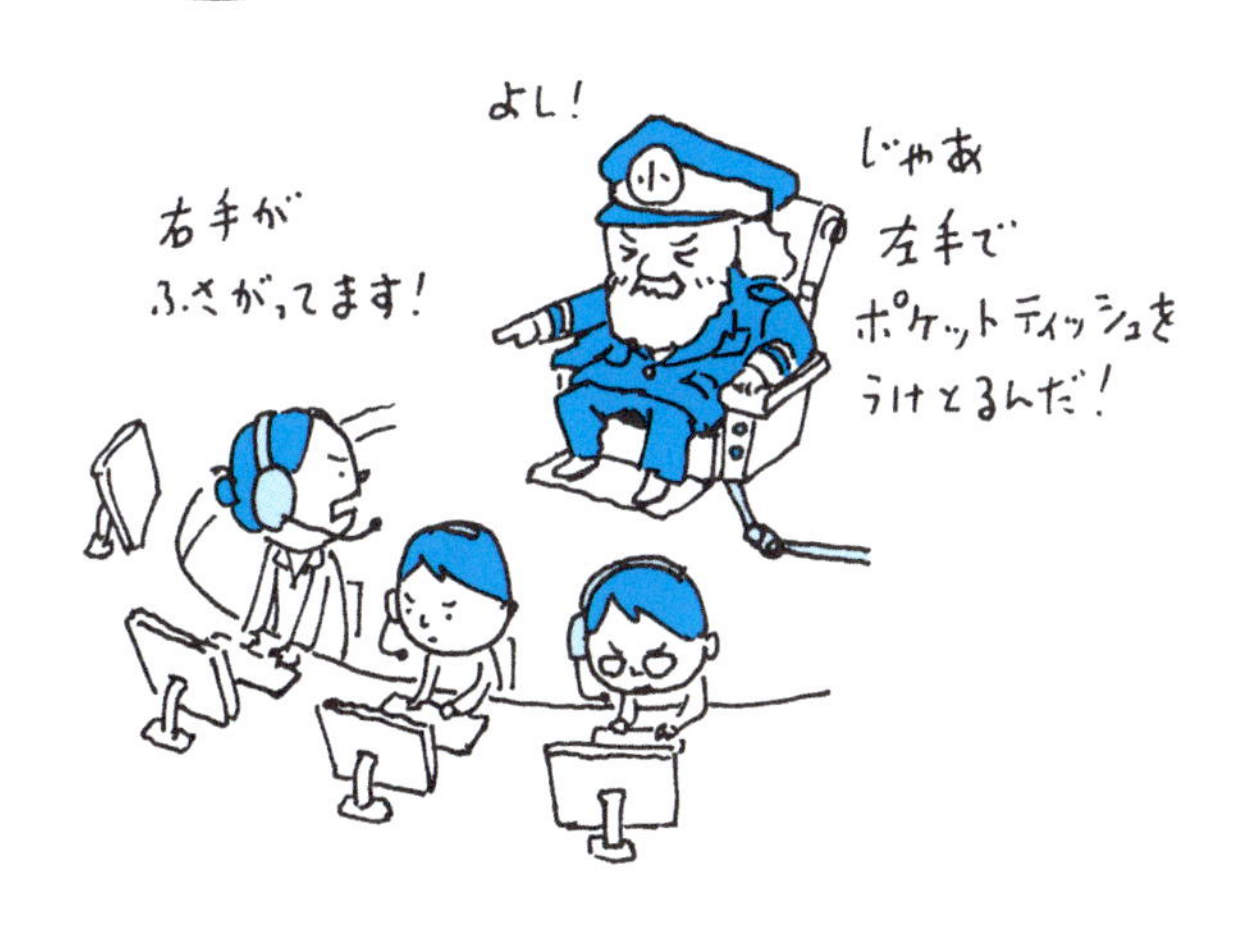
小脳センター
よし!
じゃあ
左手で
ポケットティッシュを
うけとるんだ!
右手が
ふさがってます!

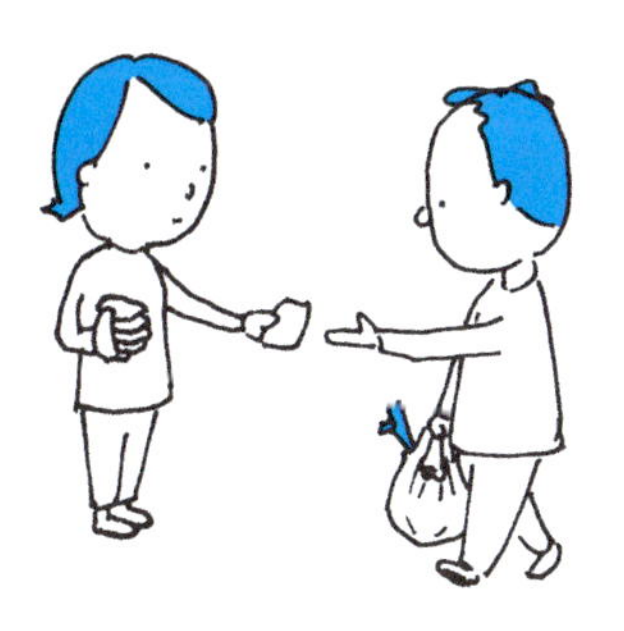

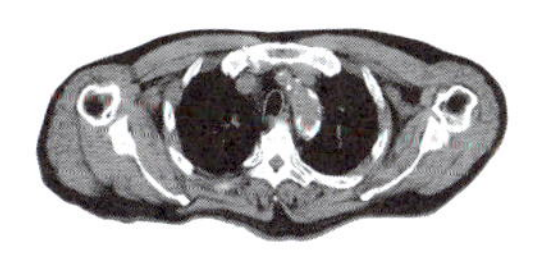

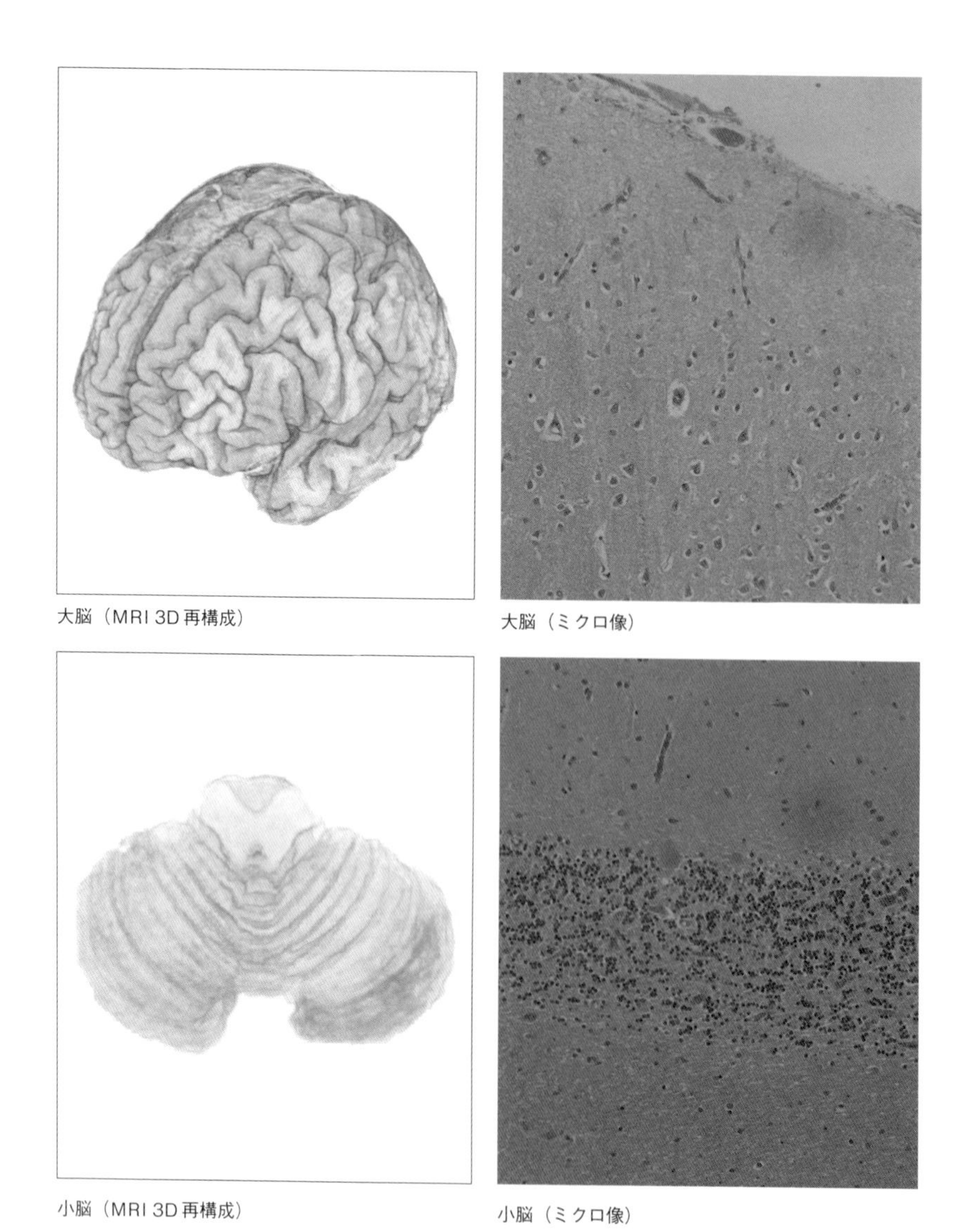

大脳（MRI 3D 再構成）

大脳（ミクロ像）

小脳（MRI 3D 再構成）

小脳（ミクロ像）

脳幹

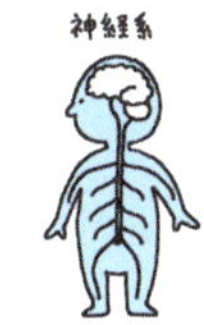

脳幹は生命維持に重要な機能を果たす。大脳の中心部にある、生命維持のために最低限で絶対必要なものばかり集められた大脳の一部分だ。脳幹が壊れると、人は即死することも多い。

脳幹は、①間脳（かんのう） ②中脳（ちゅうのう） ③橋（きょう） ④延髄（えんずい） からなる。

脳幹部（MRI 画像）

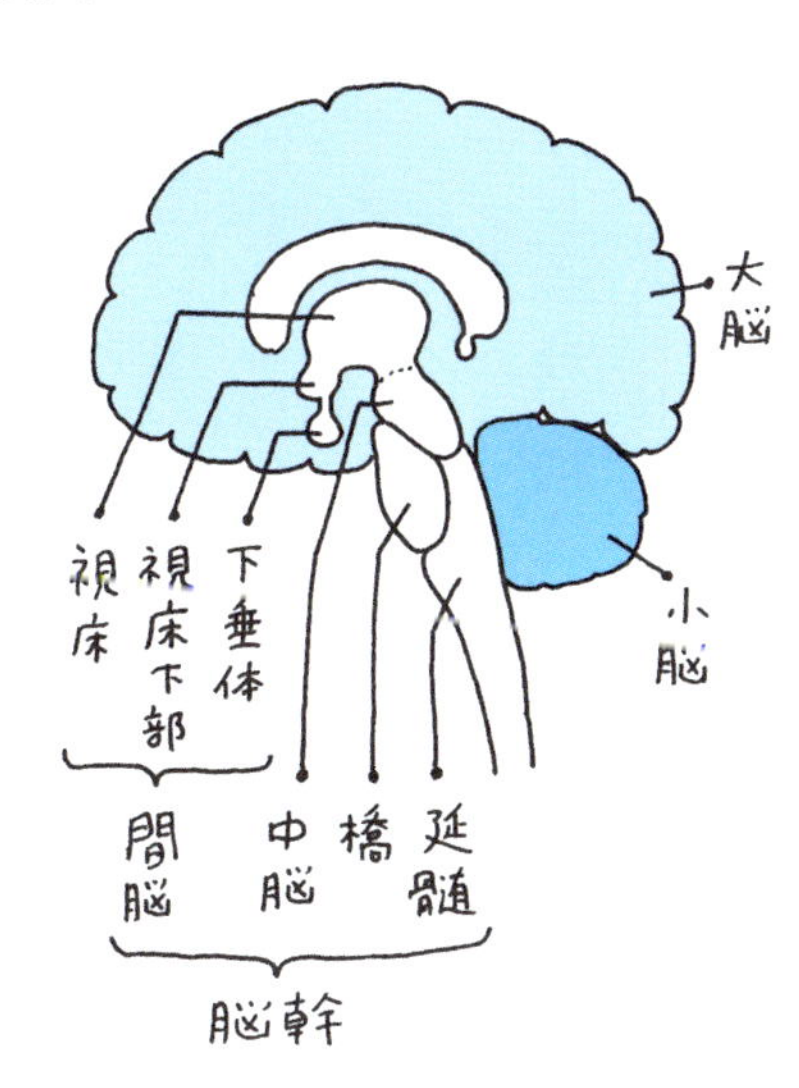

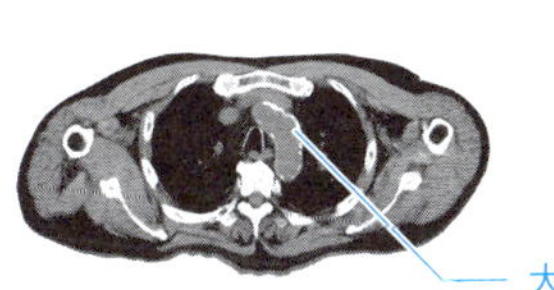

脊髄

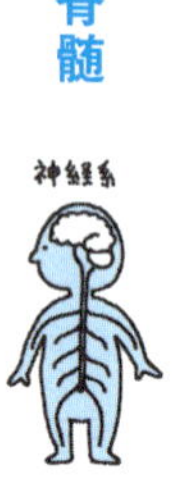

脊髄は大脳とカラダをつなぐ信号通路の役割を果たす。

①知覚神経　外部の情報を大脳へ送る。　末梢→中枢へ

②運動神経　大脳の指令を筋肉へ送る。　中枢→末梢へ

背骨の真ん中の空間に首から腰まで親指の太さの神経が通る。それが脊髄だ。大切な信号の通り道で、ここが傷つくと感覚麻痺したり、運動麻痺になったりする。時に即死することもある。頸部脊髄は呼吸運動や心臓の動悸を司る領域があり、呼吸や心拍しなくなるからだ。

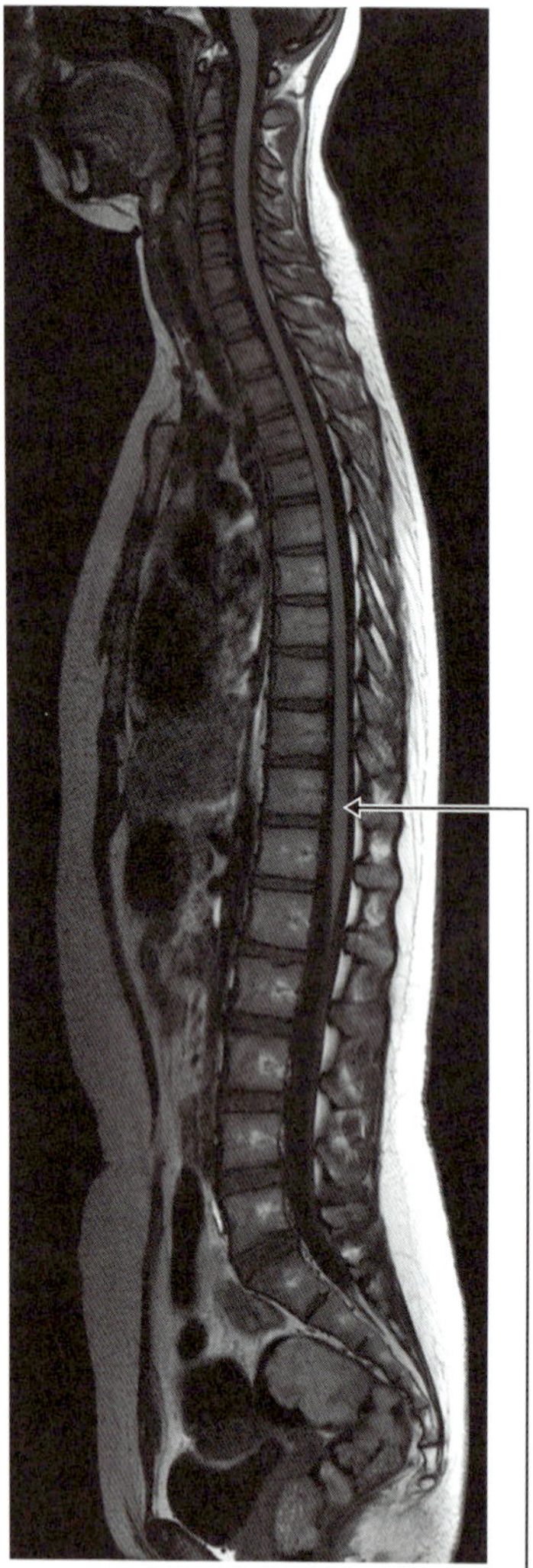

脊髄（MRI画像）（矢印部分）

大脳を包む膜

大脳（正確には、大脳を含む中枢神経）は、軟膜・クモ膜・硬膜の順番に、膜にくるまれている（三重包装パック）。

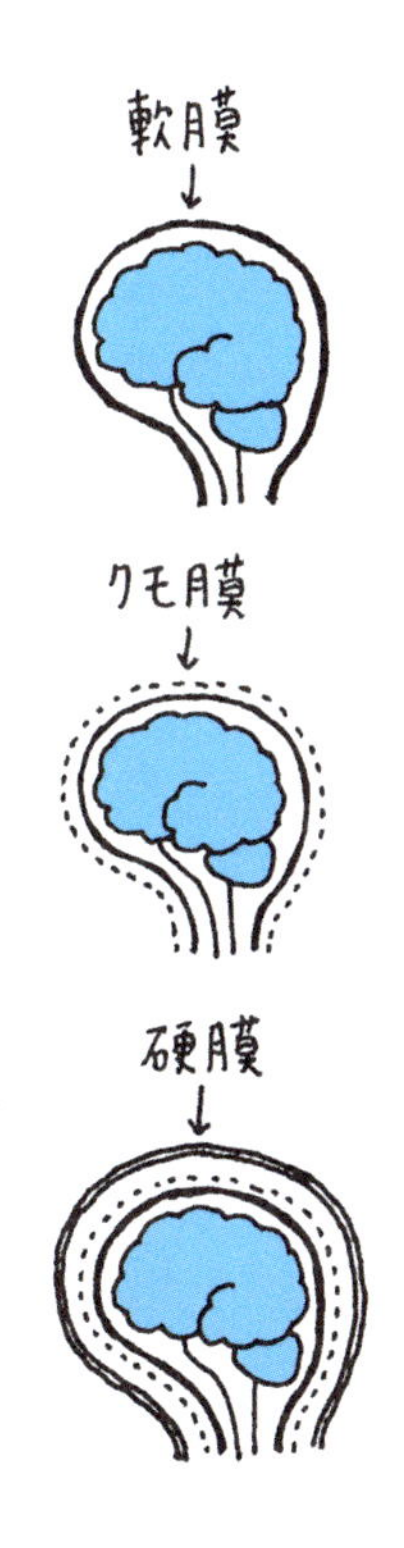

中枢神経と末梢神経の境界

中枢神経はひとまとめに、硬膜という膜に包まれている。硬膜の中は髄液という液体に満たされている。タケノコ水煮のパックみたいな感じだ。

「中枢神経」＝「大脳＋小脳＋脳幹＋脊髄」だ。

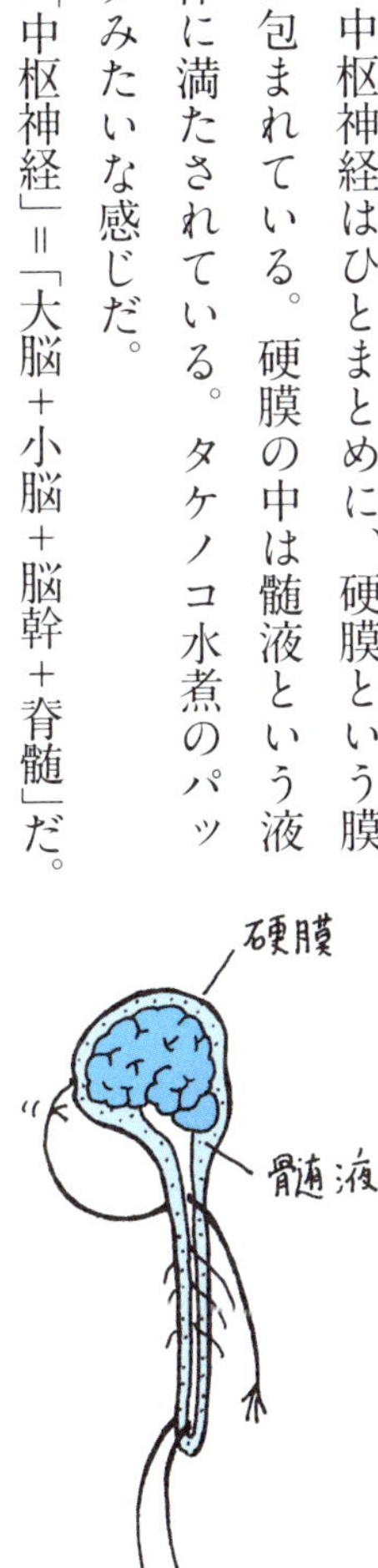

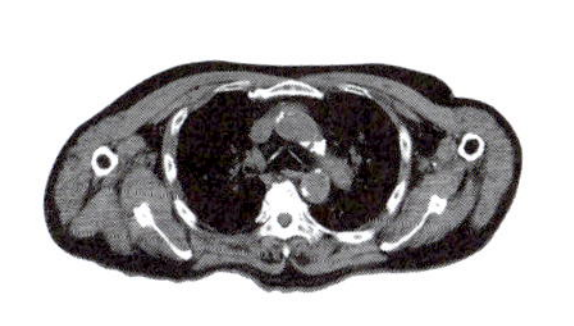

末梢神経

硬膜から外に出た部分が末梢神経だ。頭部を走る末梢神経を「脳神経」と呼ぶ。こんがらがって間違えないように。

身体中にネットで張り巡らされた末梢神経は、知覚神経と運動神経にわかれる。
知覚神経端末は皮膚表面にあり、熱い・冷たい・痛い等の感覚を大脳に伝える。
運動神経の末端は筋肉中にあり、大脳から、筋肉を縮める信号を筋肉に伝える。

脳神経＝頭部の末梢神経

脳神経は頭部の末梢神経で、12種類存在する。

①嗅神経　②視神経　③動眼神経　④滑車神経　⑤三叉神経　⑥外転神経
⑦顔面神経　⑧内耳神経　⑨舌咽神経　⑩迷走神経　⑪副神経　⑫舌下神経

眼を動かす神経が3種類もあることが注目だ。（③、④、⑥）
また、末梢神経なので、運動神経か、知覚神経かのどちらかに属する。

運　運動神経　③④⑤⑥⑦　⑨⑩⑪⑫
知　知覚神経　①②　⑤　⑦⑧⑨⑩

ちなみに、運動神経と知覚神経の両方の性質を持った神経もある。（⑤⑦⑨⑩）

脳神経の機能

①嗅神経 知 嗅覚を大脳へ伝える

②視神経 知 視覚を大脳へ伝える

③動眼神経 ④滑車神経 ⑥外転神経 運 眼球を動かす

⑤三叉神経 運・知 咀嚼運動、顔面の感覚

⑦顔面神経 運・知 舌の前方の味覚、表情筋の運動

⑧内耳神経 知 A・蝸牛神経＝聴覚 B・前提神経＝平衡感覚

⑨舌咽神経 運・知 舌の後方の味覚、咽頭部の運動

⑩迷走神経 運・知 胸腹部内臓の動きと感覚を支配

⑪副神経 運 首や肩の運動

⑫舌下神経 運 舌の運動

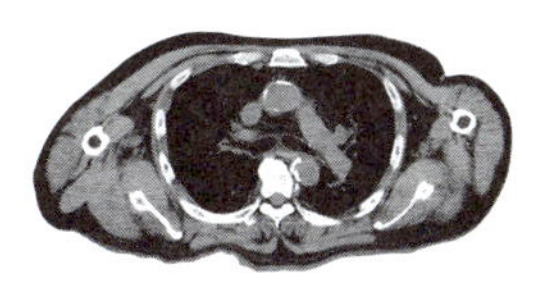

体幹部の末梢神経

体幹部では中枢神経の脊髄が脊椎の中を走り、そこから末梢神経が外へ出ていく。

頸椎（けいつい）　頸神経8対（C_1～C_8）
胸椎（きょうつい）　胸神経12対（Th_1～Th_{12}）
腰椎（ようつい）　腰神経5対（L_1～L_5）
仙骨（せんこつ）　仙骨神経5対（S_1～S_5）
　　尾骨神経1対（Co）

ここで、Cとは Cervical spinal cord（頸部）の略で、頸髄は8対。
Thは Thoracic spinal cord（胸部）の略で胸髄は12対。
Lは Lumbar（腰部）で5対、Sは Sacrum（仙骨）の略でやはり5対である。
体幹部の末梢神経は、運動神経と知覚神経を兼ね備えている。

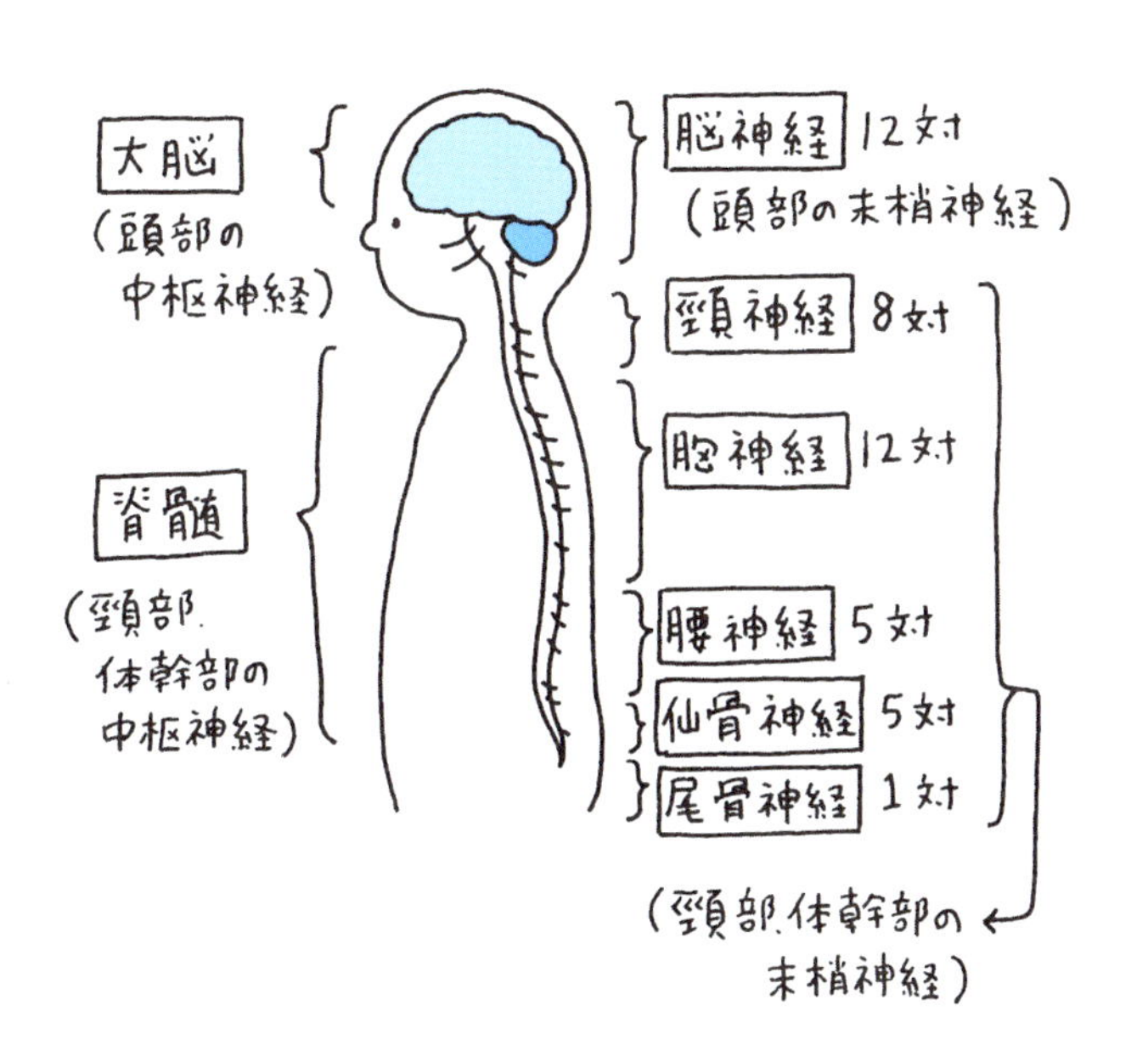
大脳
（頭部の
中枢神経）
脊髄
（頸部、
体幹部の
中枢神経）
脳神経 12対
（頭部の末梢神経）
頸神経 8対
胸神経 12対
腰神経 5対
仙骨神経 5対
尾骨神経 1対
（頸部、体幹部の
末梢神経）

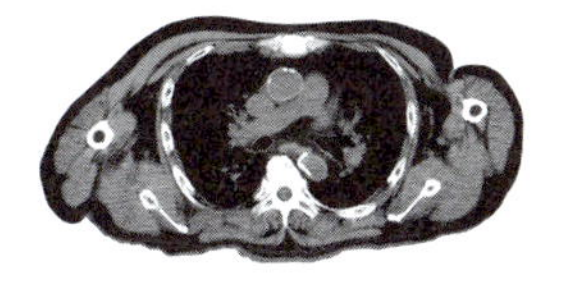

末梢神経の分類

神経は、神経細胞（信号発電器）と神経繊維（長い電線）からできている。
電気信号を隣の神経細胞に伝えて役割を果たす。
①運動神経は、大脳の運動指令を電気信号に変え、末梢の筋肉へ届ける。動物的な動きを象徴するので動物神経系とも呼ばれる。
②知覚神経は、感覚情報を電気信号に変え、中央の大脳へ届ける。
③自律神経は「内臓に関係する神経」で別名、植物神経系とも呼ばれる。自律神経は二通りにわかれる。
ⓐ交感神経——興奮時に発火する。
ⓑ副交感神経—安静時に発火する。
交感神経の興奮は闘争を意味する。闘う時、心臓以外の内臓が活発に動く必要はない。だから内臓を動かす神経は抑制され、心臓の心拍数は増える。

まとめ【末梢神経】
①運動神経（動物神経系）
②知覚神経
③自律神経（植物神経系）ⓐ交感神経　ⓑ副交感神経

麻酔のはなし

手術時に麻酔（ますい）をかける。治療のためにカラダを傷つけても痛みを感じないようにするのが目的だ。専門用語で言えば、麻酔の目的は「無痛」にすること。医学的に言えば「麻酔」は、神経電気信号のブロックだ。

皮膚の痛みは知覚神経を伝わり、大脳に届いて初めて「痛み」として認識される。だから電気信号が大脳に届かないようにすれば「痛み」は消える。

電気信号を大脳に届かなくする方法は二通りある。

①大脳活動を低下させる。

②大脳への信号を途中で遮断する。

おおざっぱに、①を「全身麻酔」、②を「局所麻酔」と呼ぶ。

あなたは
だんだん
痛くな〜〜い

…コレ
麻酔？

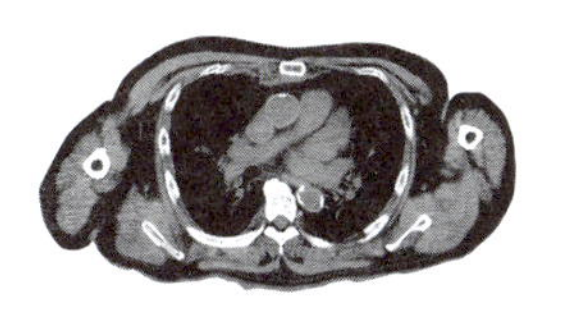

体幹　胸部と腹部を併せた部分

体幹の全体像を眺めてみよう。背骨が大黒柱として全体を支え、屋根のように肋骨で作られる胸郭が体幹上部を覆う。下部はお椀のような骨盤が土台になる。体幹に、首、両手、両足が接続する。体幹（胸部）中心に心臓があり、両手両足、首を経由し頭部に血液を送る。

体幹は胸部と腹部にわかれるが、境界線は、筋肉性膜である横隔膜だ。横隔膜の真ん中には、胸と腹の交通路の穴が開いている。そこで腹部と胸部の往来を可能にしている。食物の通り道である食道、血液の通り道である大動脈と大静脈、そして背骨とその中を通る神経、脊髄の3種類がある。

74ページでも説明したけど、カラダの区分けと日本地図を対応させてみると北海道と頭部が似ている。すると、体幹が本州に、上肢（手）が四国、下肢（足）が九州になる。

体幹は東日本が胸部、西日本が腹部になる。フォッサマグナが横隔膜だ。日本海側が背側、太平洋側が臍側になる。

■体幹＝胸部＋腹部 境界線は横隔膜（筋肉）
■本州＝東日本＋西日本 境界線はフォッサマグナ

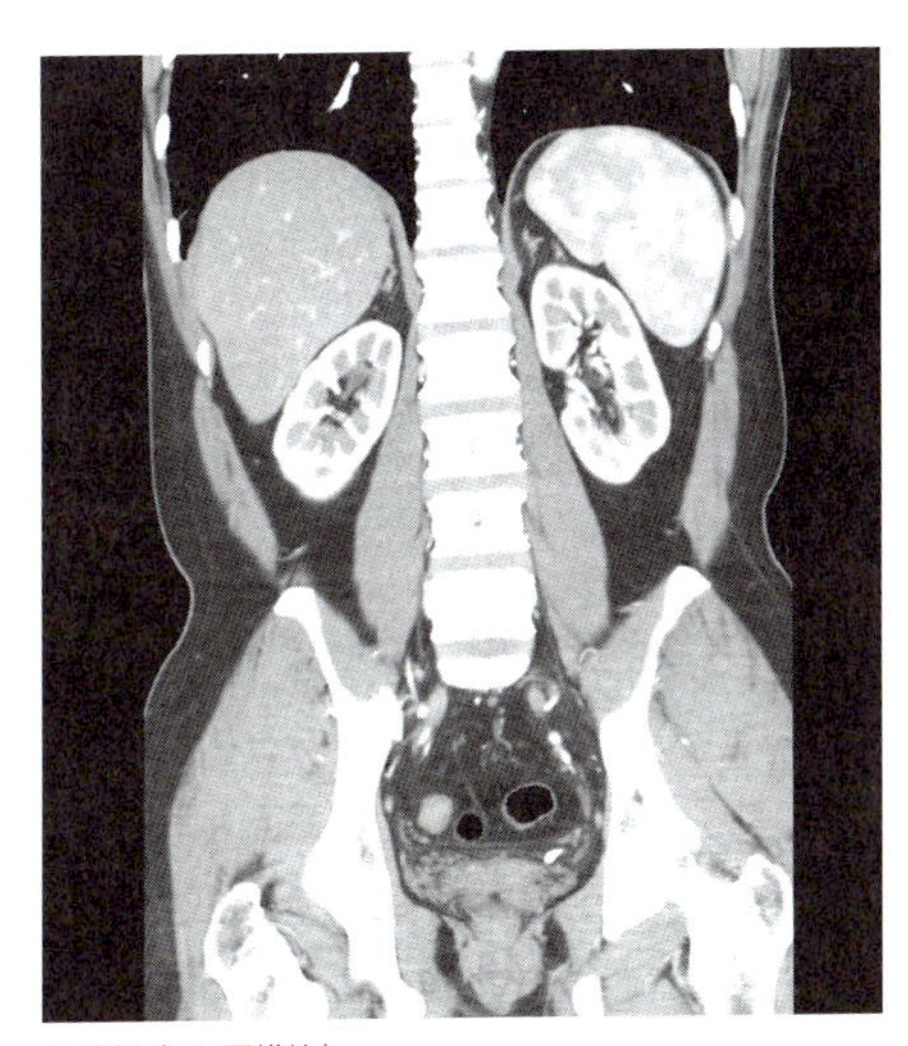
体幹部（CT再構築）

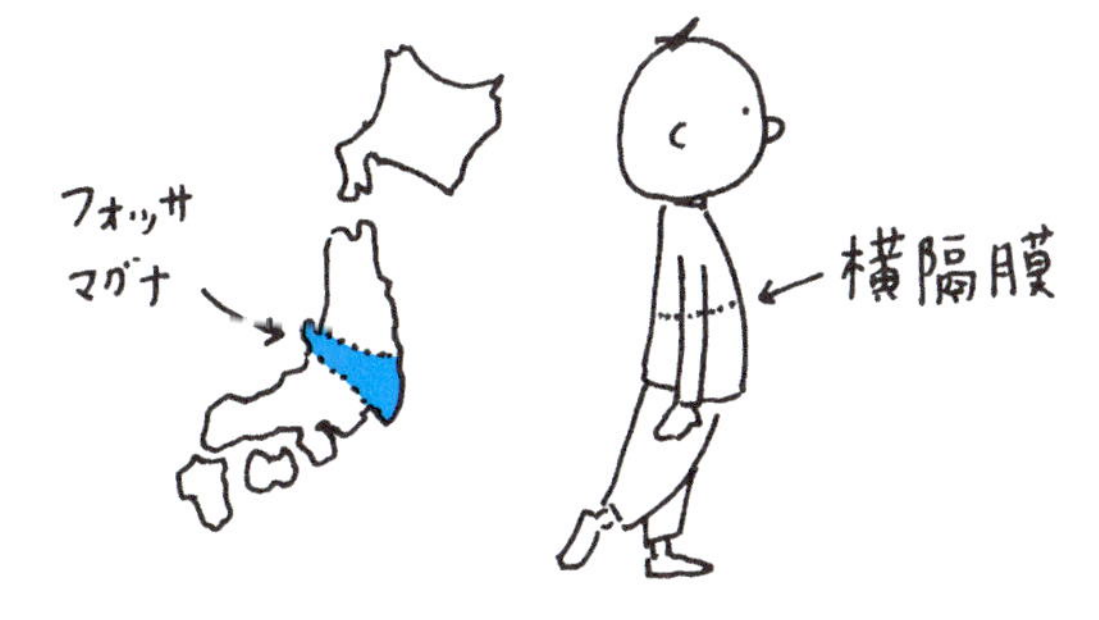

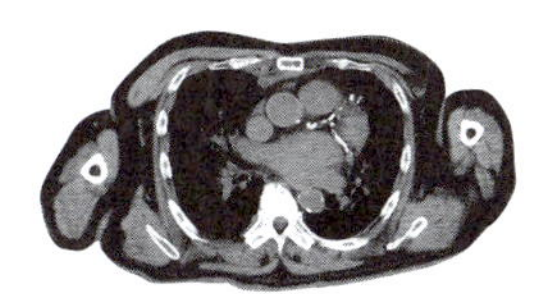

横隔膜

胸部と腹部の境界線を成す、筋肉性の膜。
この上下動によって、腹式呼吸が行なわれる。
この筋肉は、無意識に動くが、意識して動かすことも可能だ。
たまにリズムから外れて勝手に動くことがあって、それを「しゃっくり」と呼ぶ。

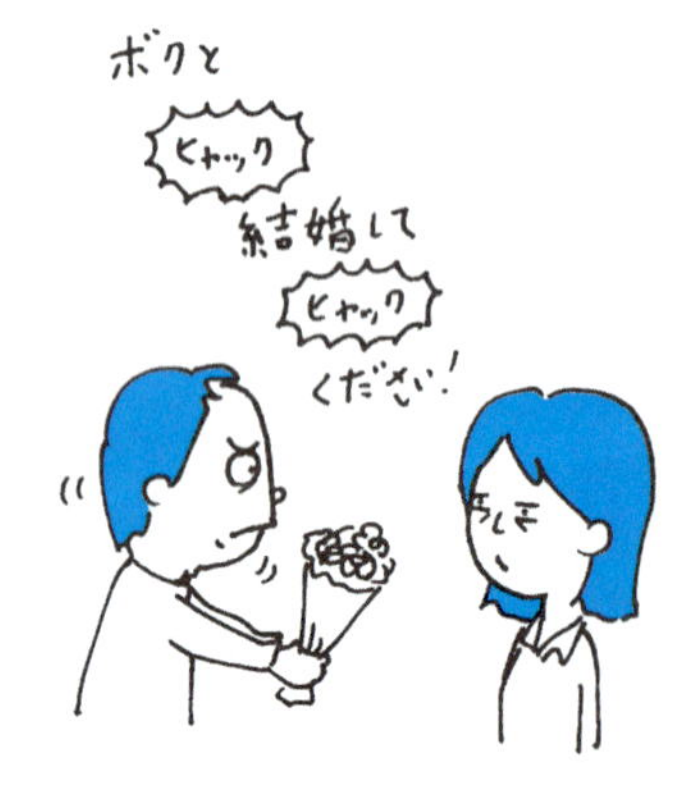

胸部

胸部には、三種類の機能臓器が集まる。このうち、◯をつけたふたつの臓器は各機能の中心的役割を果たす臓器だ。

循環器系 ◯心臓 大動脈 大静脈
呼吸器系 ◯肺 気管
消化器系 食道

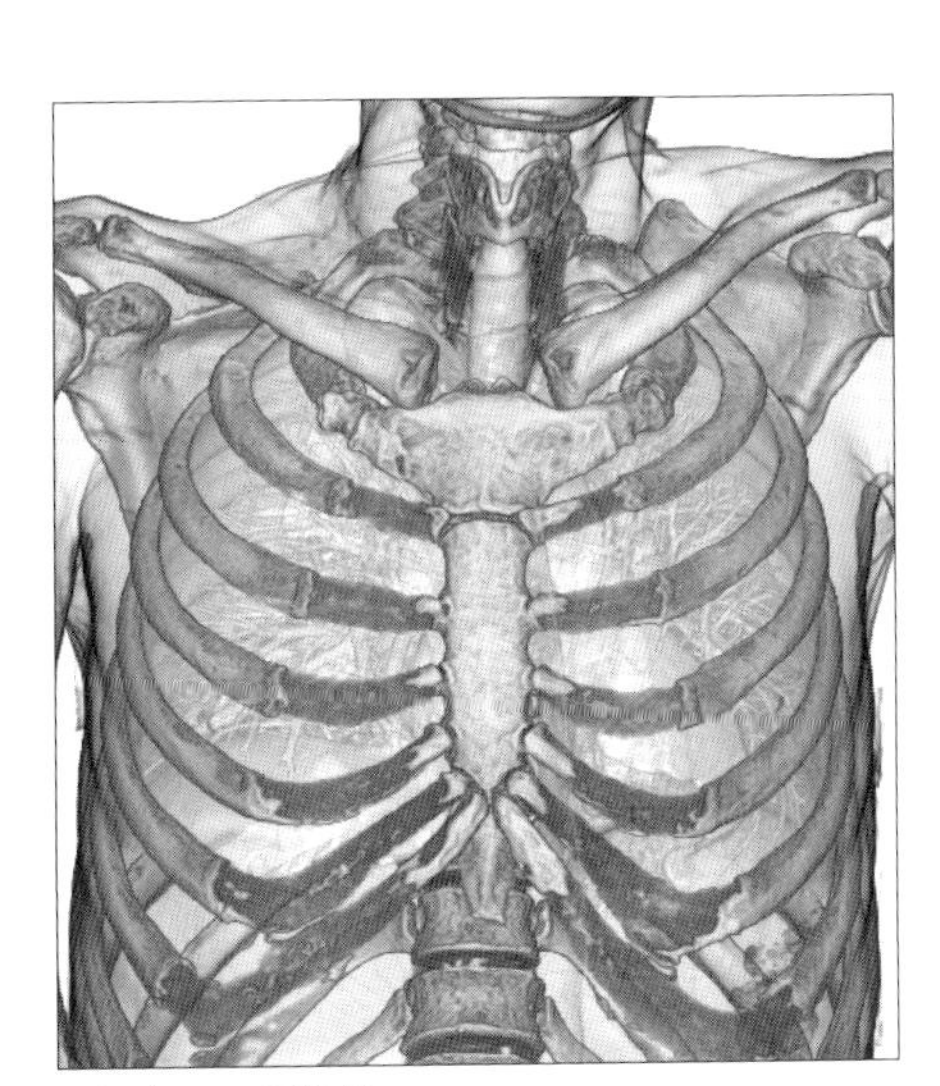

胸部（CT 3D 再構成）

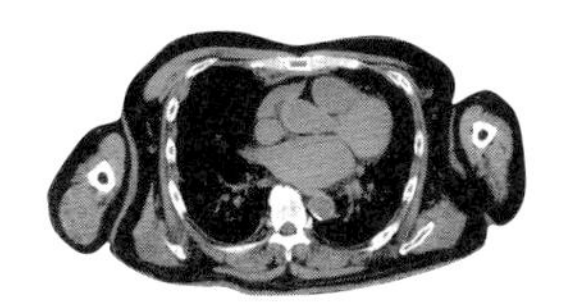

心臓　重さ300グラム

循環器系

心臓は血液を全身に送る2本立ての筋肉ポンプで、ふたつ並んだポンプのうち、
○右側は、肺に血液を送る小ポンプ。一周に約5秒かかる。
○左側は、全身に血液を送る大ポンプ。一周に約20秒かかる。
右心も左心も拍動数は同じだから、左心は右心の4倍量送り出している勘定になる。

だから心臓は左側の方が少し大きい。昔の人が心臓が左側にあると思った理由だ。だけど実際は心臓は胸の真ん中、喉の下から鳩尾(みぞおち)まで覆う胸骨の下にある。握り拳(こぶし)の大きさの臓器だ。

心臓は1年で3千万回、70歳までに20億回以上拍動する。

そして1分間に5リットルの血液をカラダ全体に送り出し続ける。

ボクのせいじゃ
ないよ。

ぜんぜん
ハート型じゃ
ないよね。

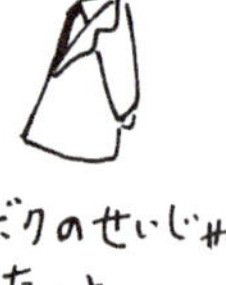

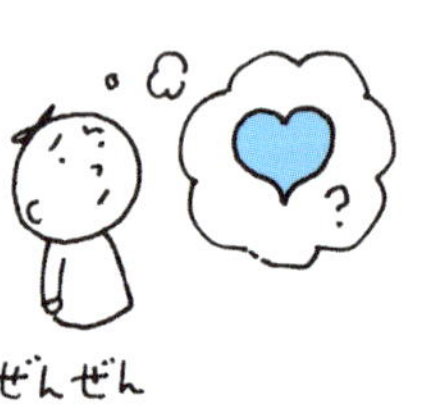

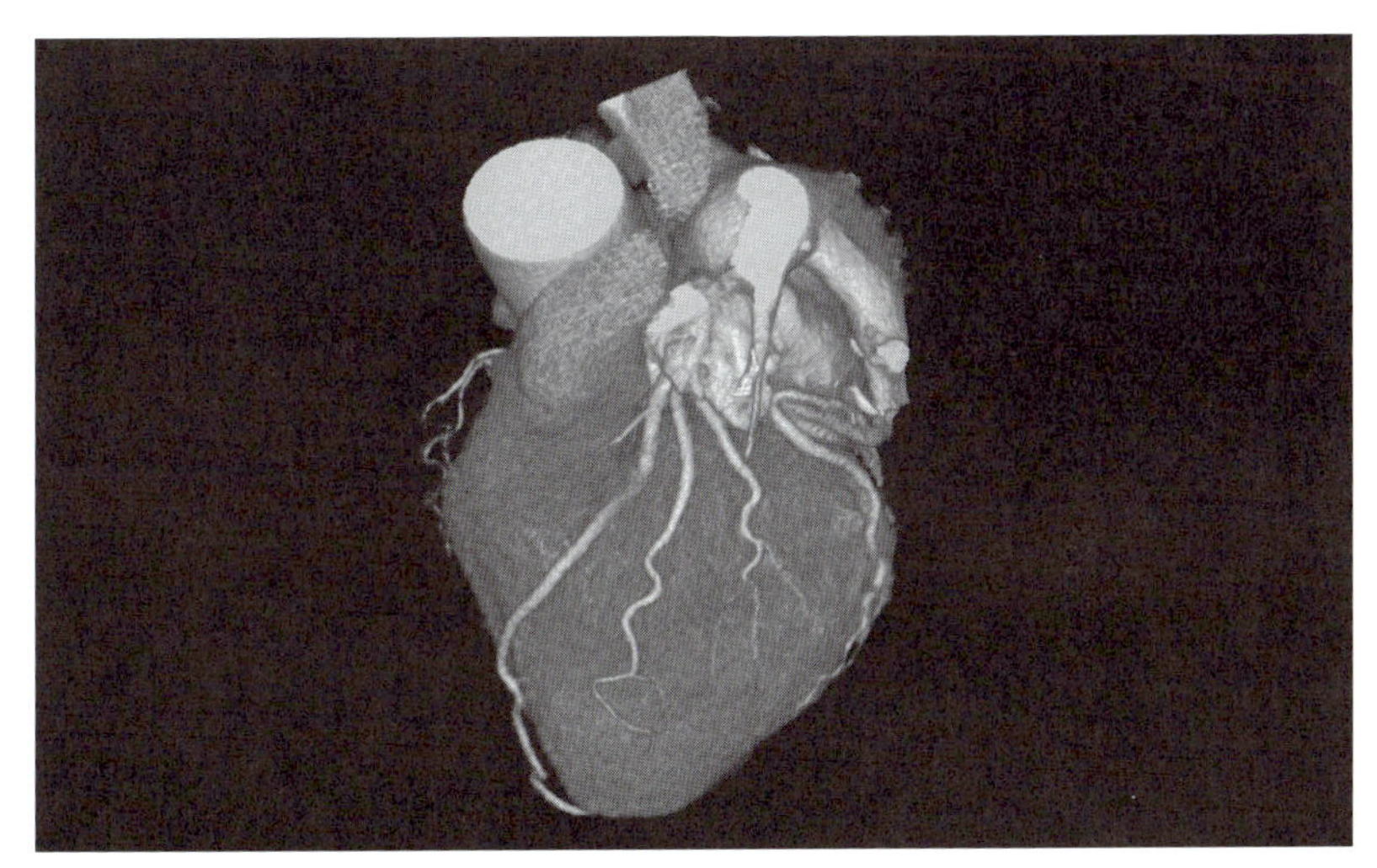

心臓（CT 3D 再構成）

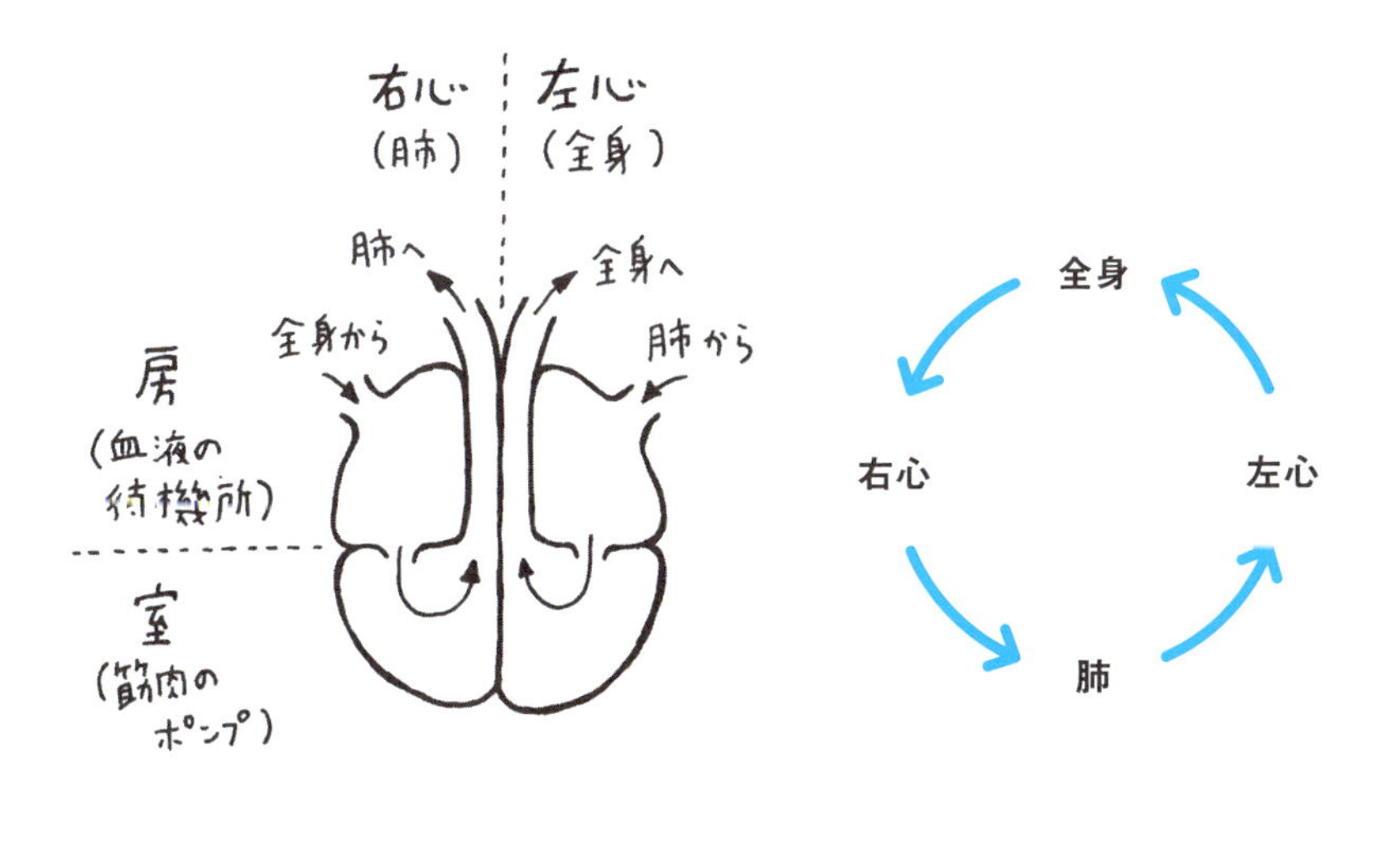

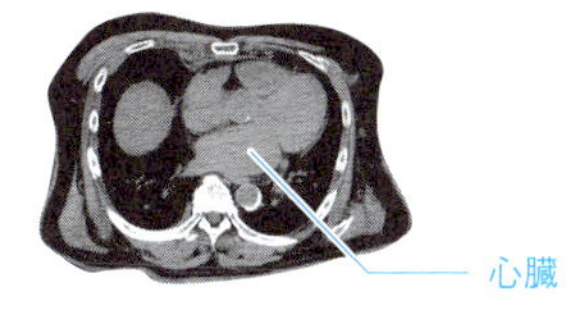

心電図

心臓は寝ている間も動き続ける。その動きを「拍動（はくどう）」という。拍動は心臓の筋肉収縮の結果だが、この動きは電気信号により伝わる。電気を通しやすい特殊な心筋が道を作っていて、この流れを司る細胞を「刺激伝導系」と呼ぶ。

心臓内の電気信号は、右心室の洞房結節（どうぼうけっせつ）で始まり、左右の心房を収縮させる。続いて信号は房室結節（ぼうしつ）に集まり、心室内のヒス束（そく）を伝わり心室筋を収縮させる。

心臓の動きを電気的に見ることもできる。それが心電図だ。

心電図はＰ、Ｑ、Ｒ、Ｓ、Ｔという波から構築されている。

Ｐ波　電気信号の心房内伝達で心房が収縮する。

ＱＲＳ波　電気信号の心室内伝達で心室が収縮する。

Ｔ波　心室の収縮が終了したサイン。

心房も心室も収縮電気活動の後に、拡張電気活動が起こる。心室の電気信号の方が心房のそれより大きいのは、心室の動きはポンプの動きで大きく、心房は待合室としての伸び縮みなので、比べると小さいためだ。

心室の収縮電気信号がＱＲＳ波で、拡張電気信号はＴ波だ。

一方、心房の収縮電気信号はP波だけど、拡張電気信号は見当たらない。
どうしてだろう。
答え。心室の収縮波、ＱＲＳ波と重なり、見えなくなってしまっているから。

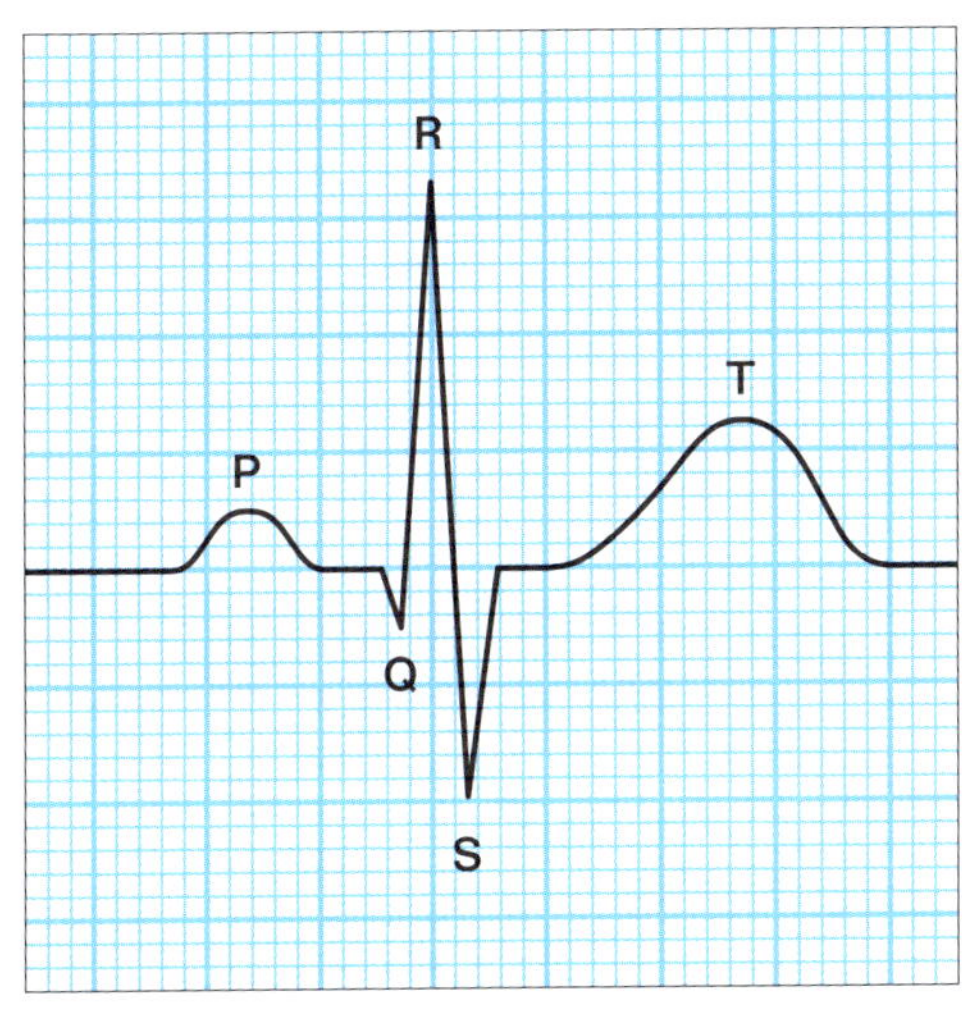

心電図

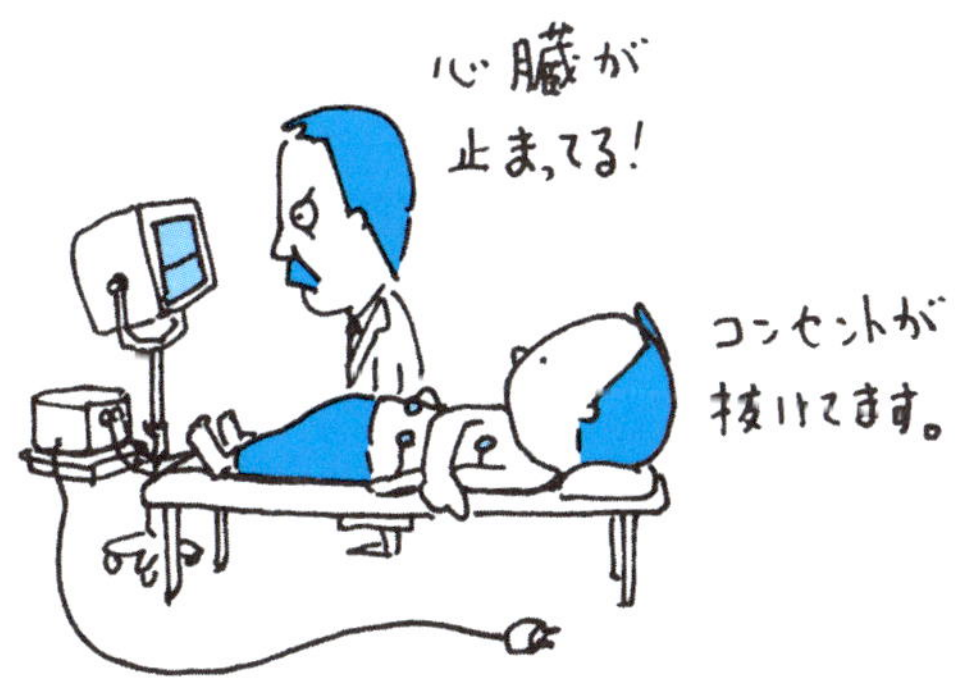

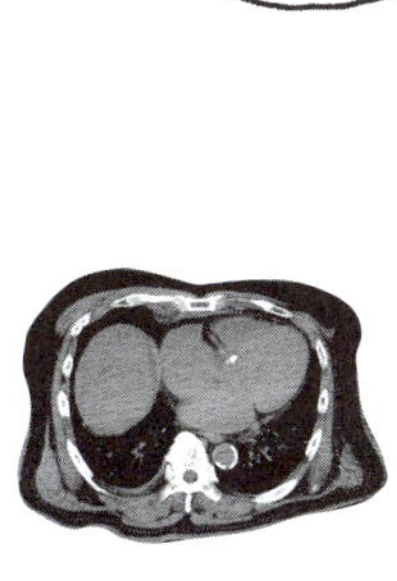

心臓の発生

胎児（母親のお腹にいる赤ちゃん）の頃は、心臓の壁に穴があいている。

なぜだかわかる？　胎児は羊水という、水の中にいる。つまり胎児は肺呼吸をしていない。だから胎児の肺は縮んでいて使われていない。このため、胎児は心臓の右ポンプを使わない。そこで右ポンプと左ポンプの間壁である、心房中隔に穴をあけ、左ポンプだけに血液がいくようにしている。この穴を卵円孔と呼ぶ。この穴は生まれ落ちるとすぐにふさがる。

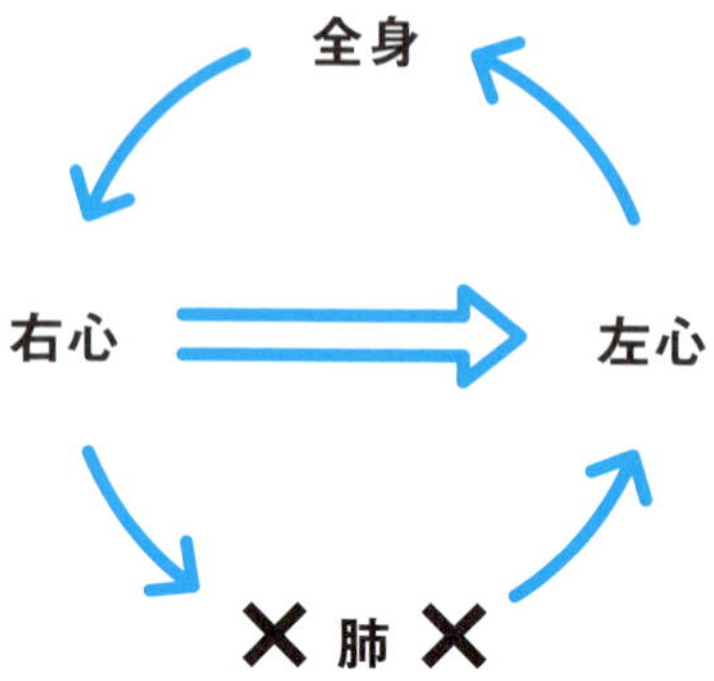

胎児の肺は働かない

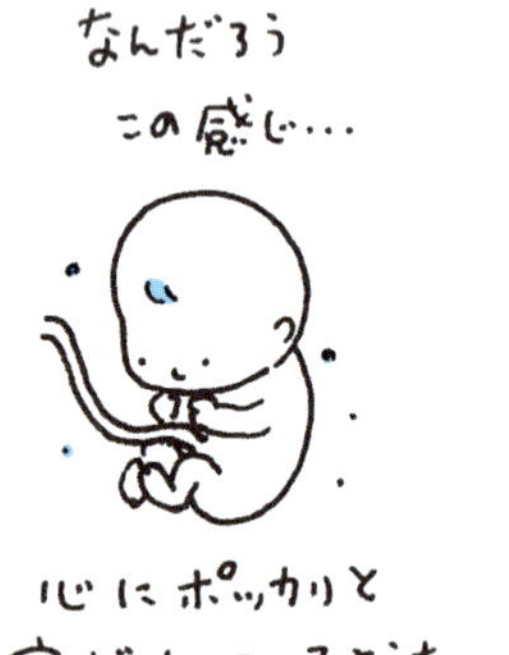

生物学的な心臓の進化

生物が高等になるほど、心臓は複雑になっていく。一心房一心室、二心房一心室、そして二心房二心室というふうに進化をしている。部屋を左右にわけると、酸素が多い血と少ない血が混じらないから、カラダに酸素を届けるためには効率がいいわけだ。

魚類（サカナ）１心房１心室

両生類、爬虫類（カエル、ヘビ）２心房１心室

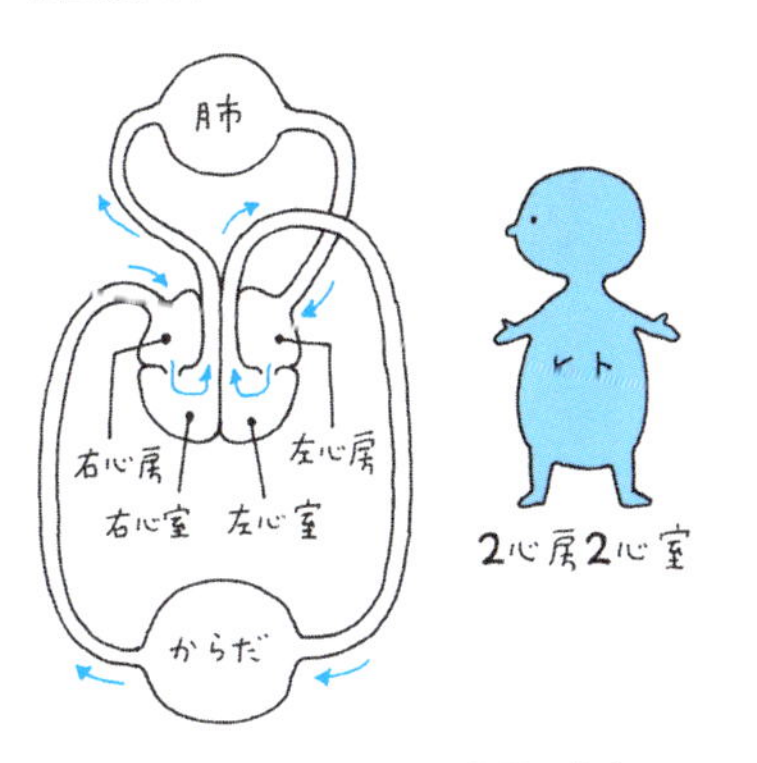

哺乳類（ヒト）２心房２心室

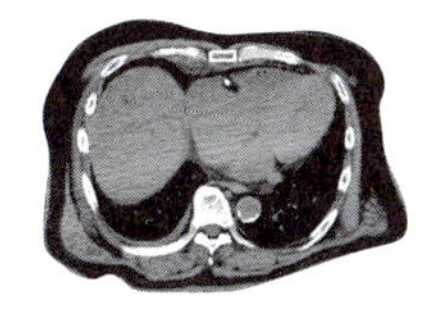

血管

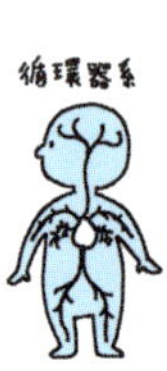

血管は血液の通り道だ。心臓からポンプで発射された血液は、血管を通って全身へ送られる。

血液は、全身へ栄養と酸素を運ぶ。そして全身から、老廃物と二酸化炭素を片づける。

栄養は、小腸で吸収され、門脈という血管から肝臓へ行き、そこから栄養素として全身に送られる。老廃物は、濾過装置である腎臓で濾し取られる。

酸素と二酸化炭素は肺で受け渡しされる。肺胞で血液中の赤血球が二酸化炭素を吐き出し、酸素を受け取る。

心臓から出ていく血管を動脈、心臓へ注ぐ血管を静脈と呼ぶ。臓器や組織の中では毛細血管になる。毛細血管では、組織と血管の間で物質の交換が行なわれる。主な交換は次の二通りだ。

①酸素を渡し二酸化炭素を受け取る。

②栄養を渡し、老廃物を受け取る。

ちなみにカラダの血管の長さを合わせると、6000キロに達するらしい。ヒトの血管が7人分あれば、赤道を1周できることになる。

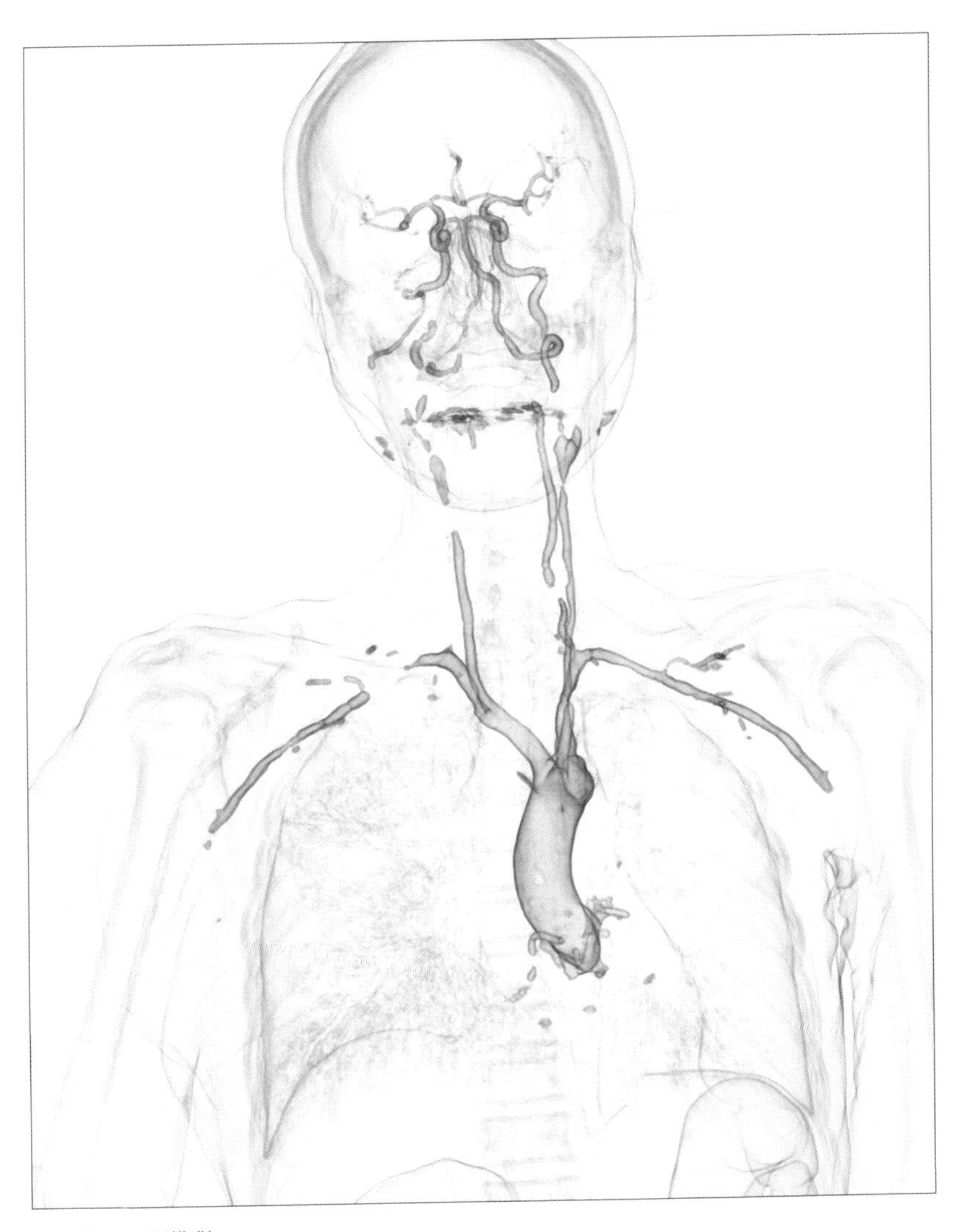

血管（CT 3D 再構成）

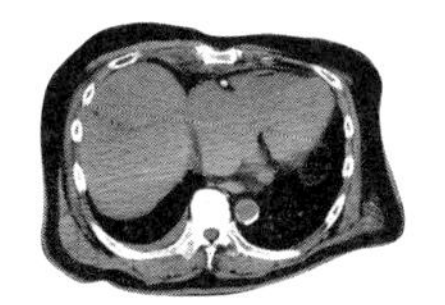

肺　重さ500グラム（片方）

肺は、酸素を補給し二酸化炭素を排出する臓器で、酸素交換のための空気袋。中に行くほど、枝分かれして小さな袋になる。最小単位を肺胞と呼ぶ。肺胞に毛細血管がからみつき、空気と血液を接触させ、酸素と二酸化炭素を交換する。

肺に血液を送るシステムは別立てのポンプで行なう。

胎児の肺は潰れている。お母さんのお腹の中、羊水という水中で暮らしているからだ。それなら胎児は酸素補給をどうしているのだろう？

お母さんと胎児をつなぐ臍帯という管から運ばれ、お母さんからもらっている。だから肺呼吸ができなくても大丈夫。

生まれ落ちた時、胎児は初めて肺で呼吸する。

だから赤ちゃんはびっくりして、あんなに大声で泣くってわけ。

肺は左右にわかれるが、右側が少し大きい。左右の肺は、肺葉（はいよう）と呼ぶ中袋にわかれる。右側は上葉、中葉、下葉の3つ、左側は上葉、下葉の2つ。心臓は左側が大きいから、その分肺は左側が小さくなり、きっちり2つの臓器ははめこまれている。

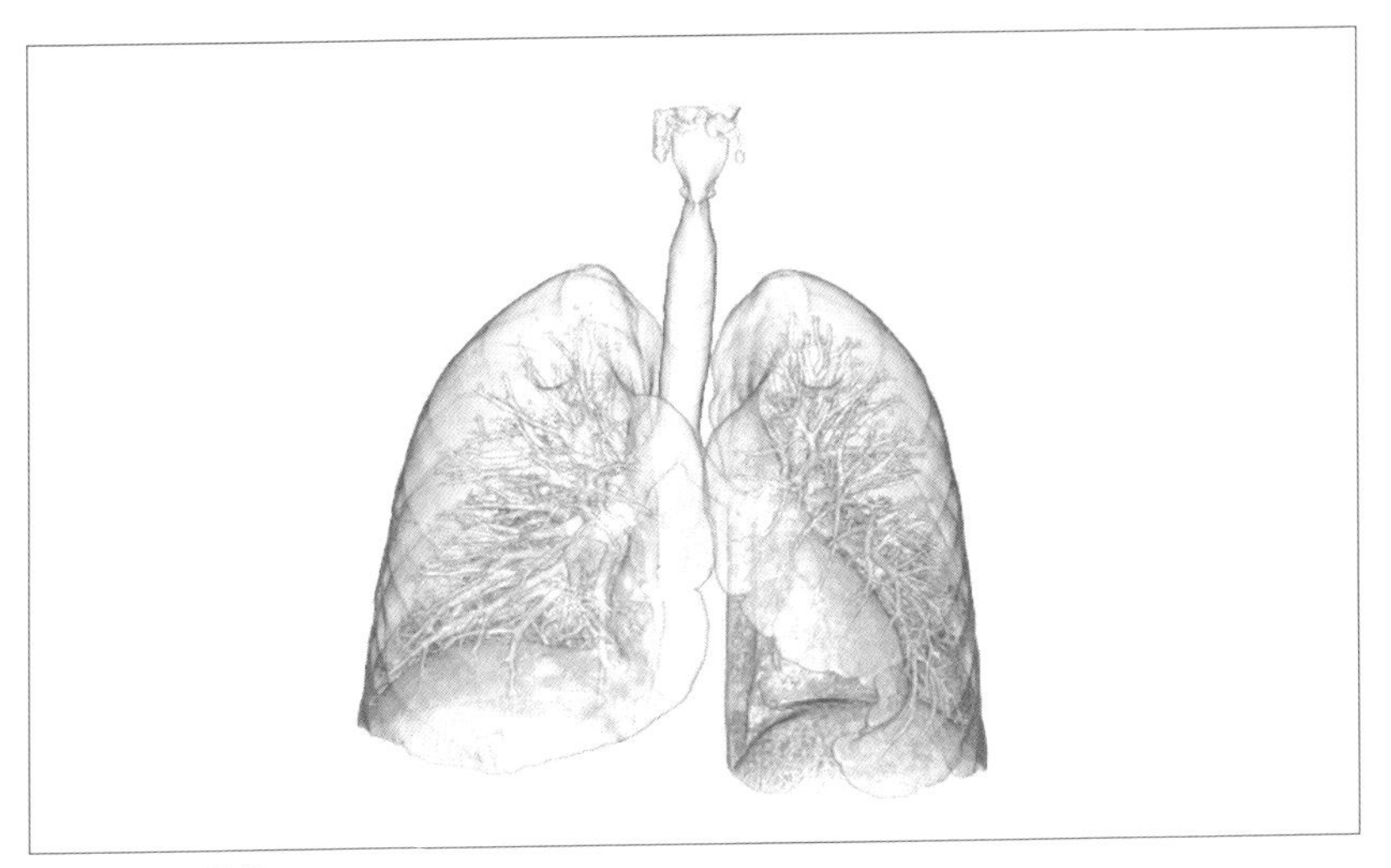

肺（CT 3D 再構成）

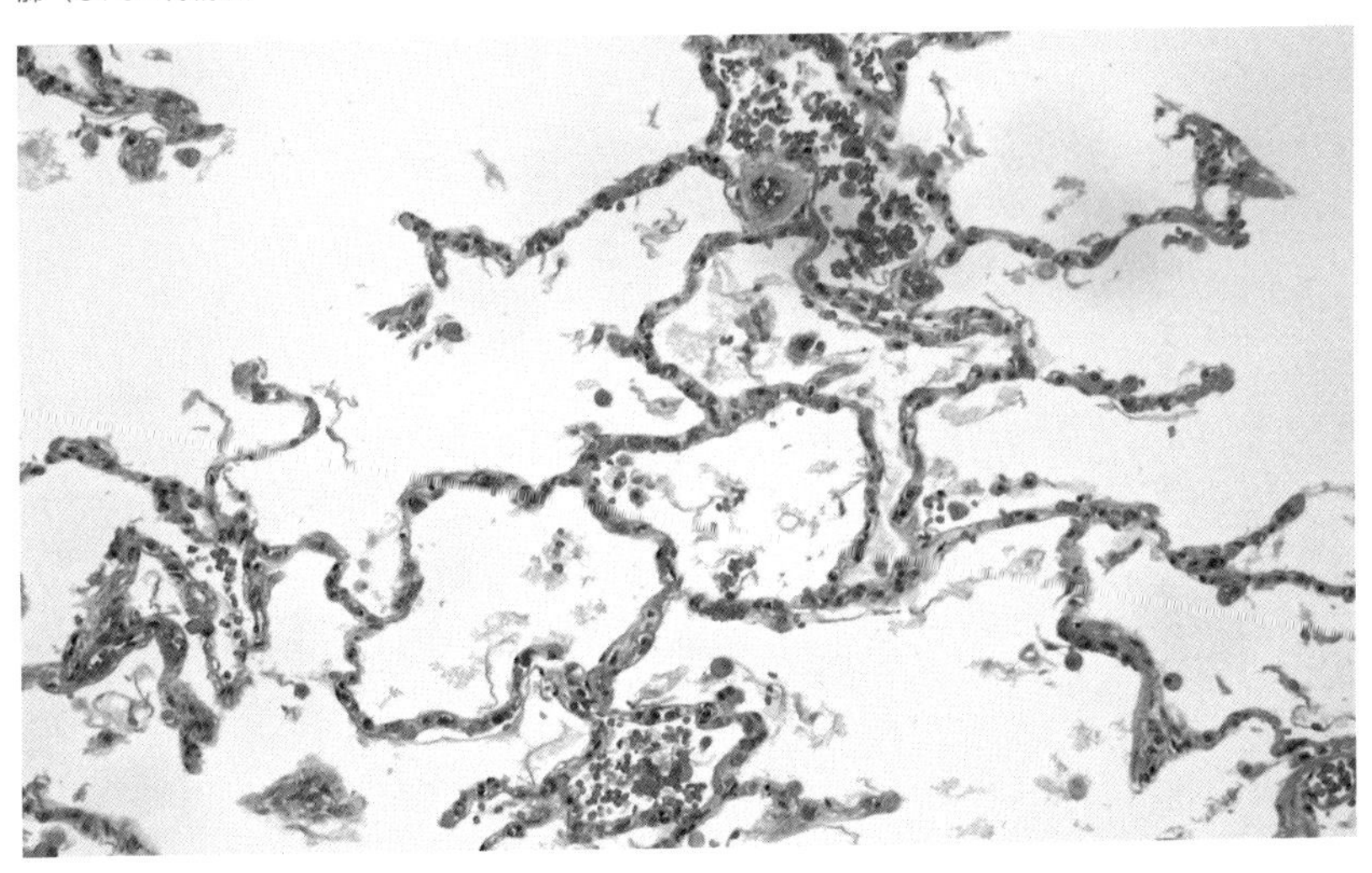

肺（ミクロ像）

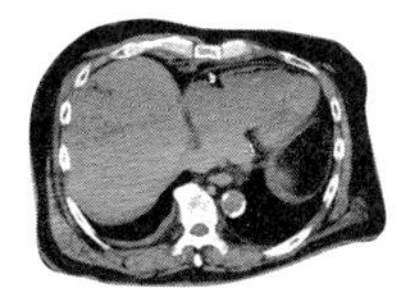

肺は15回枝分かれし、表面積を増やす。表面積は50平方メートルくらい。一辺が7メートルの正方形とほぼ同じ広さだ。

肺自身は自分で伸び縮みできない

肺では空気の出し入れが行なわれるが、肺自身は筋肉みたいに伸びたり縮んだりはしない。横着者の肺は自分では動かない。その証拠に肺には筋肉がない。

カラダが動く時、必ず筋肉が縮むというルールを覚えているかな?

筋肉がないんだから、肺は自分では動けないわけだ。

質問　じゃあ、どうして肺は動かないのに、空気の出し入れを行なうことができるの?

答え　周りに伸び縮みさせてもらっている。

——何て横着なヤツ。

肺を伸び縮みさせる係の筋肉は2系統ある。

①腹式呼吸　横隔膜を上下に動かし、肺を伸び縮みさせる。

②胸式呼吸　肋骨筋が伸縮すると胸郭(きょうかく)が前後に動き、肺の体積を増減させる。

この前後・上下のふたつの動きが組み合わさり、肺は伸縮しているわけだ。

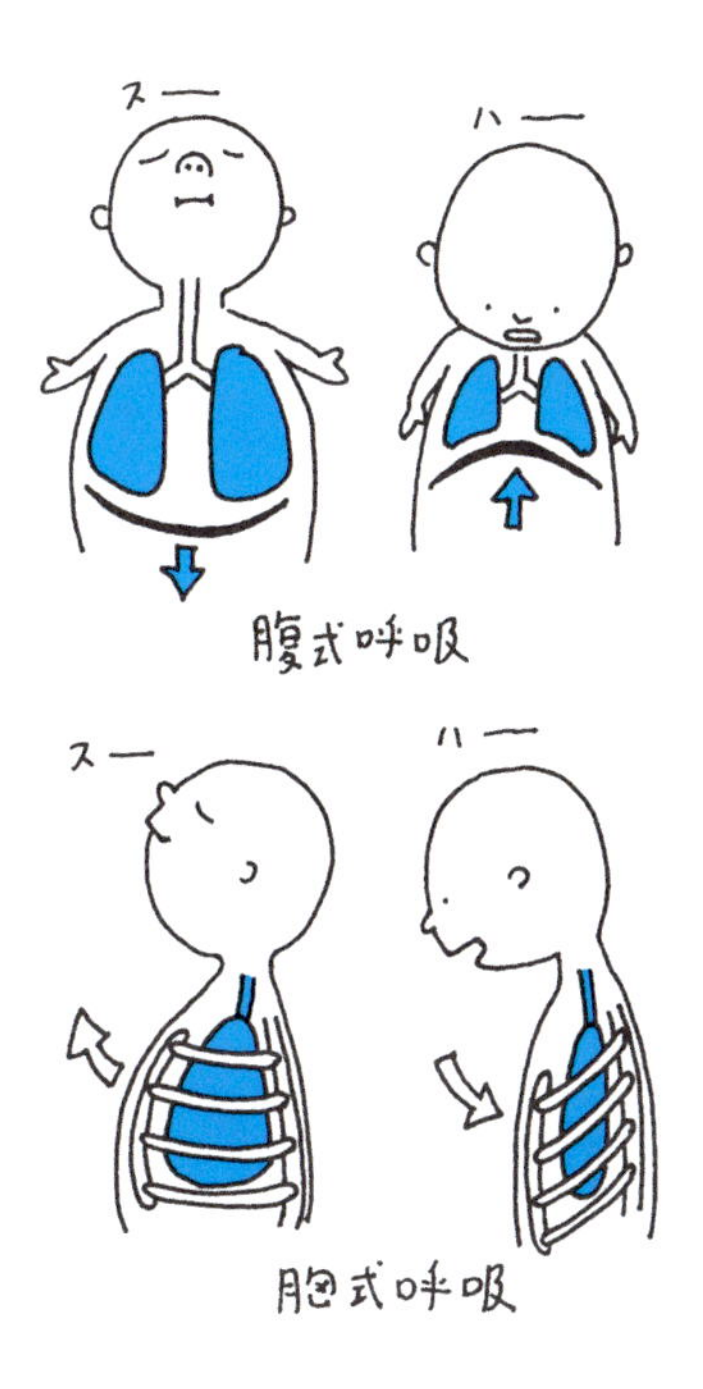

肝臓

食道　長さ30センチ

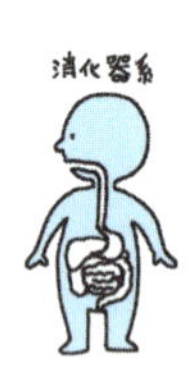

食道は胸部にある食物の通り道だ。それだけの臓器なので、ちょっとさみしい。
食道は消化管としては仲間外れ。消化管の表面はたいてい粘膜で、ミクロ拡大すると腺組織の仲間だ。腺組織は粘液を作る細胞で、輪になって真ん中に粘液を吐き出す。だけど食道は変わり者で、粘膜ではなく、皮膚と同じ扁平上皮で覆われている。

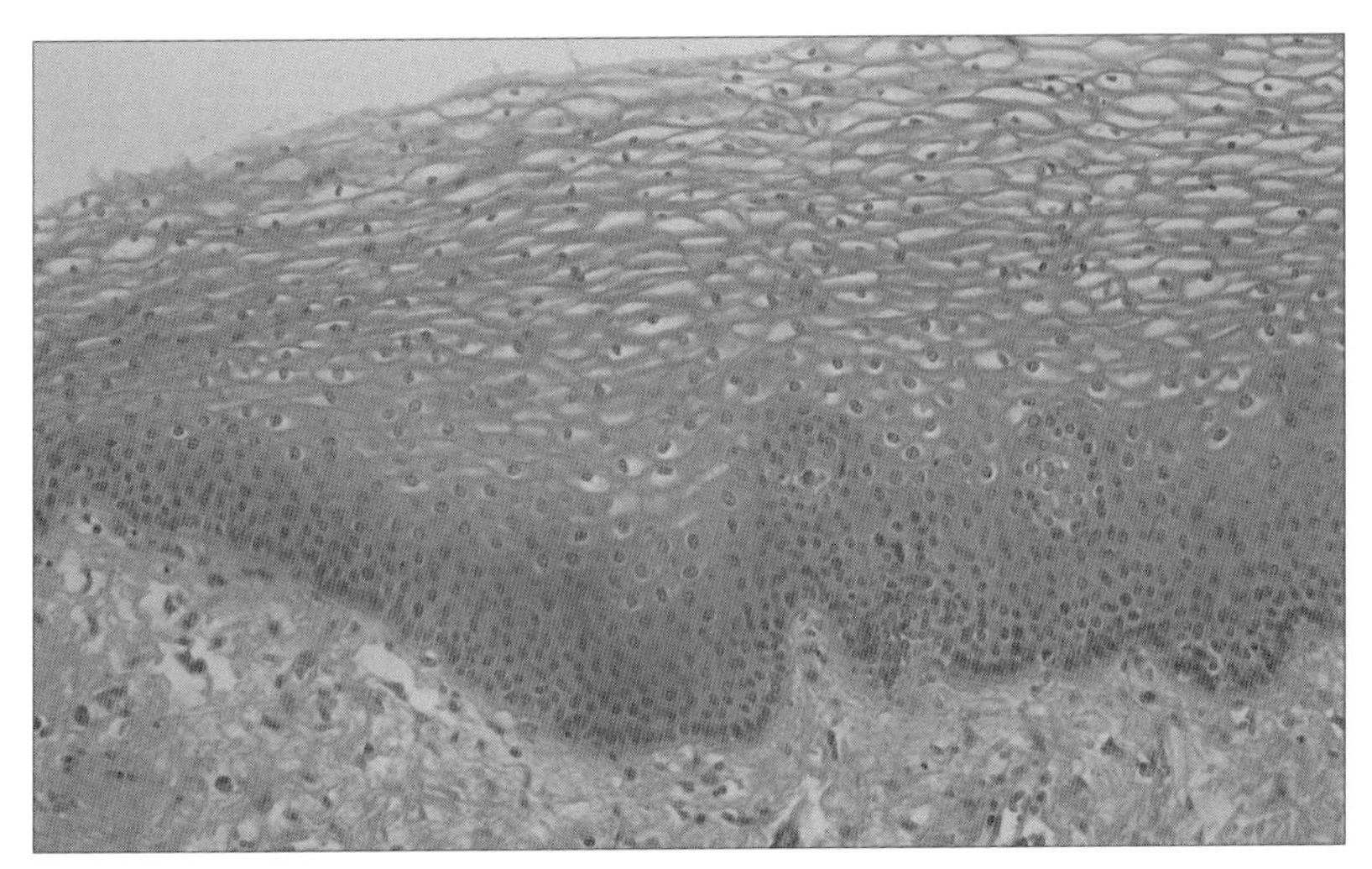

食道：扁平上皮（ミクロ像）

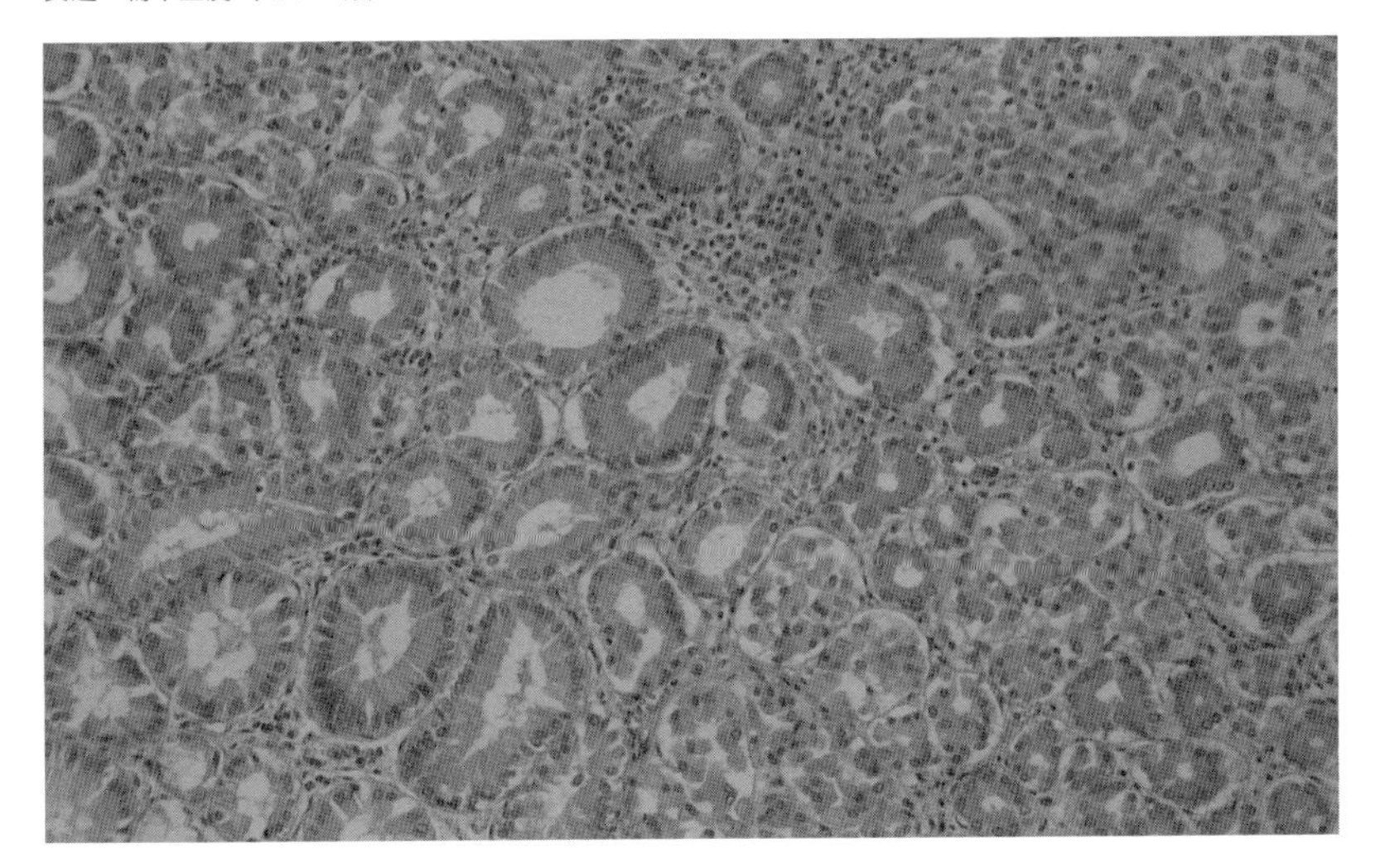

胃：腺上皮（ミクロ像）

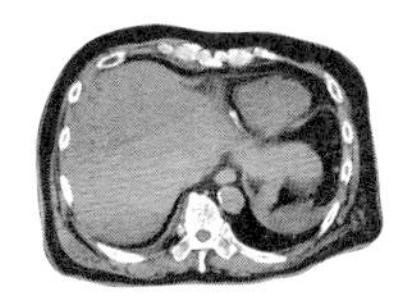

ヒトのカラダの調べかた

ここで、現在の医学が持っている、ヒトのカラダを調べる方法を簡単に書いておこう。カラダを調べる方法は、大きく二通りにわけられる。それぞれの検査には長所と短所があるので、うまく組み合わせて使うことになる。

1 非侵襲性検査（カラダを壊さずに調べる＝画像診断）
□CT（computed tomography）―――X線でカラダを輪切りにする。
□MRI（magnetic resonance imaging）―磁力でカラダを輪切りにする。
□超音波検査（エコー）―――超音波でカラダを輪切りにする。

2 侵襲性検査（カラダの一部、あるいは全体を壊して調べる）
□解剖、内視鏡生検、など

腹部

腹部の大部分を占めるのは消化器の仲間だ。口—食道—胃—十二指腸—小腸—大腸—肛門というひとつながり。それ以外に泌尿器の仲間が少し。

消化器には、管と塊（実質臓器）がある。管は専門用語で「消化管」という。

実質臓器には、肝臓と膵臓がある。

泌尿器系には、腎臓、膀胱がある。生殖器系は女性と男性で異なっていて、男性は腹部には前立腺のみ、女性は卵巣と子宮がある。

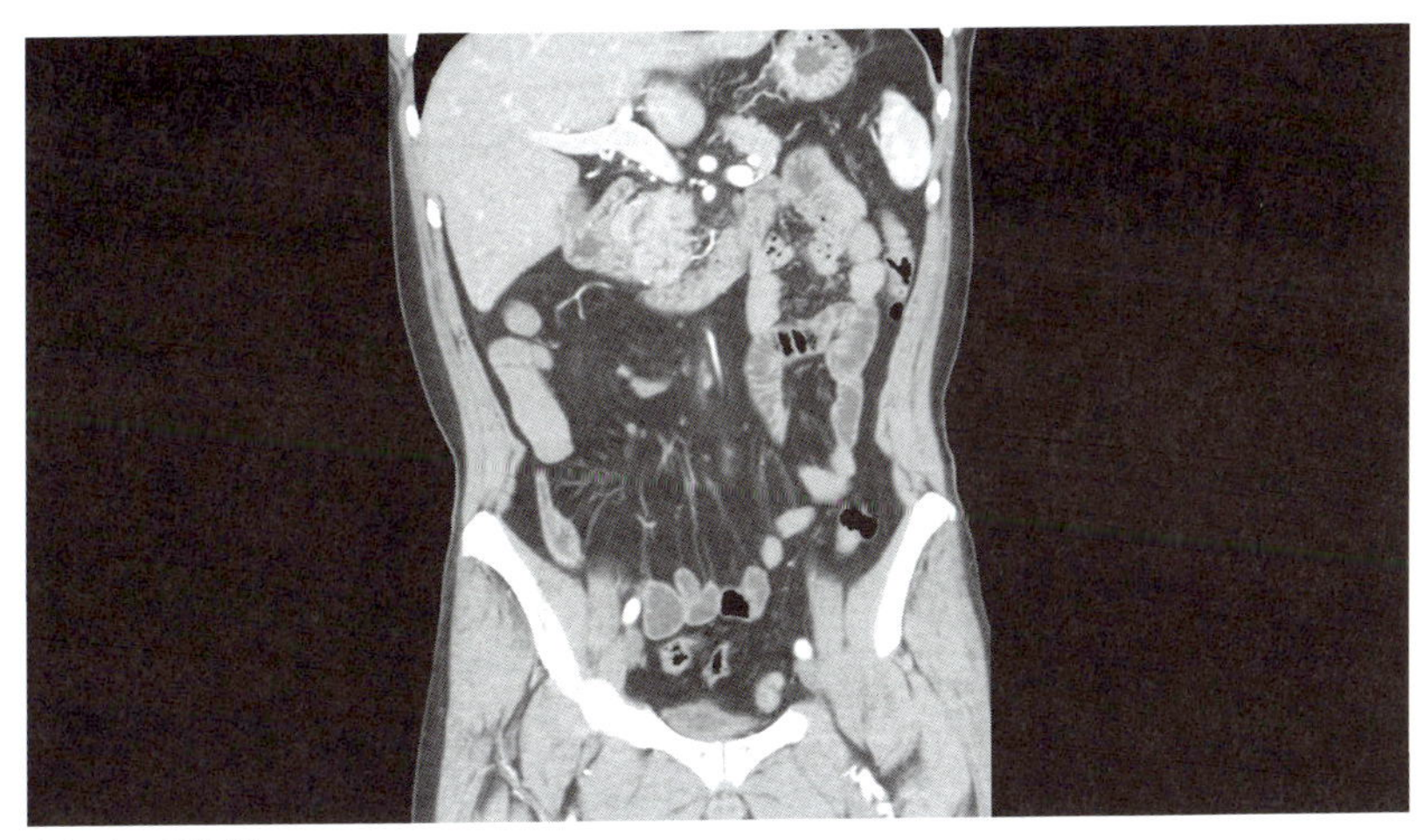

腹部（CT 再構成）

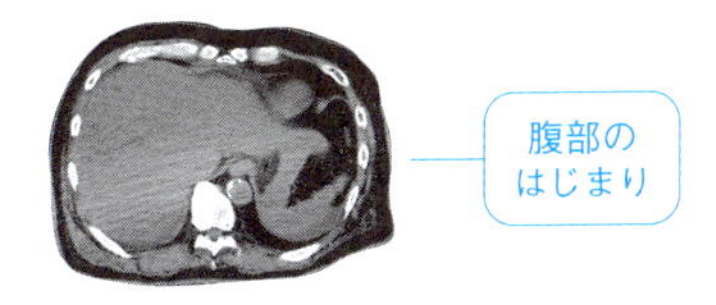

腹部の
はじまり

胃　長さ20センチ

消化器系

胃は、食物が最初に集う大ホールだ。胃の形は、顔と同じくらい人により違う。
食物の滞在時間は約2時間。ここでタンパク質が胃酸とペプシンで消化される。
胃の容量はだいたい1リットルで、いろいろな形がある。

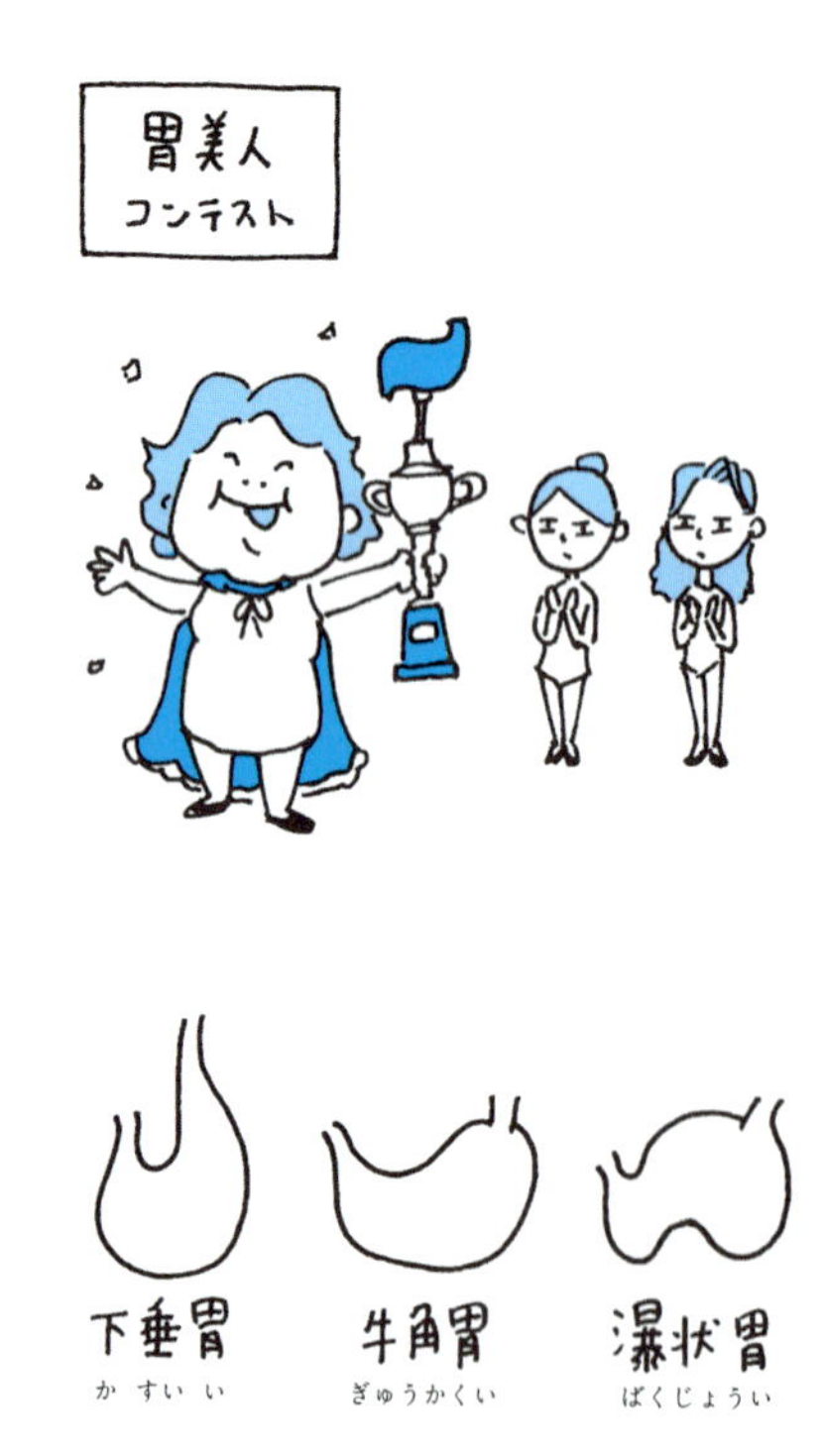

十二指腸　長さ30センチ

消化器系

十二指腸は消化液が何でも揃う、いわば万能料理店のようなものだ。小腸の始まり部分で、膵臓の頭部にコの字にはまりこんでいる。ここに胆管が口を開ける。胆管から消化液が注がれる。胆汁（肝臓産生）と膵液（膵臓産生）だ。

十二指腸に流れ込む液体は万能消化液で、ここですべての栄養素が分解される。胃酸があるとペプシンが活性化し消化管壁を消化してしまうのを防ぐため、十二指腸で酸を中和する。だから十二指腸液はアルカリ性というわけ。

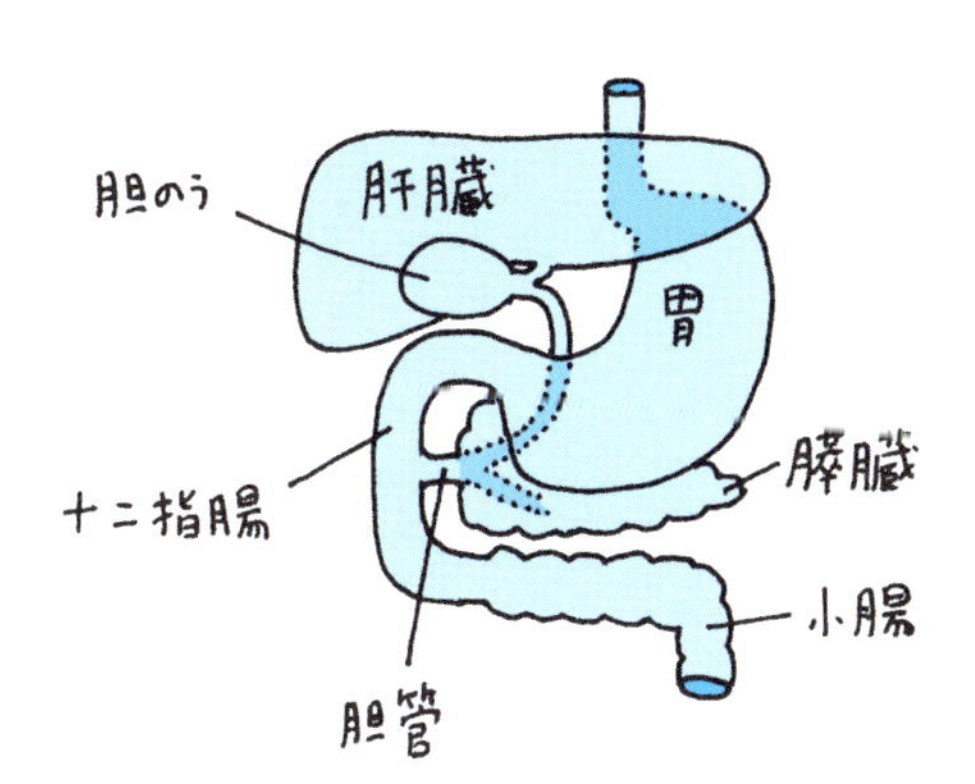

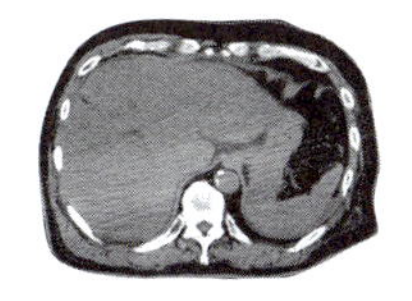

小腸　長さ3メートル

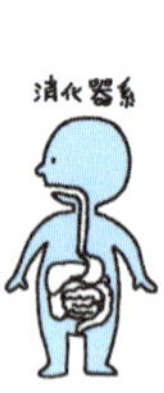

小腸の業務は、栄養素の吸収係だ。細く長い管で、腹部の真ん中で不規則にジグザグに折り畳まれている。小腸には腸内細菌はいない。小腸粘膜は毎日一回死んで、全部張り替えられる。死んだ粘膜細胞は大便の一部として捨てられる。

小腸粘膜は2000億の細胞からできている。小腸粘膜の広さは200平方メートルほど。

一辺あたり14メートルの正方形と同じ面積だ。

小腸の前半を空腸、後半を回腸という。空腸は食べ物が通過するのが早く、解剖するといつも空っぽだったので空腸と呼ばれるようになったのだという。

ワタシは毎日
生まれかわるの!
毎日が新しい自分!

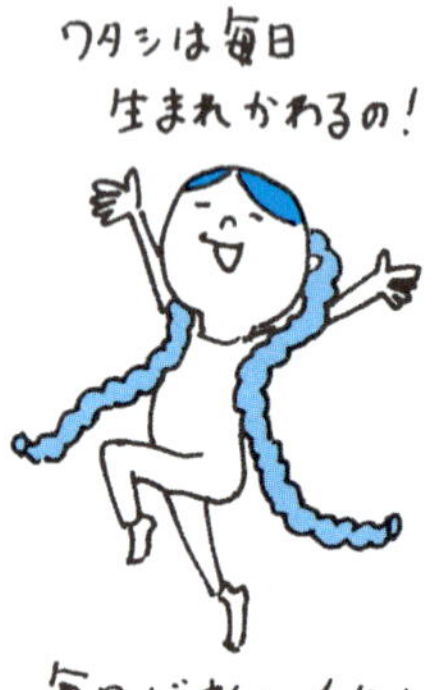

大腸　長さ1・5メートル

消化器系

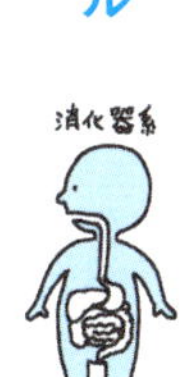

水分の吸収係である大腸は、腹部臓器の外枠をぐるりと取り囲むように太い管が、ハテナマークの形に配置される。

順番は盲腸―上行結腸―横行結腸―下行結腸―S状結腸―直腸となる。

主な仕事は水分吸収。大腸の調子が悪いと水分が吸収できずに下痢になる。

大腸には大腸菌の他、たくさんの腸内細菌がいて、消化の一部を助けている。

総数は数兆個、地球の人口並みにいるといわれている。

業務は、一日500ccの水分を吸収することだ。

この細菌を
探してるんだけど
サァ…
ここには
たくさん
いるからねぇ…

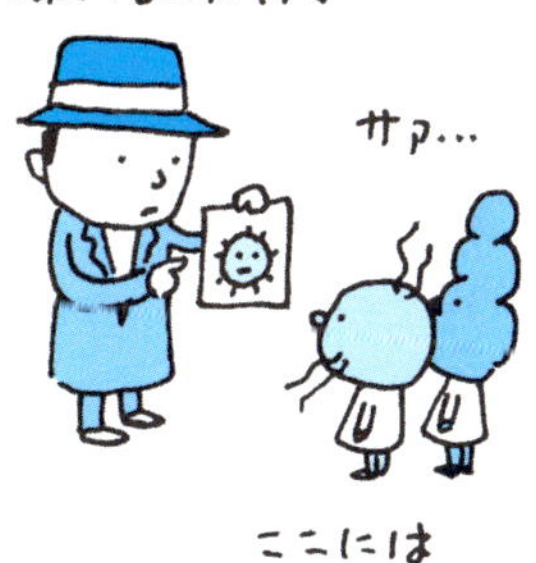

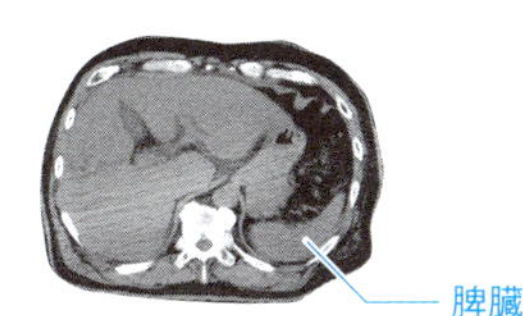

肝臓　重さ1200グラム

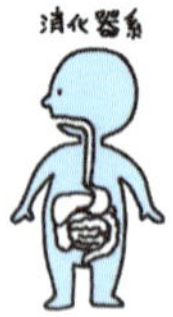

肝臓は巨大化学工場であり、胆汁産生工場である。肝臓ではいろいろな化学反応が行なわれている。肝臓の主機能は解毒作用と栄養供給、そして消化液産生だ。消化液（胆汁）の産生と、栄養素、グリコーゲンを貯蔵する。アミノ酸、脂肪、タンパク質、糖類を合成したり分解したりする。糖から脂肪を作ったり、逆の合成をしたりする。抗体も作る。

アンモニアやホルモンを破壊する。これは解毒作用と呼ばれる。

膵臓から出るホルモン、インスリンで、糖分を貯蔵用のグリコーゲンにする。インスリンと正反対のホルモン、グルカゴンで、貯蔵グリコーゲンを分解し、ブドウ糖として血中に放出する。他にはアミノ酸、タンパク質、脂肪の貯蔵も行なう。

肝臓の最小機能単位は肝小葉で、そのつなぎめには細胆管、門脈、肝動脈の三つ組が存在する「グリ

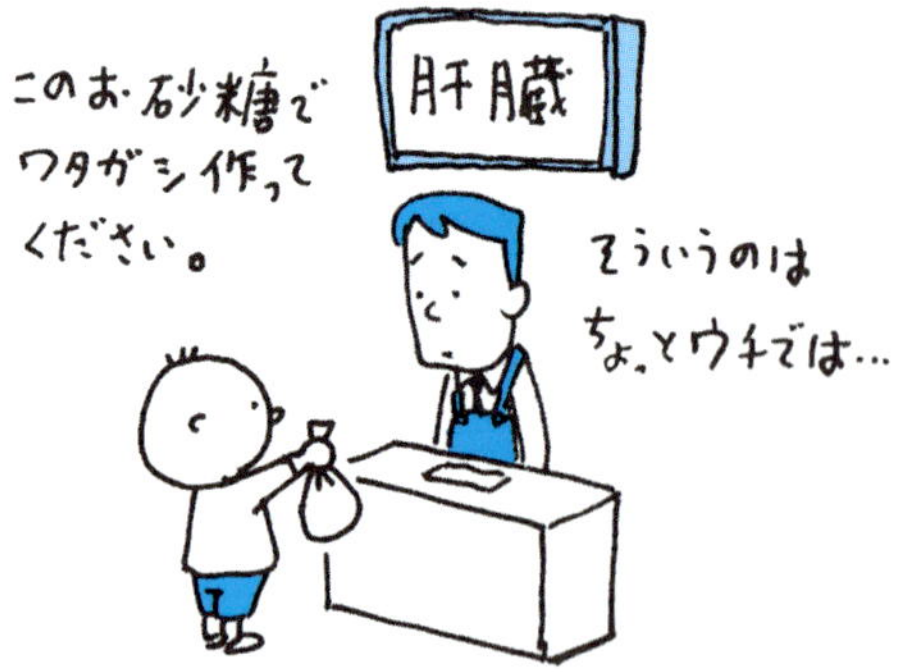

ソン鞘（しょう）」がある。小腸から来た栄養たっぷりの静脈血が肝臓に注ぐ。これを門脈と呼ぶ。門脈は肝臓を経て下大静脈（かだいじょうみゃく）に注ぎ込む静脈の一種だ。

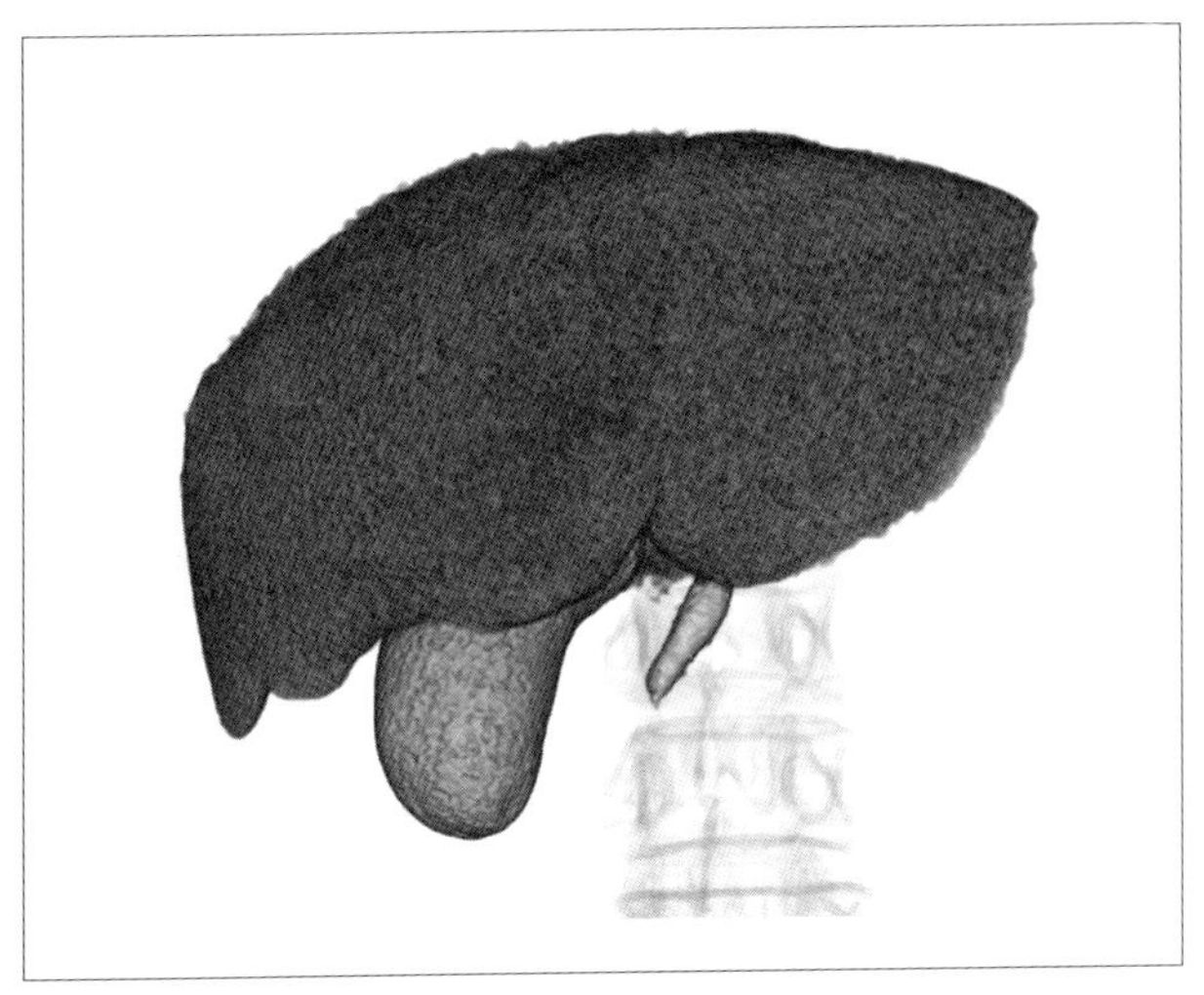
肝臓（CT 3D 再構成）

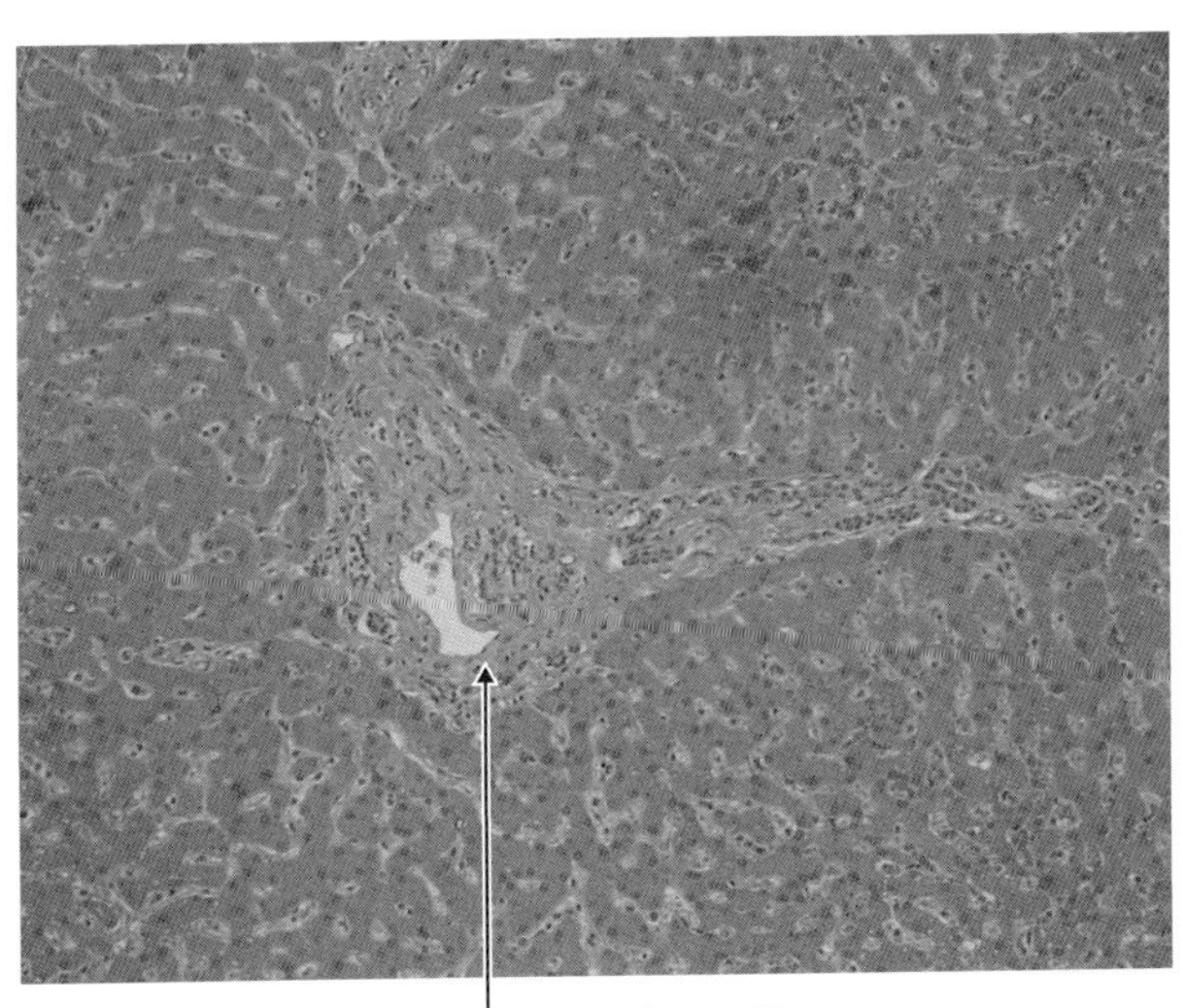
肝臓（ミクロ像）　グリソン鞘

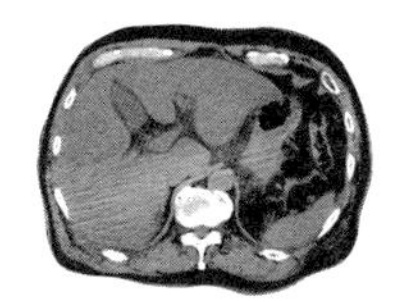

門脈ってなあに？

門脈とは、肝臓に栄養たっぷりの血液を運ぶ特殊静脈だ。他の臓器には存在しない。肝臓にはふたつの血管系が存在する。肝臓血流は毎分1リットル、うち20パーセントが肝動脈から、80パーセントが門脈からだ。

肝臓の血管系
○動脈系
大動脈↓肝動脈↓毛細血管（肝臓）↓肝静脈
○門脈系
大動脈↓腸間膜動脈↓毛細血管（小腸・栄養吸収）↓
門脈（小腸静脈）↓肝臓↓肝静脈

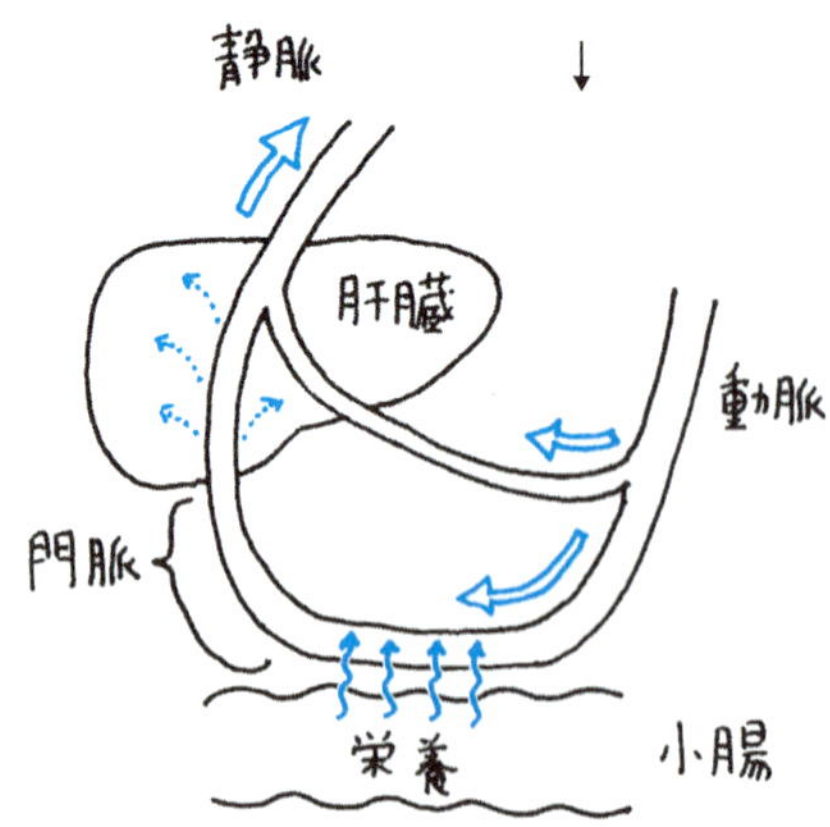

胆嚢

消化器系

胆嚢の役割は、胆汁の濃縮と貯蔵、これだけだ。さみしいのでトリビアを少々。

胆嚢には胆石という有名な病気があって、時代劇等ではよく、旅を行く若い女性が「持病の癪が……」と言ってしゃがみこんだりするけれど、それは胆石による胆嚢炎だといわれている。

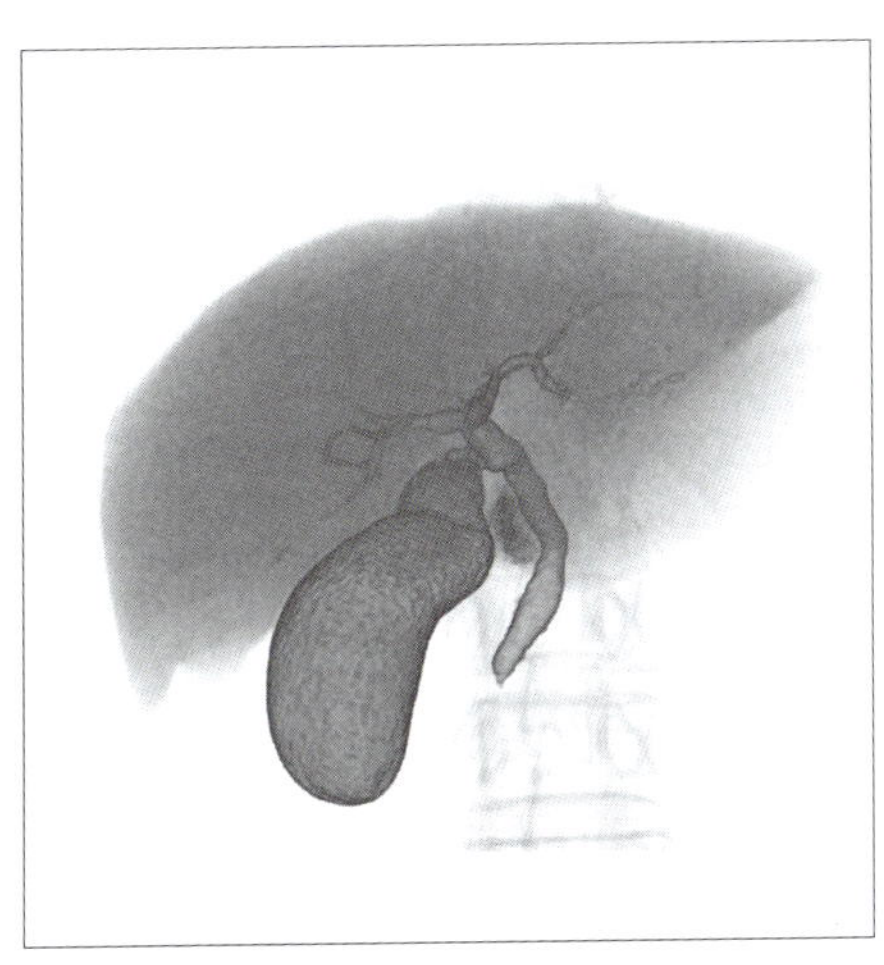

胆嚢（CT 3D 再構成）

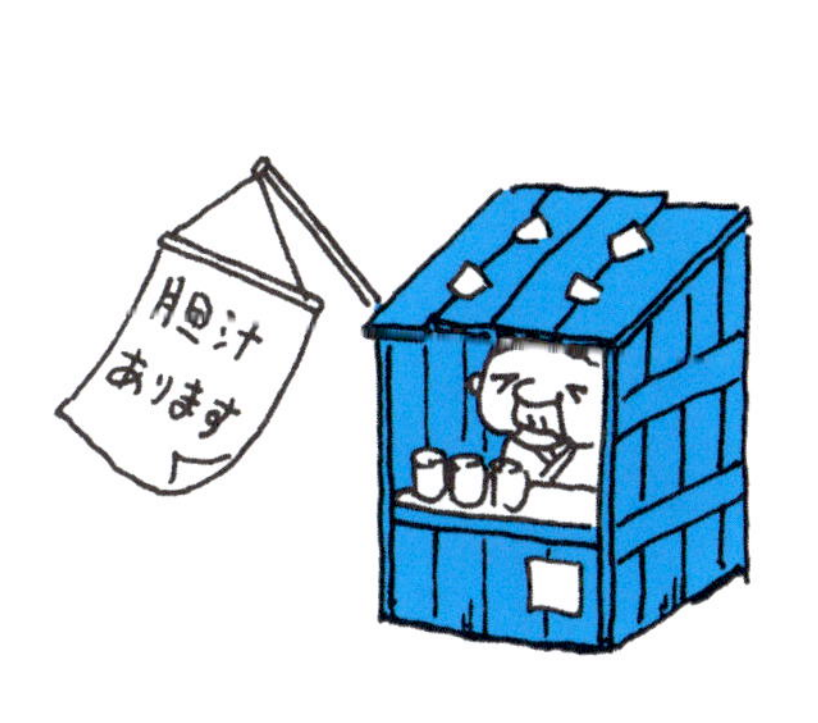

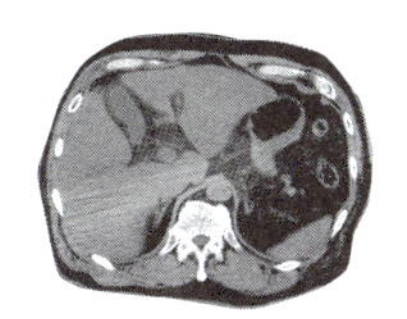

膵臓　重さ100グラム

消化液&インスリン産生工場の膵臓は消化液産生の主役。腹部の中心にあるが、背中にへばりついたぷよぷよ臓器で、人によっては見逃してしまいそうな、頼りない臓器だ。

けれども消化液産生という点では、1日1リットルの消化液を産生する、まさにスーパースター。内分泌臓器として、血糖値を下げるホルモン、インスリンまで出すとなると、もはや膵臓に並ぶものはない。

ただし昔は、大した臓器ではなく、単なる肉のクッションだと思われていた。

一見 地味だが
実はすごい仕事ができる。
膵臓のようなものに
私はなりたい。

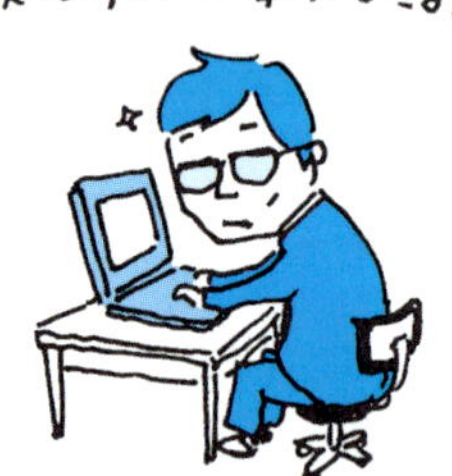

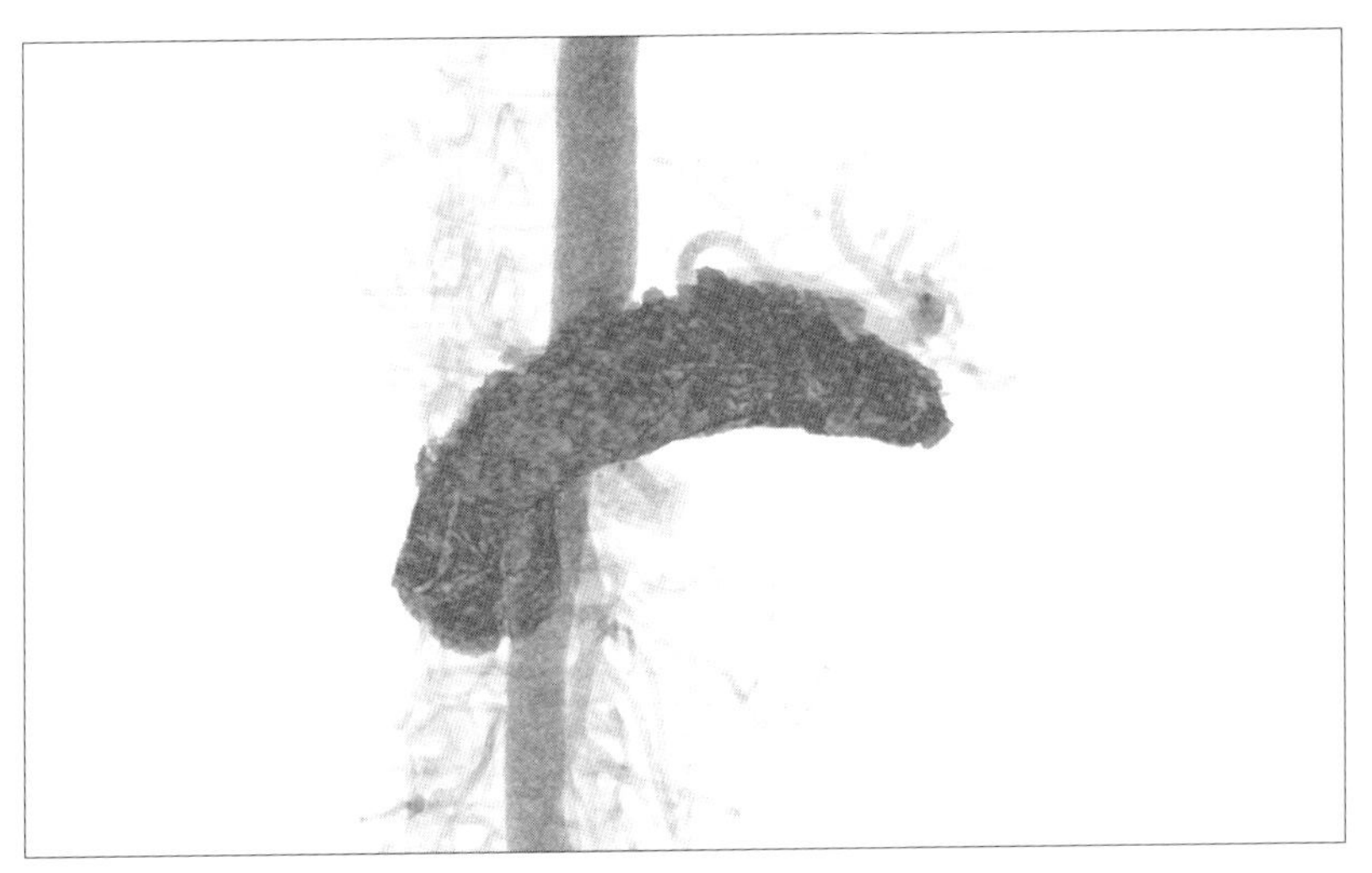

膵臓（CT 3D 再構成）

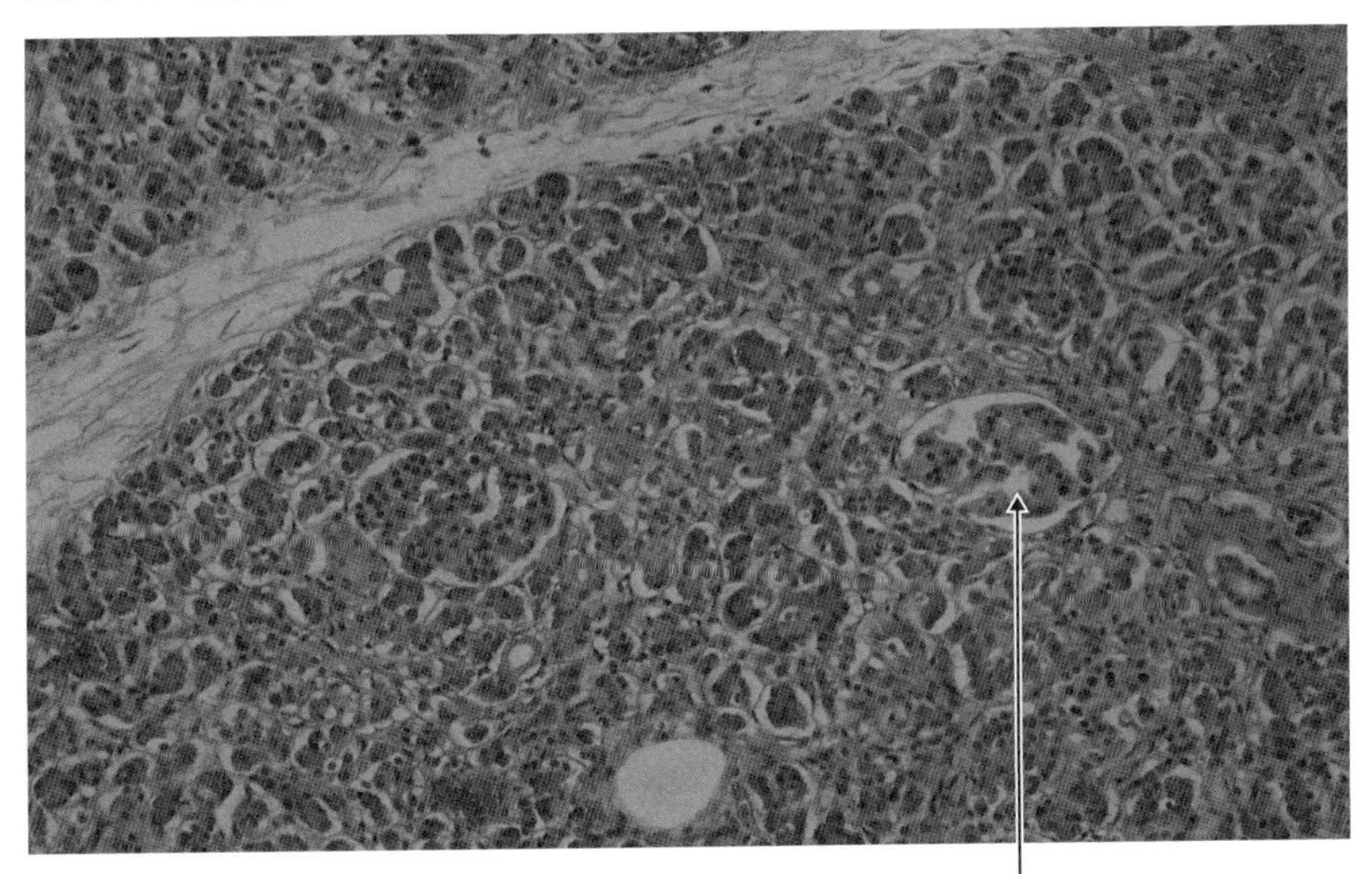

膵臓（ミクロ像）

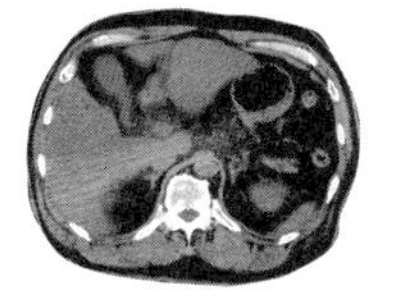

脾臓　重さ100グラム

消化器系

脾臓は謎多き腹部臓器で、基本は免疫系の臓器である。告白すると、僕が医者になってからも、何をやっているんだかよくわからない臓器だった。外科医から見ると脾臓は、胃を全部取ったら同時に取らなくてはいけないが、取っても調子が悪くなるというような影響もない、幸薄い臓器に思えた。

免疫系ではリンパ組織で大切な役割を果たすらしいが、今でも実感としてはよくわからない。他には、血球は骨髄で作られるが、たまに脾臓でも血球を作ることがある。大人になってから脾臓で血球が作られるのは異常事態だけど、胎児の頃はその役割をごく普通に果たしている。

赤い血管領域と、白いリンパ組織にわかれる。もっともそれはミクロレベルの話で、肉眼で赤白が混じっているように見えるわけではない。リンパ球を作り、古くなった赤血球を破壊する。

謎の臓器だと思っていたのに、しっかり書いてしまった。それでも未だに、僕の中では謎の臓器のままなんですけど。

へー。
脾臓って別に
無くても困らないんだ…

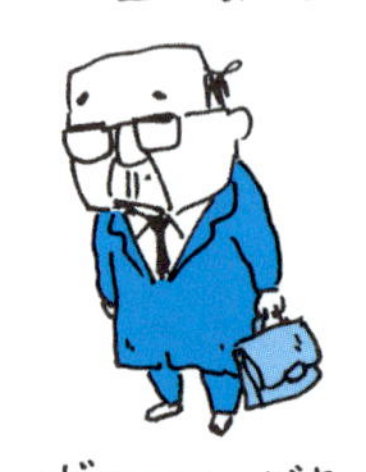

…ボクみたいだね。

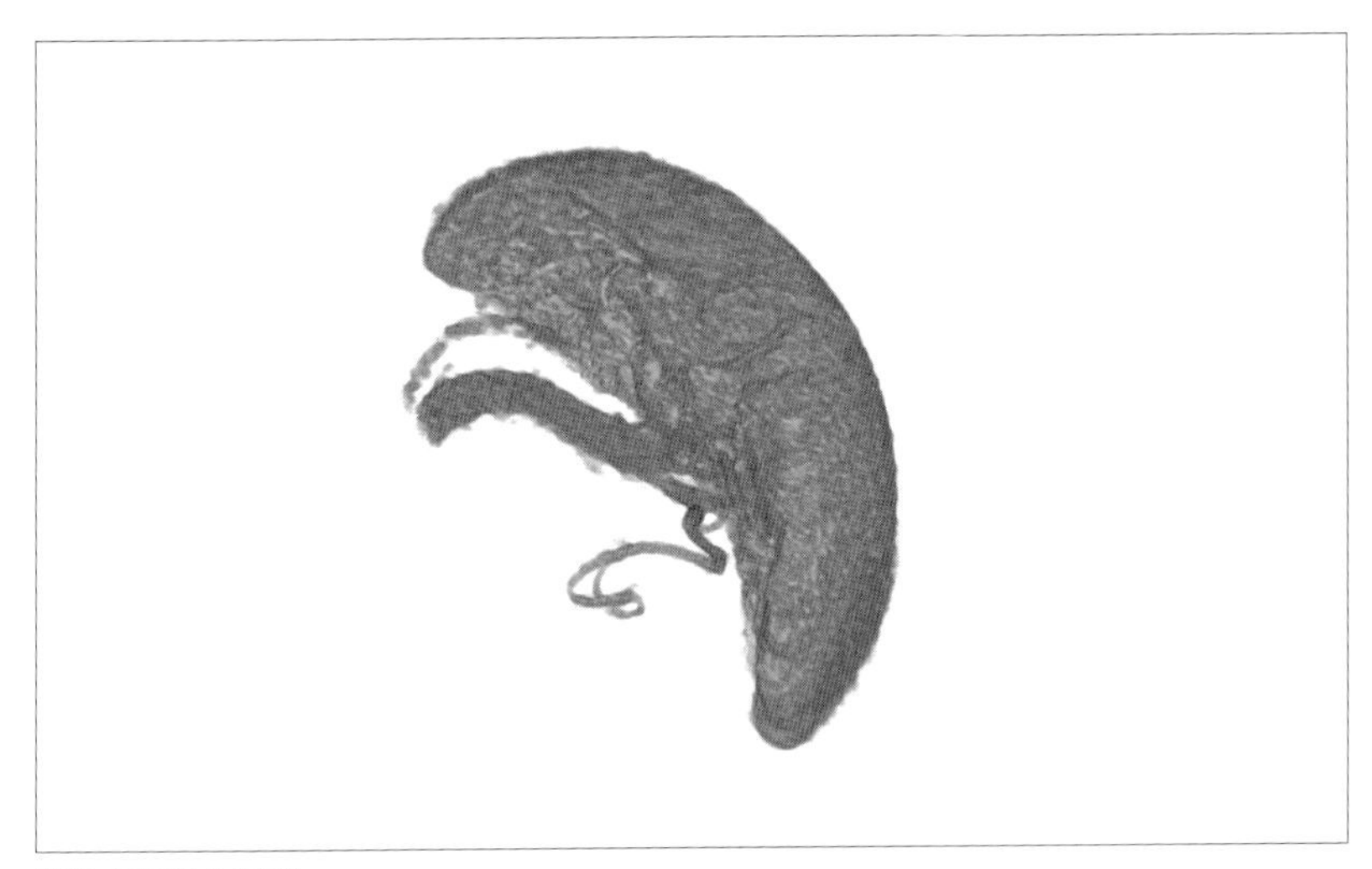

脾臓（CT 3D 再構成）

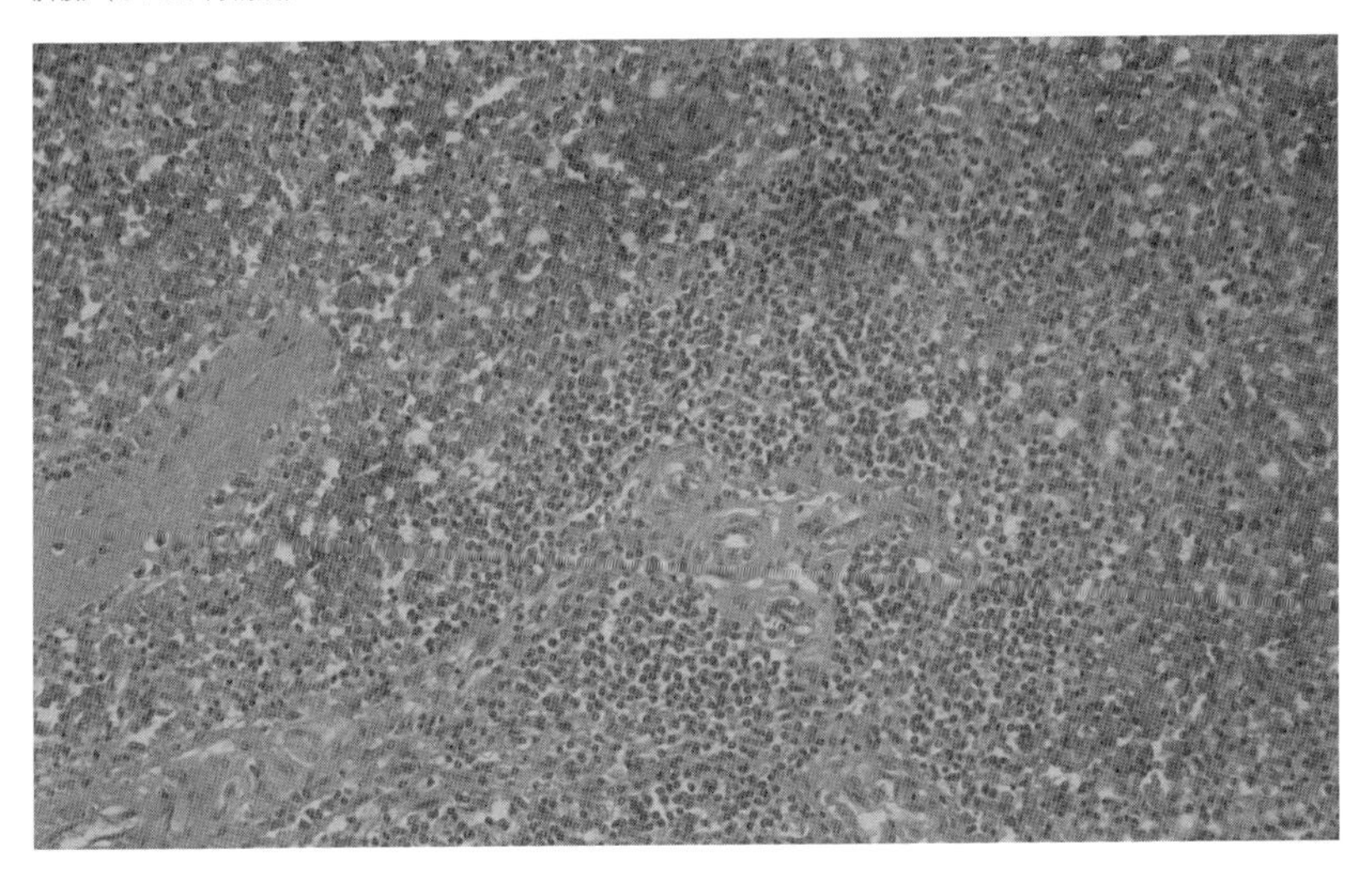

脾臓（ミクロ像）

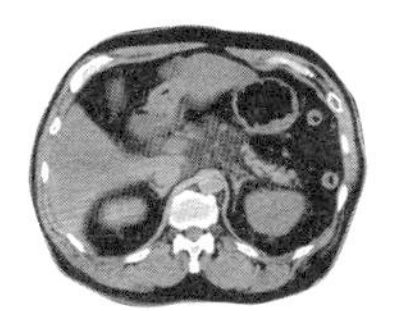

腎臓　重さ150グラム（片方）

泌尿生殖器系

腎臓の役割は、血液をきれいにすること。血液を濾過し、尿を作る、そらまめの形をした臓器だ。

糸球体という濾過装置が集まっている。毛細血管から糸球体に血液を流し、老廃物を濾していく。それを尿管を通じ、膀胱へ送る。これが尿だ。

右側が少し低い位置にあるのは、その上に肝臓があって、押し下げているからだ。毎分1リットルの血液が腎臓を通過している。

糸球体（毛細血管）、糸球体を包むボウマン嚢（濾過装置）、それに連なる尿細管（排出装置）の三つ組が腎臓の機能単位で「ネフロン」と呼ばれる。

この他、血圧を調節するホルモン（レニン、プロスタグランディン）を分泌している。

ボウマン嚢を通過したものを原尿と呼ぶ。これが尿細管を通過する間に99パーセント再吸収される。つまり尿は原尿を100倍に濃縮したもの、というわけだ。

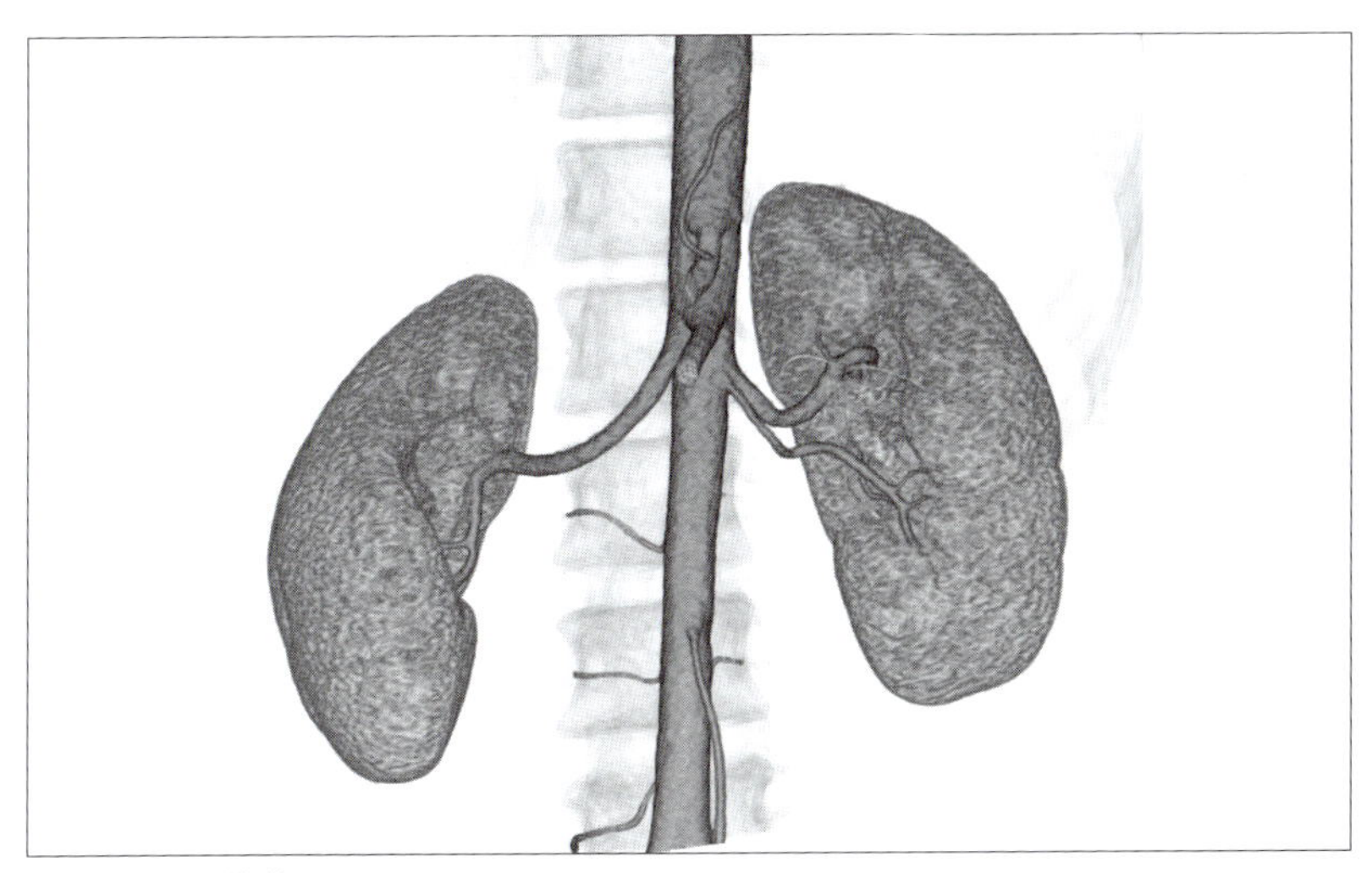

腎臓（CT 3D 再構成）

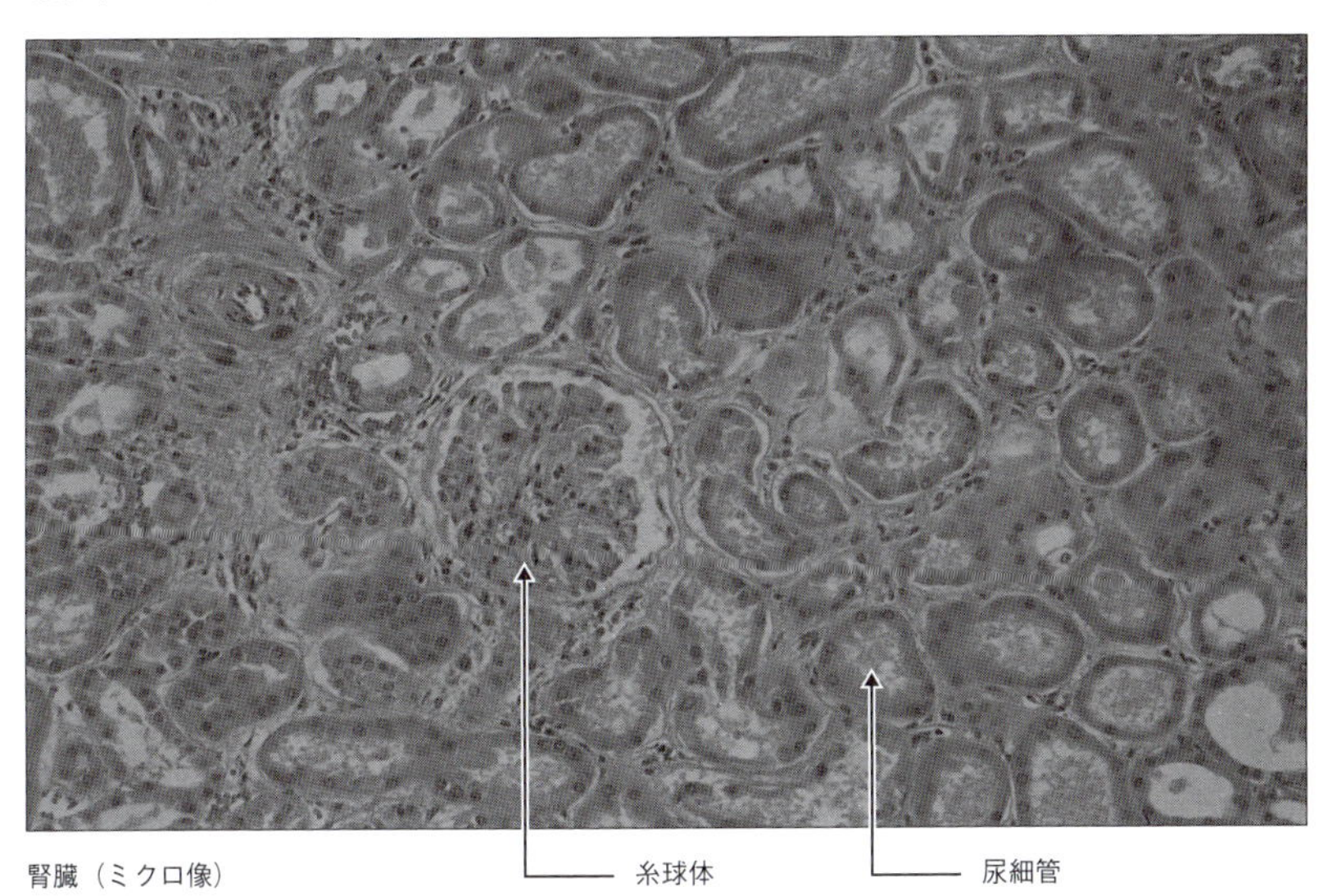

腎臓（ミクロ像）

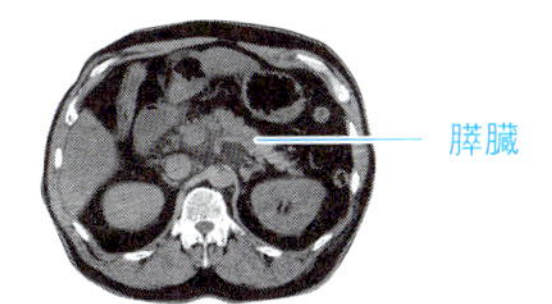

膀胱

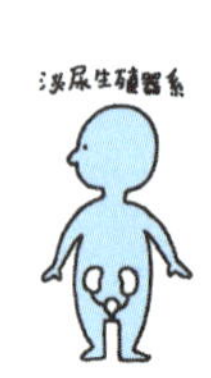

膀胱（ぼうこう）は伸縮自在のおしっこ貯水タンクだ。腎臓で作られた尿を、一時的に溜めておく筋肉の袋になる。容量は５００cc。

３００cc貯留（ちょりゅう）すると尿意を催し、尿道から尿を出す。だから容量は０ccから５００ccまで伸び縮みする。

大動脈→腎臓（糸球体）→尿管→膀胱→尿道

先生！

膀胱の容量が
300ccを超えました！

子宮

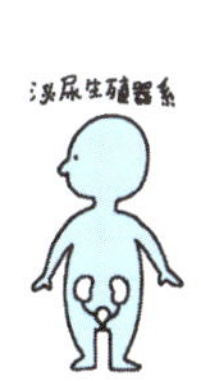

子宮は赤ちゃんの育児所に相当する。受精卵（胎児）が育つ筋肉の袋。ホルモンバランスで、月に一度、排卵前に内膜がふかふかのベッドみたいになる。そして受胎しなかった場合には、その内膜が剥がれ落ちて月経（生理）になる。

ふだんは小さなナスくらいの大きさだけど、赤ちゃんを産む寸前にはスイカくらいの大きさになる。そして赤ちゃんを産んだら、元の大きさに戻る。伸び縮みがすごい臓器だ。

お母さんの
おなかの中って
きもちよかったよなー。

あー。

オレも
オレも。

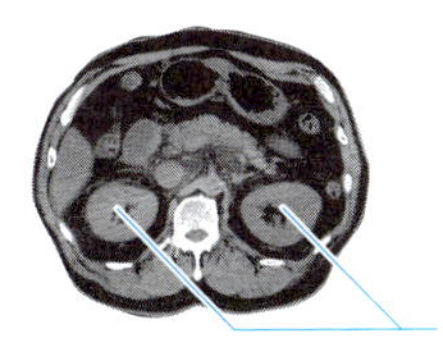
腎臓

卵巣　重さ5グラム（片方）

卵巣は卵子を作る臓器。卵巣には、卵子の元になる卵祖細胞が40万個存在している。そして女性の一生で、排出する卵子の数は４００個。つまり１０００個に1個しか世の中に出てくることができないわけだ。卵子として放出される前に成熟するが、周囲を含めて卵胞と呼ぶ。卵胞は卵子を放出すると、黄体という組織になる。受精しないと、黄体→白体となり、萎縮する。

妊娠すると、黄体が維持され続け、ホルモンを産生し続ける。

ちなみに卵子の大きさは０・１ミリ、肉眼で見える、人体で最大の大きさの細胞である。

この他、女性ホルモンを産生する内分泌臓器でもある。

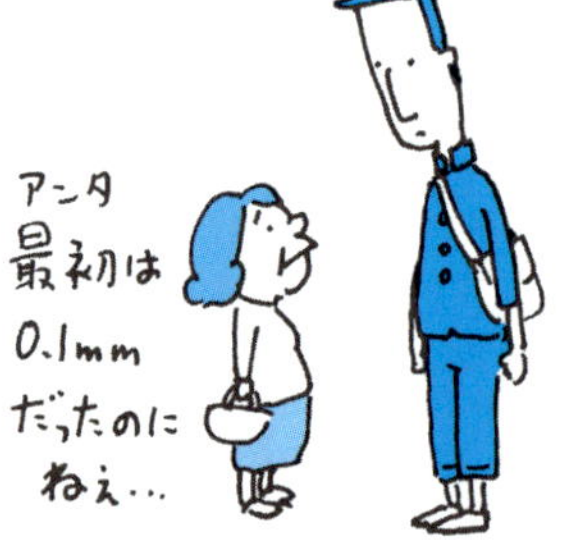

精巣　重さ5グラム（片方）

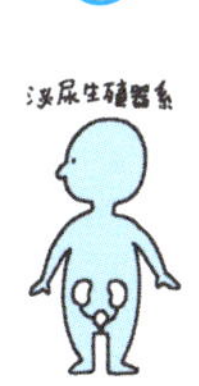

精巣（せいそう）は精子工場だ。1日3000万匹。精子の大きさは0・05ミリ。1回の射精で5億匹の精子が放出される。なぜか精子は「匹」で数えられる。形が虫に似ているからかな？

間細胞というところで、男性ホルモン（テストステロン）を合成する。

精子は高温に弱いので、精巣はお腹の外に出ている。

暑さに弱いので
すずしい所においてください。
へー。
精子といっしょですね。

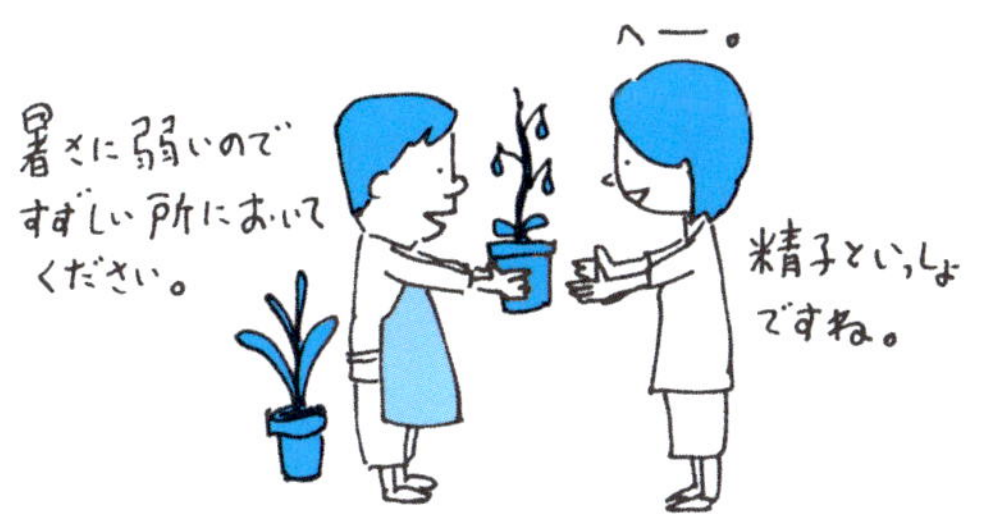

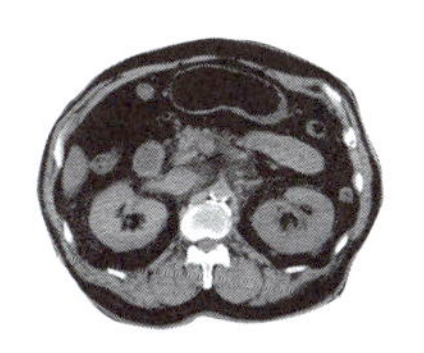

全身分布臓器①——内分泌系臓器

内分泌の勉強イコールホルモン機能の勉強になる。

表を見て「なるほど」と思ってもらえれば、とりあえずヨシとしよう。

脳下垂体は他のホルモン臓器の司令塔。他のホルモン臓器からホルモンを出させる指令ホルモンを出す。この他に成長ホルモンも出す。

甲状腺は、カラダを元気にするホルモンを出す。

その裏に上皮小体という米粒が4つ、カルシウム吸収のホルモンを出す。

副腎は男性ホルモン・糖質ホルモン・電解質ホルモンの3種類を出す。

卵巣は女性ホルモン、睾丸は男性ホルモンを出す。

膵臓には、ランゲルハンス島（ラ氏島）というミクロ臓器がある。糖分吸収のホルモンであるインスリンなどを分泌する。

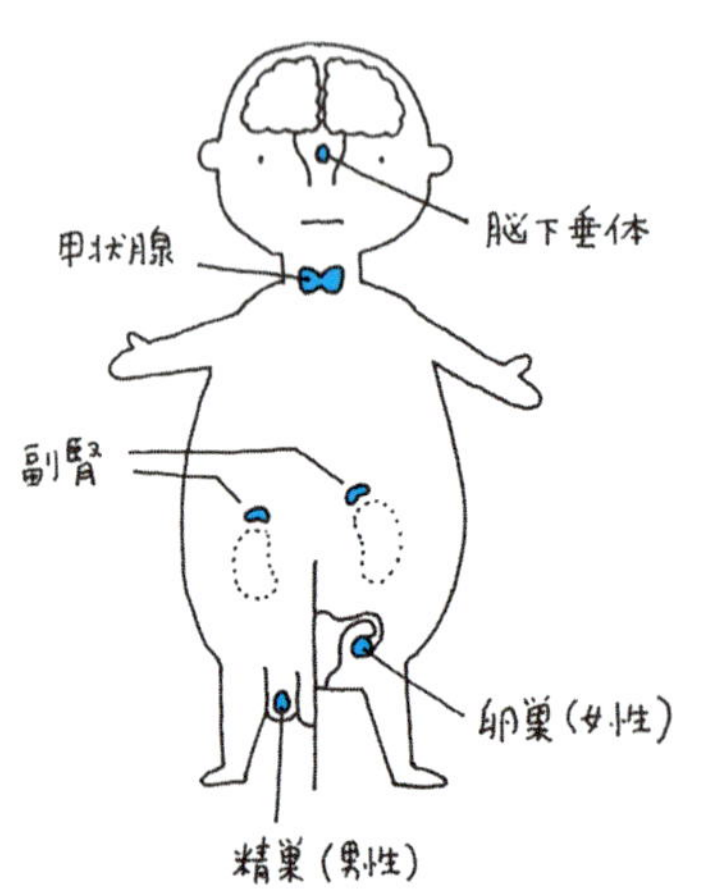

■ ホルモンリスト

区分	内分泌器官	部位	分泌物 ※H=ホルモン	別称	機能
頭部	松果体		メラトニン		
	脳下垂体（1g）	前葉	甲状腺刺激H	TSH	甲状腺刺激
			プロラクチン	PRL	乳腺刺激
			成長H	GH	筋骨系刺激
			副腎皮質刺激H	ACTH	副腎皮質刺激
			黄体形成H	LH	黄体刺激
			卵胞刺激H	FSH	卵巣刺激
		後葉	メラニン細胞刺激H	MSH	メラノサイト刺激
			オキシトシン		乳汁分泌促進
			バゾプレッシン	ADH	利尿抑制
頸部	甲状腺（30g）	甲状腺	チロキシン	T4	代謝亢進
			トリヨードチロニン	T3	代謝亢進
		上皮小体	パラトルモン		カルシウム吸収
腹部	副腎（30g）	皮質	アルドステロン		利尿抑制
			コルチゾル		糖質コントロール
			アンドロゲン		男性ホルモン
		髄質	エピネフリン		興奮作用
	腎臓（100g）		エリスロポエチン		血球増進
			レニン		血圧増進
	卵巣（5g）		エストロゲン		女性ホルモン
			プロゲステロン		黄体維持
	精巣（5g）		テストステロン		男性ホルモン
	膵臓（100g）	ラ氏島	A細胞 グルカゴン		血糖上昇
			B細胞 インスリン		血糖下降
			D細胞 ソマトスタチン		

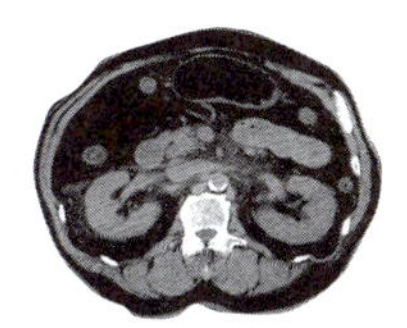

全身分布臓器②――血液系ミクロ臓器

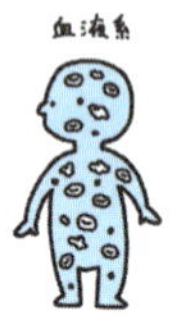

血液系

血液は、血球という固体細胞が溶けている液体だ。大人で5リットルあるといわれる。遠心分離器にかけると、液体成分（血漿）55パーセント、固体成分（血球）45パーセントに分離される。

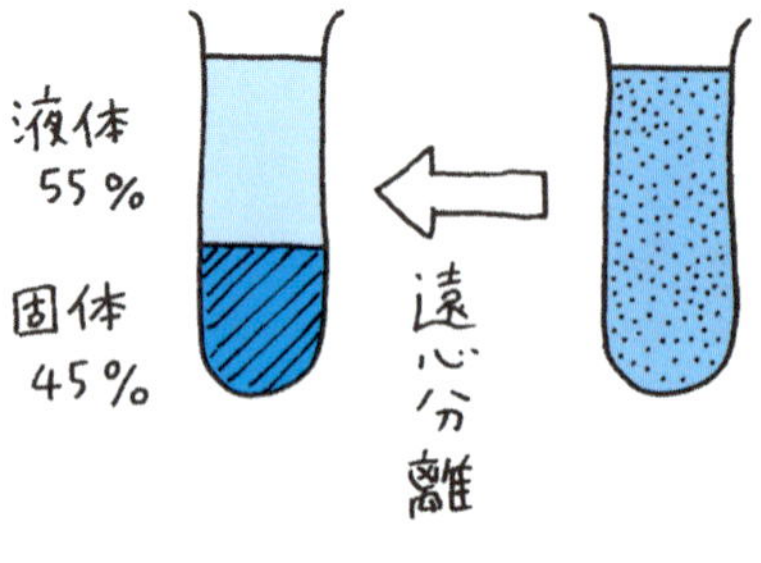

液体 55%
固体 45%
遠心分離

固体成分（血球）

①赤血球（寿命１２０日）――核がない細胞。赤血球をつくる過程では核があるけれど、途中で核を吐き出してしまう。核がない方が、酸素の運搬の効率がよくなるためだ。酸素を運ぶのは、ヘモグロビンという物質だ。

②白血球（寿命７日）――外敵を食べたり、やっつけたりする。殺菌する（敵を直接やっつける）顆粒球、抗体（敵をやっつける弾丸）をつくるリンパ球、細菌

を貪食（どんしょく）する（食べる）マクロファージ、などだ。

③血小板（けっしょうばん） 血管が壊れたところを修復する。血漿タンパクのフィブリノーゲンと協力して、出血を止める。

赤血球は酸素を運ぶ。白血球は悪者をやっつける。

血小板は、血管が壊れたら穴を埋める。

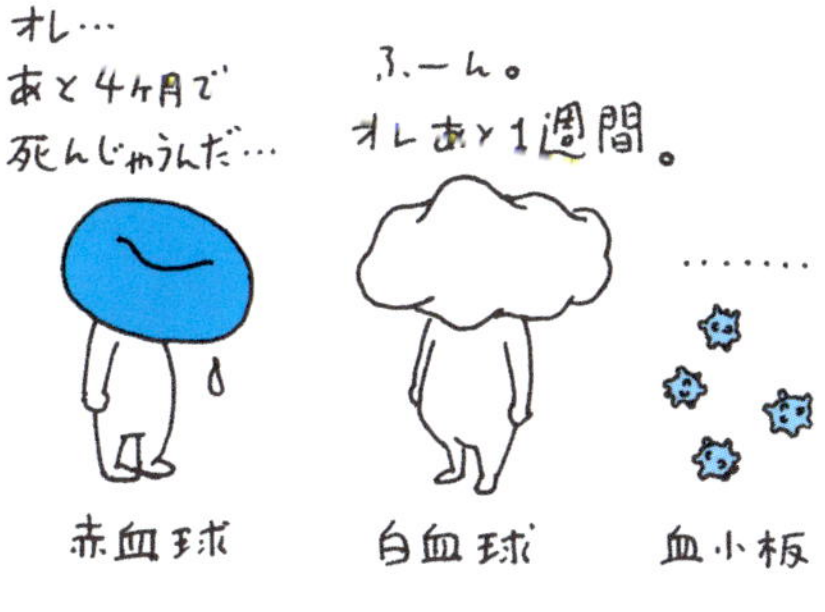

オレ…
あと4ヶ月で
死んじゃうんだ…

ふーん。
オレあと1週間。

……

赤血球
白血球
血小板

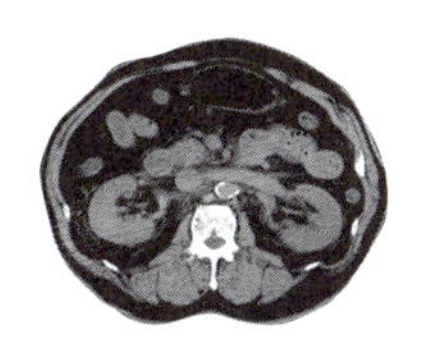

液体成分（血漿）

食塩が溶けている。血漿と同じ濃度の食塩水を生理食塩水といい、濃度は0・9パーセント。この他ブドウ糖やアミノ酸など、分解された栄養素やタンパク質が溶けている。

主な血漿タンパクにはアルブミンとグロブリンがあり、アルブミンは血液の浸透圧という機能を維持するために役立っている。グロブリンの大部分は抗体だ。

胎児の頃の赤血球は、脾臓と骨髄で作られるが、おとなになると3種類の血球はすべて骨髄で作られる。

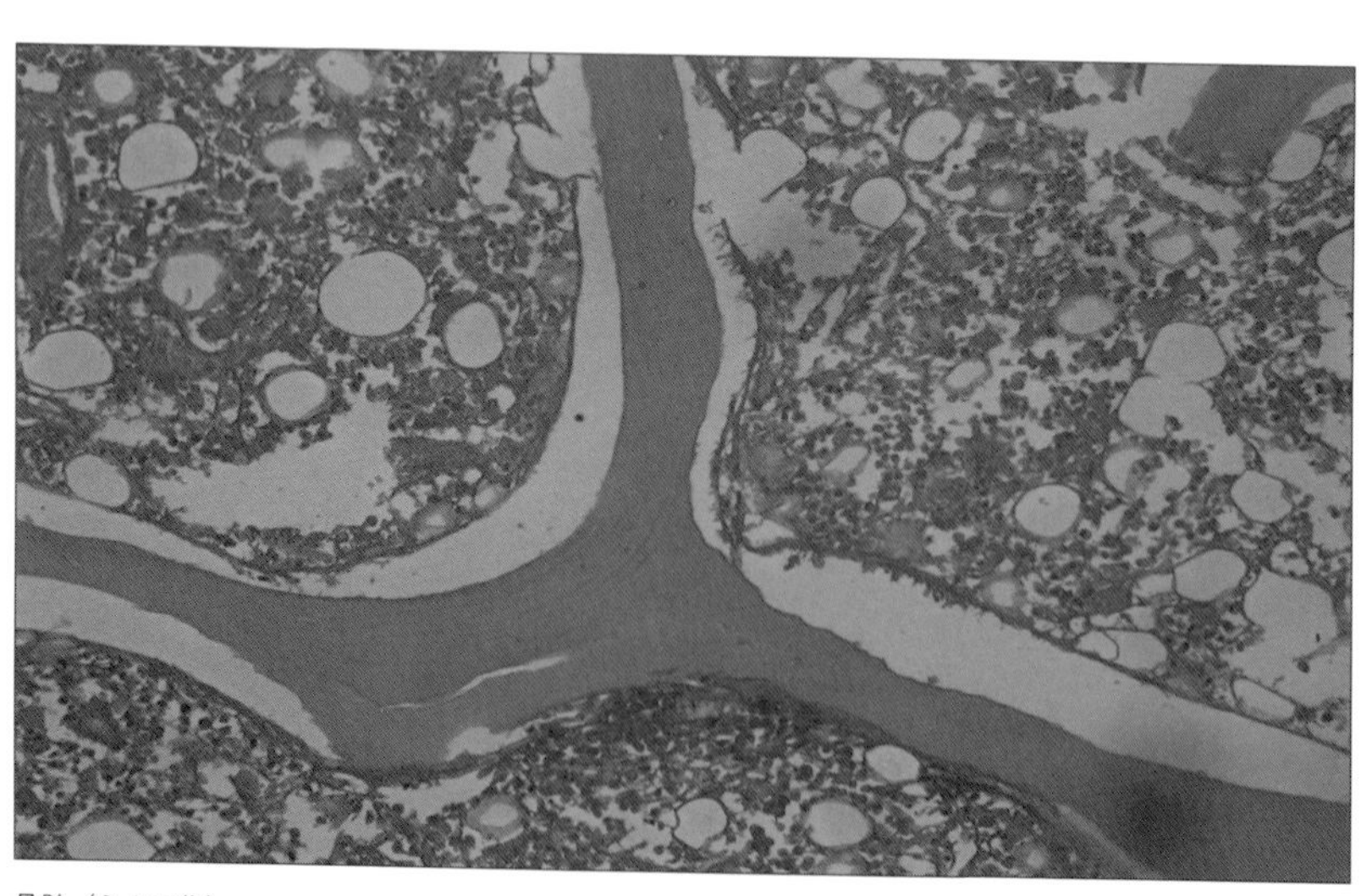

骨髄（ミクロ像）

実際のからだの中って
血まみれでグチャグチャで
こわいっていうか
キモチわるいよね。

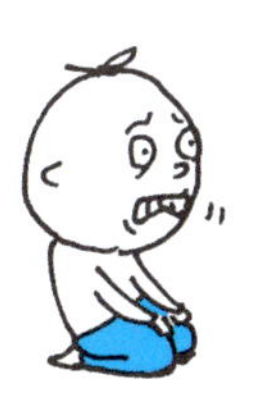
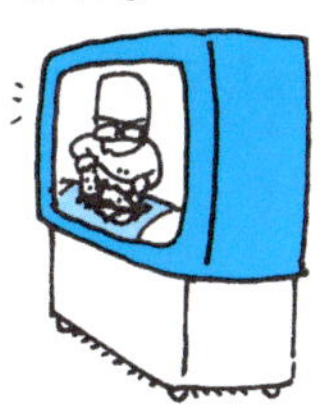

それぞれがんばって
くれてるのに
「キモチわるい」なんて
なんだか申し訳ないよねえ。

こんなふうに
かわいかったら
いいのに。

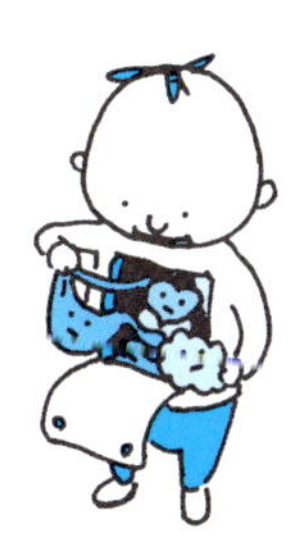

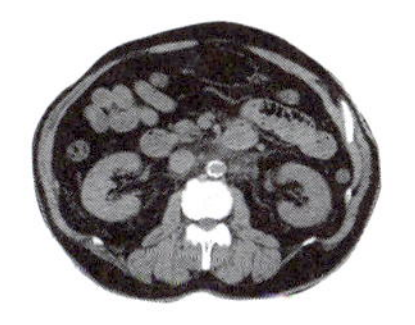

第2章　発生　赤ちゃんのできかた

全部、お母さんの子宮の中のできごとになる。

①精子と卵子が一緒になって受精卵になる。

②受精卵が分裂する。

③いろいろな組織に「分化」する。

④各部分が育つ。栄養や酸素は、胎盤という組織でお母さんと胎児がつながって、そこから胎児に届けられる。

⑤生まれる。

　これを生殖と呼ぶ。カラダはたったひとつの細胞「受精卵」からできる。

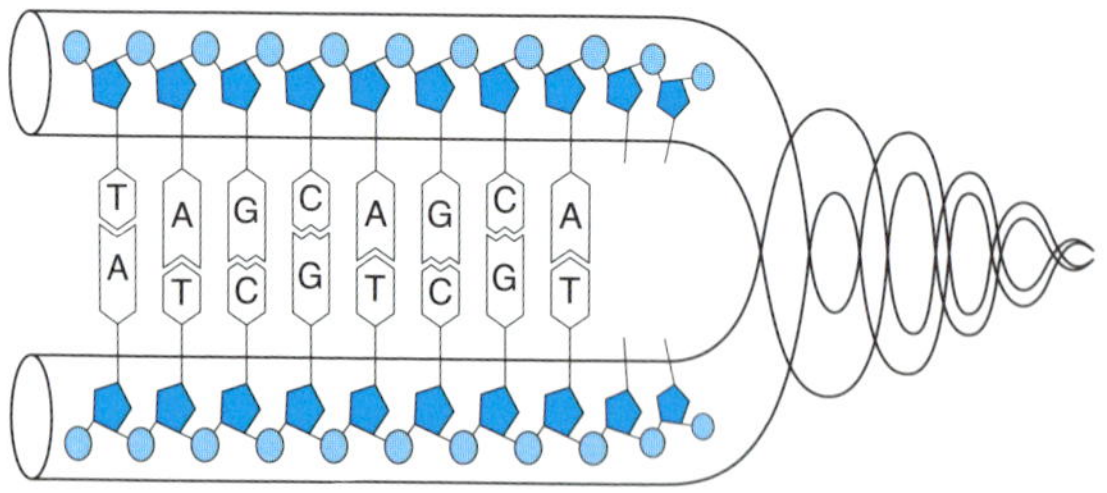

■ DNA

遺伝子ってなんだろう

きっと君はパパとママに似ているはずだ。なぜかといえば、精子と卵子の中に遺伝子というカラダの設計図が含まれていて、君のカラダの細胞はパパから半分、ママから半分、遺伝子を受け継いでいるからだ。

遺伝子はカラダの設計図だ。遺伝子とは遺伝形質（遺伝で伝わるカラダの特徴）を決める因子であり、その実体はDNA（デオキシリボ核酸）の連鎖だ。

DNAは、リン酸と五単糖、塩基の三つ組みでできている。五単糖がデオキシリボースという糖ならばDNA、リボースであればRNA（リボ核酸）になる。

遺伝子は、タンパク質作製の指令書で、核酸の配列で遺伝情報を伝えている。

核酸はA（アデニン）、T（チミン）、G（グアニン）、C（シトシン）の4種類が、

A（アデニン）＝T（チミン）

G（グアニン）＝C（シトシン）

というペアを組む。コピーするときはAの相方が必ずTになるようになる。

核酸は3つ1組でアミノ酸を1種類指定する。これを「トリプレット」と呼ぶ。

つまり「遺伝子はワルツを踊る」。（海堂尊『ジーン・ワルツ』より）

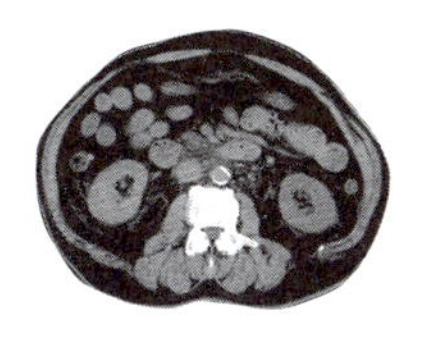

DNAの実態

核内にあるDNAは、百科事典の原本だ。そこにはタンパク質の設計図が書き込まれている。すべてのタンパク質の設計図だから、項目数は膨大だ。だけど実際にタンパク質を作る実働部隊（リボゾーム）は、その中の一部、一回分のタンパク設計図があればいいので、その部分だけコピーする。そのコピーがmRNA（メッセンジャーRNA）と呼ばれる物質で、RNAは、DNAと五単糖の部分だけが違う同類物質だ。RNAはタンパク合成が終了すると壊されてしまう。

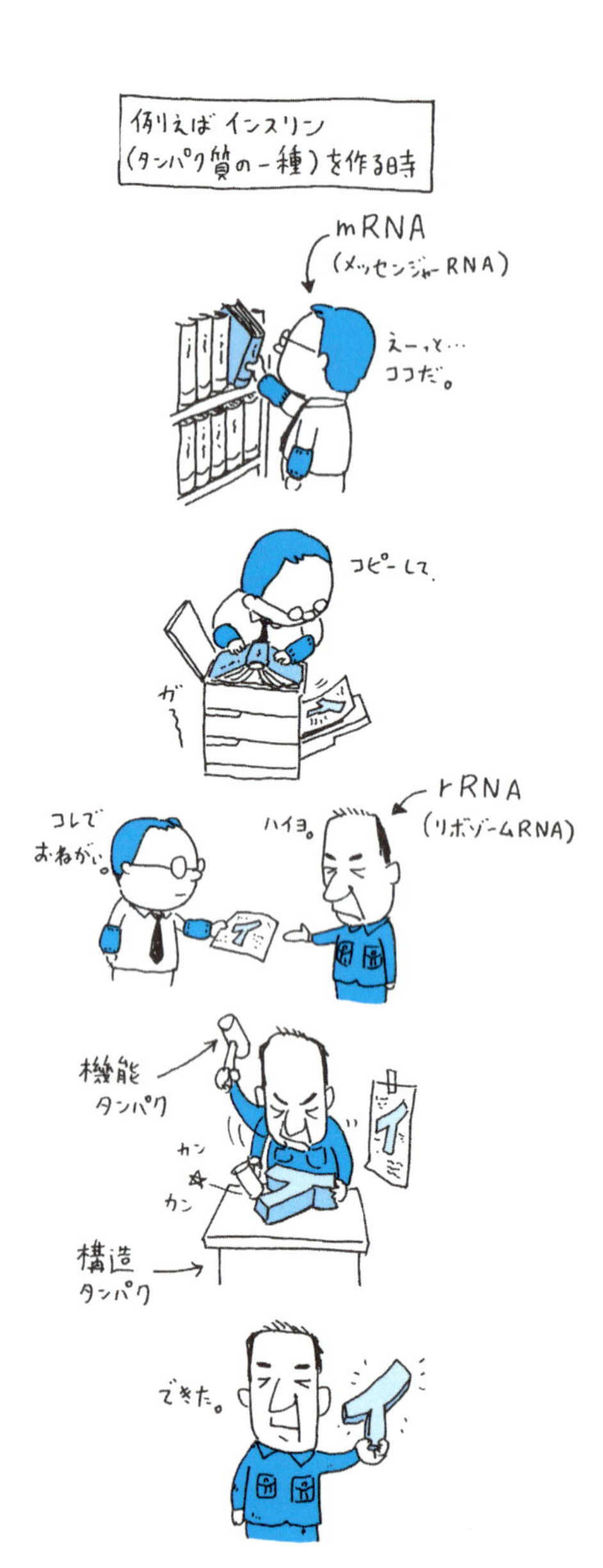

DNA百科事典は一本の二重螺旋糸の上に書き込まれている。その二重螺旋の直径幅2ナノメートル、1ナノメートルは1ミリの100万分の1だ。そんなに細いのにDNA百科事典を引き延ばすと長さは1メートルをらくらく超える。直径100万分の2ミリ、長さ1メートル。そんな細くて長い糸だから、そのまま放っておくとよじれてこんがらがってしまう。

だけどDNA二重螺旋糸をうまくしまう方法がある。

細い糸をよじると、小さな結び目ができて、こんがらがる。だから、小さなビーズに巻き付けて結び目を作る。こうすれば細いDNA二重螺旋糸もよじれなくなる。この状態をクロマチンと呼ぶ。ビーズはヒストンという丸いタンパク質だ。だからクロマチンは、ヒストンビーズにDNA糸を巻き付けた状態で、小さな結び目が無数にある。

次にこのクロマチンを規則正しく縒り集め、太いクロマチン線維にする。

それらをさらに太く縒ったものを染色体と呼ぶ。

遺伝子が寄り集まった染色体は23本が一組で、二組46本用意されている。染色体は、細胞分裂中の細胞を壊すと見える。長い順に1番から22番まで番号がつけられている。

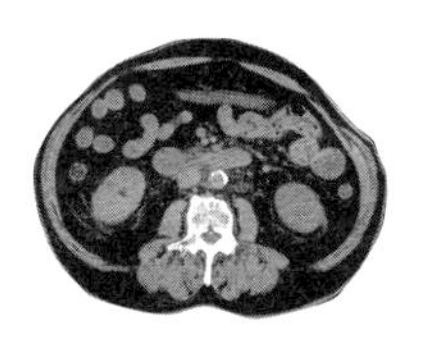

　一番短い23番ペアが「性染色体」で、男女の性別を決定する。性染色体は別名「XY染色体」と呼ばれる。女性はXX、男性はXYだ。

　性別を確定する時は遺伝子を調べる。君たちの染色体のうち一組はパパから、もう一組はママから受け継いでいる。パパの性染色体はXY、ママはXXだから、男子も女子もX染色体のひとつは必ずママからもらっていることになる。

体の設計図は全部で23巻。

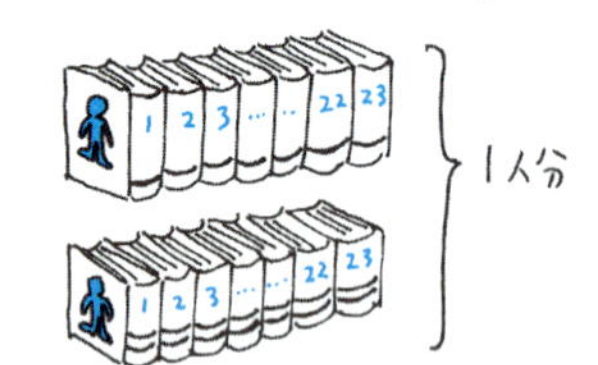

それを細胞の中に2セット持っている

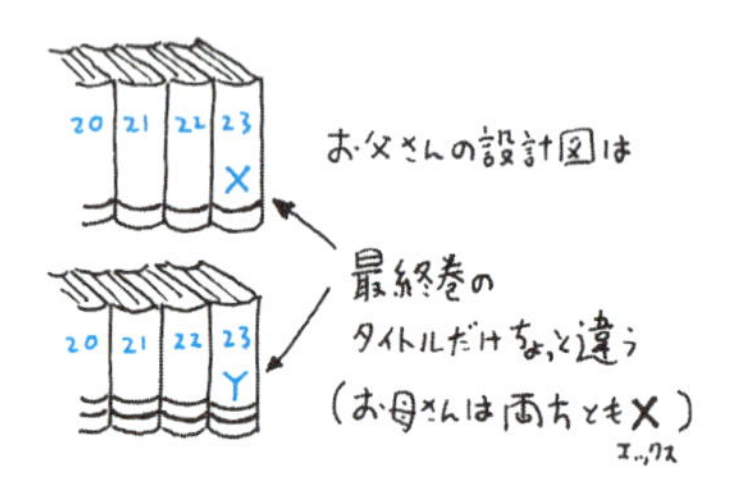

お父さんとお母さんから
1セットづつもらうので、

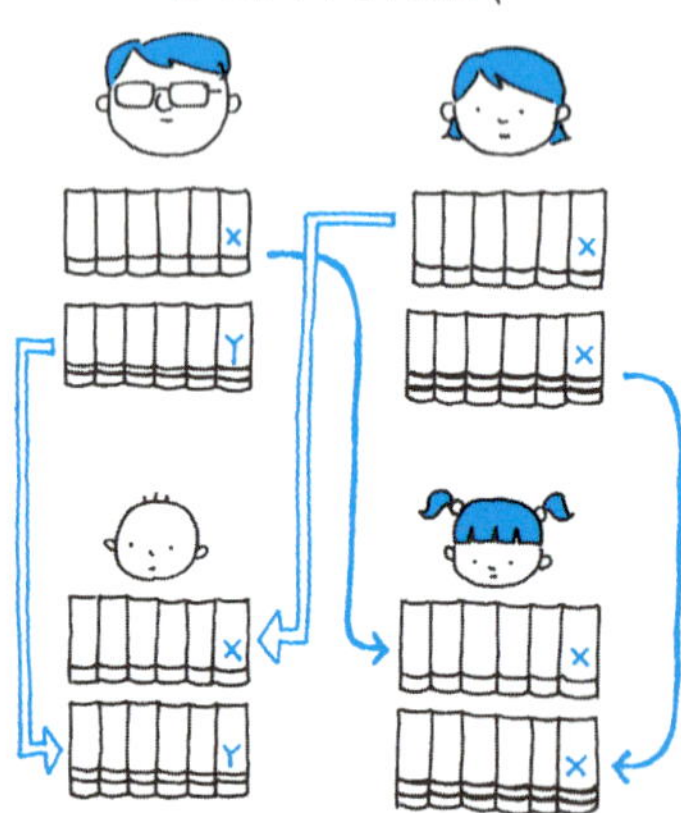

お父さんからもらう設計図の最終巻が
Yだと男の子、Xだと女の子が生まれる。

こうした仕組みは、DNA百科事典を細かく分冊化するようなもので、タンパク質を作るとき、必要な分冊だけを取り出せばいいので効率がいい。

染色体を2倍にコピーしてから、細胞をふたつに分ける。そうしてカラダ全体ができるまで細胞は増え続ける。長い紐状の遺伝子の二重螺旋をほどきながら、同時にペアになる糸を作る。ほどき終わった時は2本のペアの複製も終わっている。こうしてすべての細胞に、同じ遺伝子がコピーされることになるわけだ。

生殖と減数分裂

ここまで読んで、なんか変だな、と思った人はいないかな。

染色体はカラダの細胞に二組46本ある。でもって、お父さんの精子とお母さんの卵子が一緒になって胎児ができるなら、それぞれ46本ずつ染色体があるから、ふたつ合わせれば、染色体は92本になるはずだ。

だけど実際はそうならない。

精子工場の精巣と卵子工場の卵巣で、特別な作業で精子と卵子を作るからだ。

その特別な作業を「減数分裂（げんすうぶんれつ）」と呼ぶ。

細胞分裂は1個の細胞を2個に増やすので、分裂直前には細胞内部に染色体は

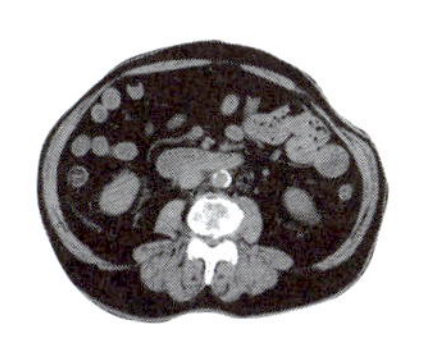

2倍存在する。染色体を2倍、四組にして細胞をふたつにわければひとつの細胞からふたつの細胞ができて、それぞれの細胞にはそれぞれ二組の染色体が残る。

それじゃあ減数分裂って何だろう。

二組の染色体を一組ずつにわけた時、そこで細胞をふたつにわけてしまう。こうすれば一組23本の染色体を持った細胞になる。精子に一組23本の染色体。卵子に一組23本の染色体。融合して二組46本の染色体。

こうした染色体組み替え作業を「生殖」と呼ぶ。

そして二組の染色体を持った受精卵は、通常の細胞分裂を重ねてもうひとつの新しい細胞を作り、最終的にカラダを作る、というわけ。

では「クローン」とは何か。これは細胞の中にはすべての遺伝子情報が含まれているから、初期受精卵のように、何にでも分化する「万能幹細胞（ES細胞やiPS細胞）」状態に戻して、個体をもうひとつ作ろうとするやり方だ。

だから生殖とはまったく違う。君の遺伝子の半分はパパ、もう半分はママと同じで、遺伝子全体では君と同じ遺伝子を持っているヒトはいない。もし君がクローンだったら、君とまったく同じ遺伝子を持つヒトがいることになる。そのヒトを君のパパと呼ぶのか、ママと呼ぶのか。日本ではまだルールが決まっていない。

生殖の度に遺伝子を
組み替えるから

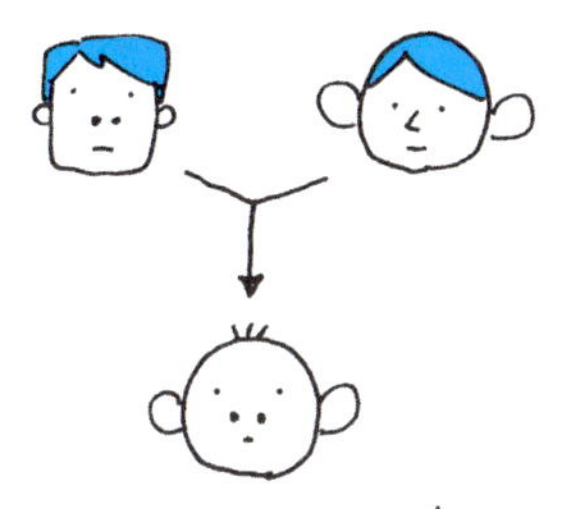

みんな1人1人顔が違うし
得意なものも違う。

きみの遺伝子は
きみしか持っていない。

すごいだろ!
限定1体
スペシャルモデル!
オレだって!

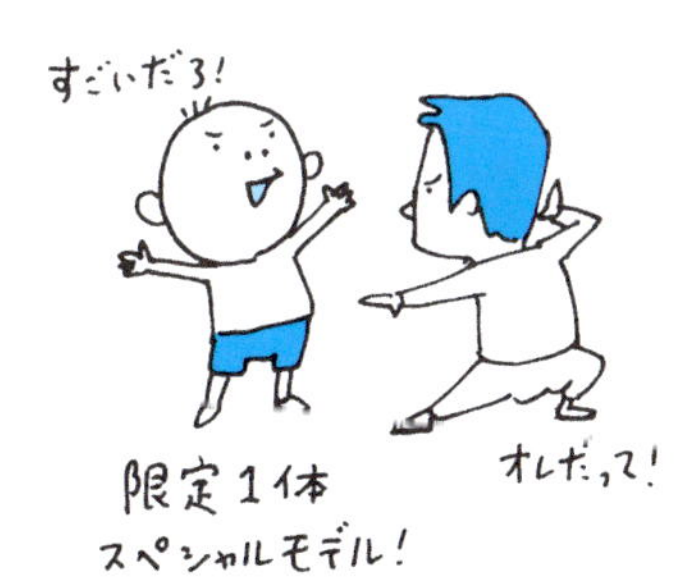

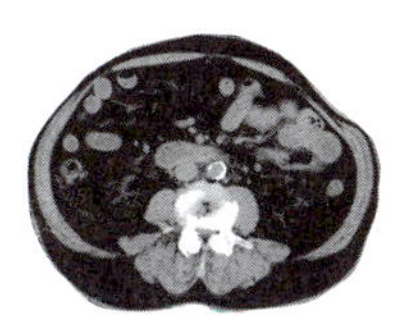

第3章　臓器収納

ひとつひとつの臓器の性格を理解できたら、次は臓器を収納していこう。まず機能別につないでいくことが大切。仲間同士はつながっている。

だからつないだ後で収納しないと、とてもおかしなことになる。

分解するときは、最後に組み立て直すことを、こころの片隅に忘れずに。

神経系

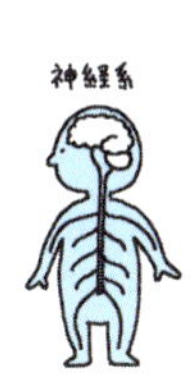

大脳を頭の上部に、小脳は後側にしまう。脳幹は大脳の中心に。
脊髄は脳幹の続きで、背中を走る背骨の内部にしまう。
これで中枢神経の収納は終わり。

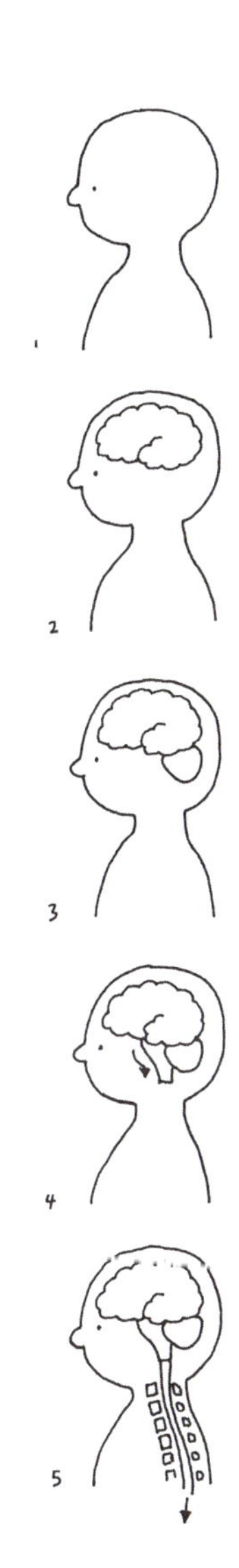

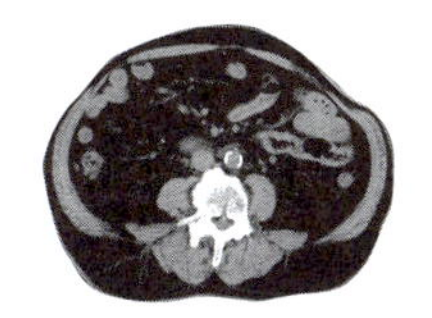

循環器系

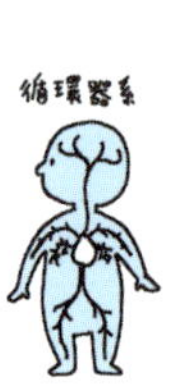

心臓は、胸骨という骨の裏に置く。
大動脈は心臓から出て、頭側にヘアピンカーブを描き背骨の側を通り下降する。お尻の高さで左右にわかれて両足へ。ヘアピン上部で、左右の腕に行く動脈がわかれ、右腕に行く動脈が、途中で頭部へ行く動脈に分岐する。
腰の高さで、左右の腎動脈が出る。
静脈は、動脈に伴走する。これで循環器系の収納は終わり。

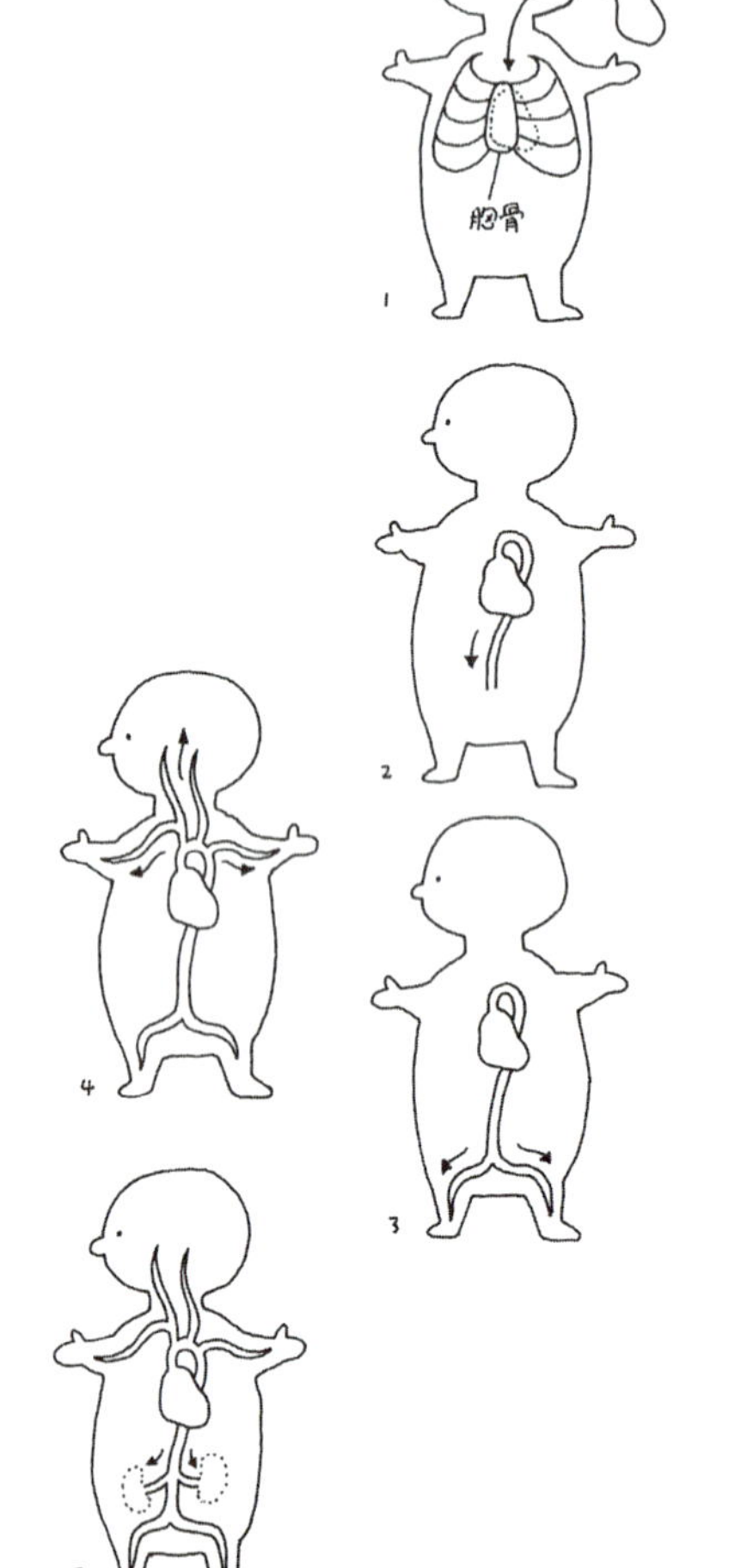

呼吸器系

胸部の左右に扇（おうぎ）型の肺を置く。それを内側中央で気管という管でつなぎ、心臓の裏で一本にまとめる。気管は食道のとなりを走り、口腔へいく。これで呼吸器系の収納は終わり。

右　左

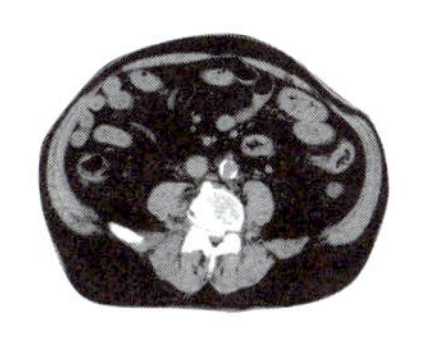

消化器系

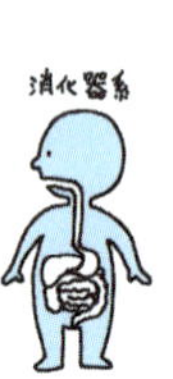

その1　実質臓器
膵臓と十二指腸は「後腹膜臓器」で、腹膜の外側にある。
膵臓は腹部中央、背中にぴったりつける。うすっぺらなペナント旗。
肝臓は鳩尾の右、肋骨の裏側の大きな逆三角形。

その2　消化管
口から尾側へ、食道を下ろす。横隔膜を貫き胃に接続。胃を十二指腸につなぐ。
膵臓頭部をコの字型の十二指腸が走る。十二指腸の終わりを長い小腸につなぐ。
右下腹部で小腸と大腸の始まり＝盲腸をつなぐ。大腸は腹部の外枠をハテナマークのように走り、最後に直腸を経て肛門に出る。

その3　消化管と実質臓器の連結
肝臓からの胆管、膵臓からの膵管をつなげて、総胆管にする。総胆管は十二指腸に開口する。
これで消化器系の収納は終わり。

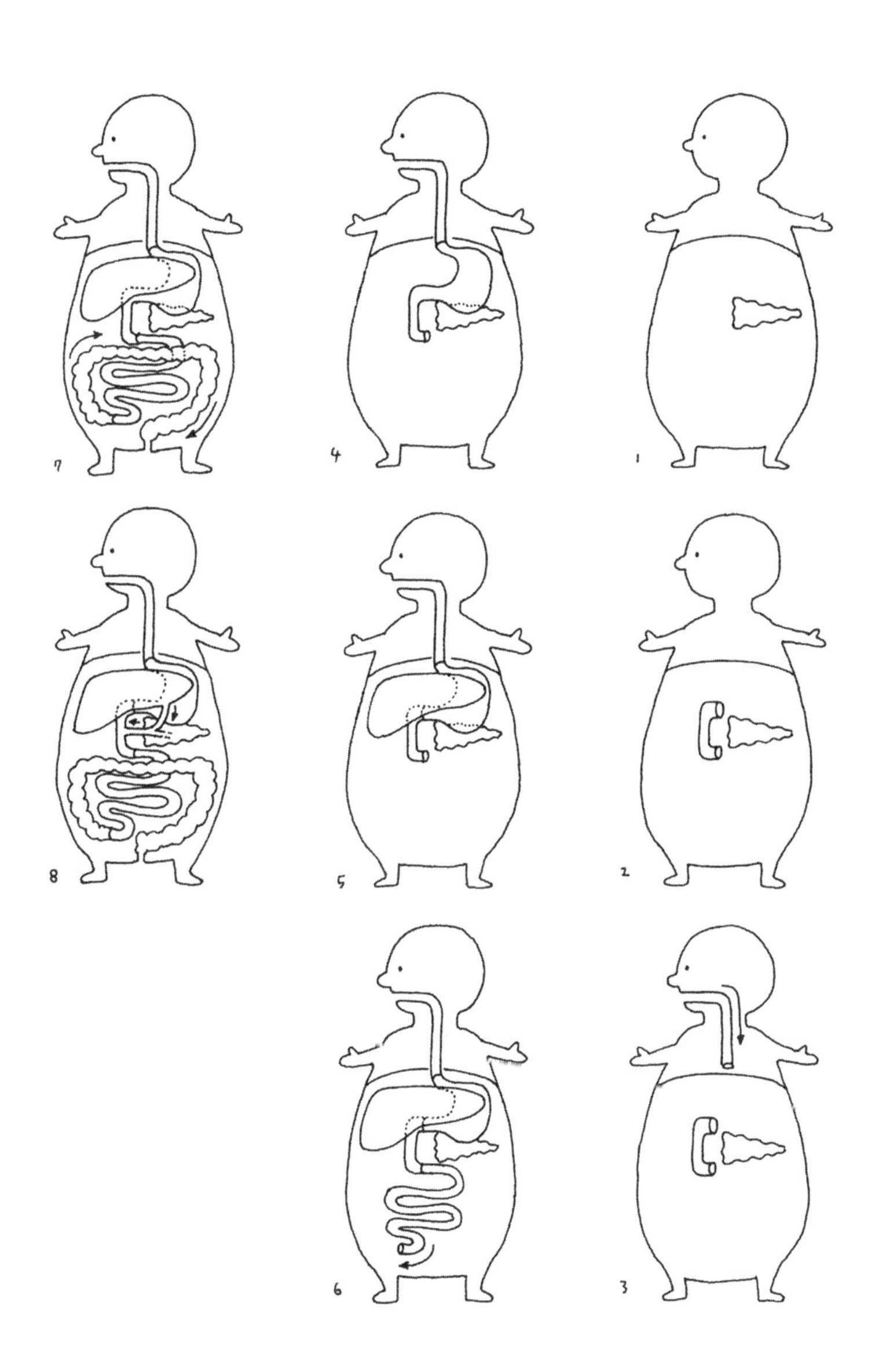
7
4
1
8
5
2
6
3

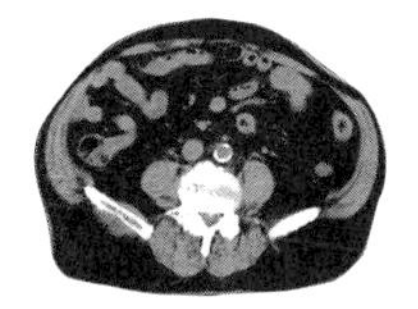

泌尿器系

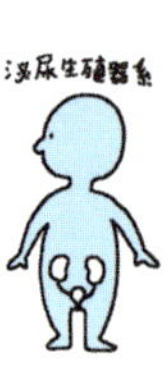

カラダが作られる時に一緒に育つから泌尿器と生殖器は一緒に呼ばれるけれど、機能的には全然別の仕組みだ。

腎臓は「後腹膜臓器」で腹膜外側、腰の高さの背側に手拳大（しゅけんだい）で左右に置く。肝臓がある分、右が低い位置になる。大動脈から直接太い血管でつなげる。空豆の形のへこみから尿管を出し、下腹部後腹膜に位置する膀胱とつなぐ。これで泌尿器系の収納は終わり。

生殖器系

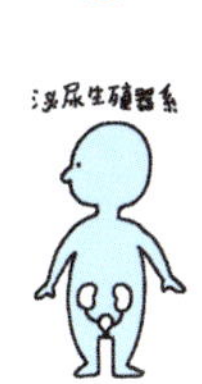

卵巣、精巣はウズラの卵くらい。卵巣は腹部内にあり、精巣は腹部外にある。
胎児の頃は卵巣も精巣も腹部内にあるが、精巣は出生後腹部外へ出る。
卵巣は卵管を経て、子宮につながる。卵子は子宮の中に出される。
精巣は精管を経て、前立腺を通り、精子を外部に放出する。精子の行き先は子宮だ。
卵巣・精巣はホルモンを産生する内分泌器官の顔も持つ。
これで生殖器系の収納は終わり。

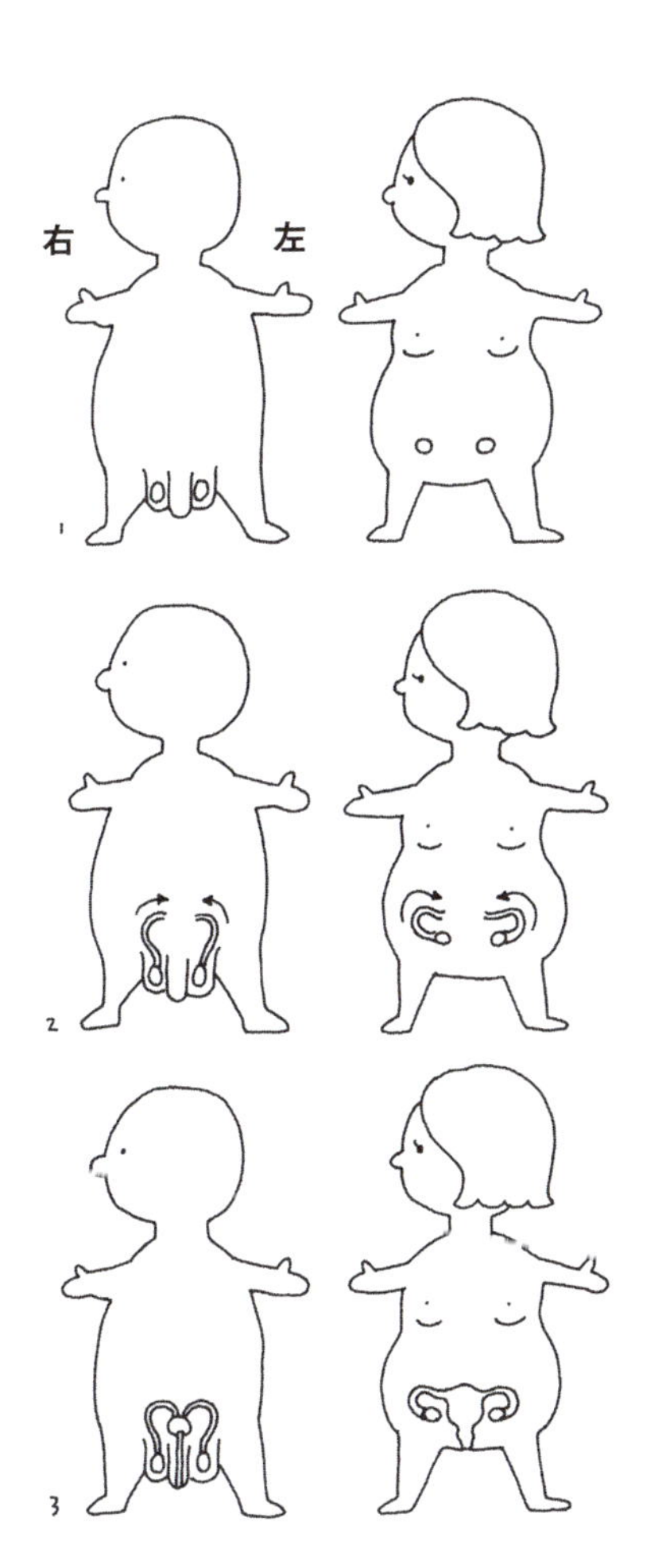

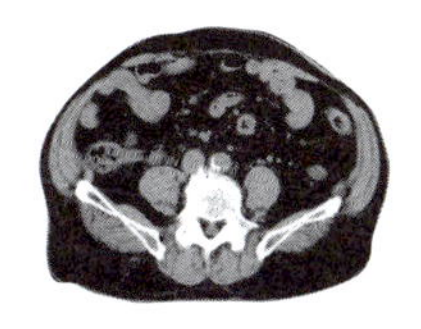

内分泌系

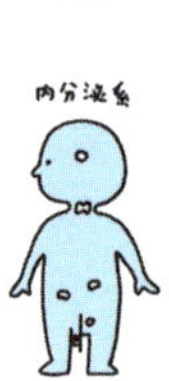

内分泌系臓器はすべて小豆〜ウズラの卵くらいの大きさ。

血管とつながるだけだから、場所を覚えればそれでいい。

脳下垂体は脳幹の真中の、大豆(だいず)くらいの大きさの臓器。

甲状腺は喉ぼとけの下にはりついたタテハ蝶みたいな臓器。

副腎は空豆くらいの大きさと形で、腎臓上方にへばりつく臓器。

精巣、卵巣はこの前の生殖器の項で述べた。

これで内分泌系の収納は終わり。

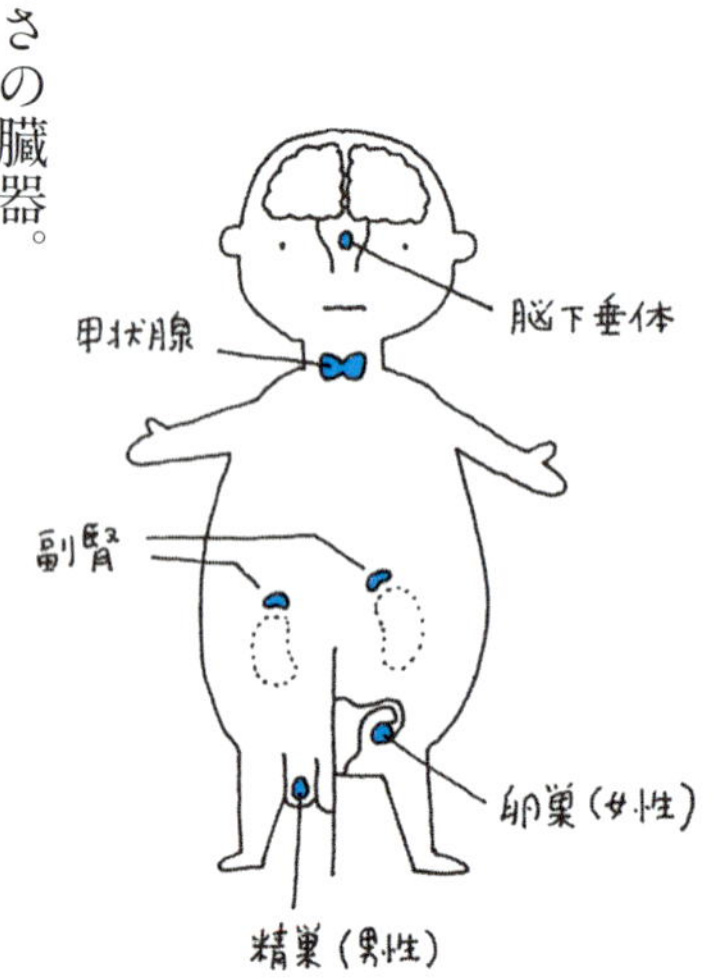

これで、カラダ全体のイメージはつかめたかな?

次のページから「カラダ地図」の描きかたを紹介するよ。

♪カラダ地図・絵描き歌

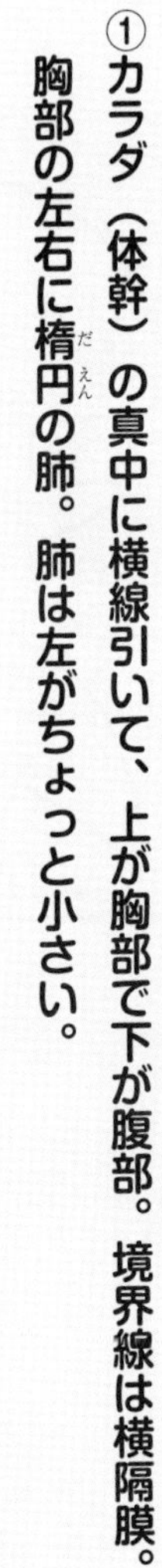

①カラダ（体幹）の真中に横線引いて、上が胸部で下が腹部。境界線は横隔膜。
胸部の左右に楕円（だえん）の肺。肺は左がちょっと小さい。

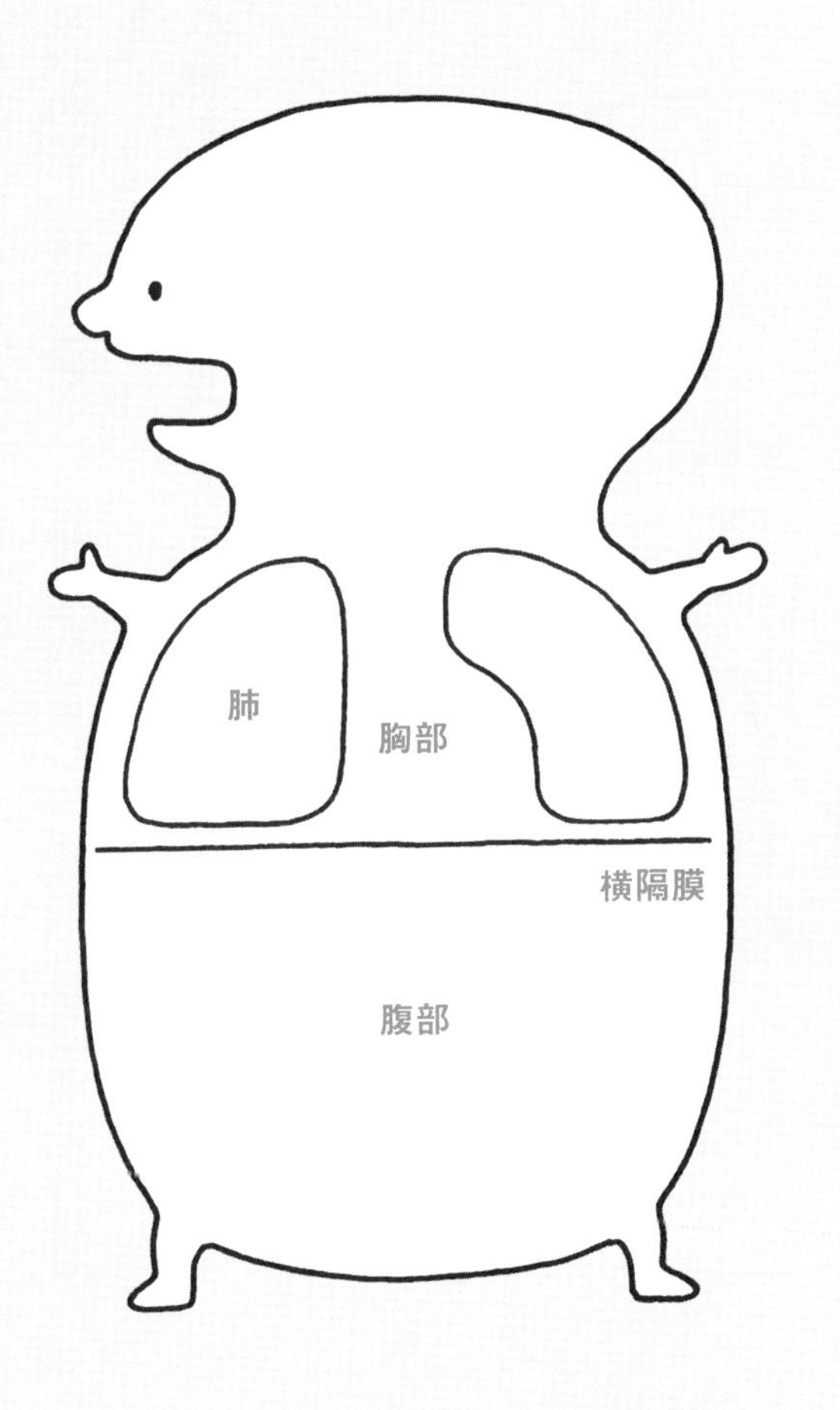

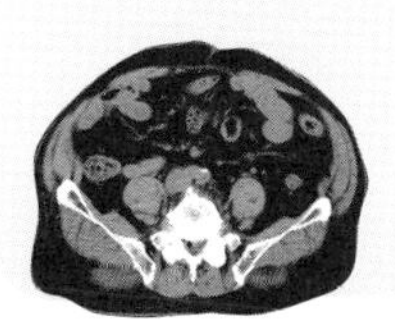

②肺は右が三つ、左が二つに分かれる。

胸部の真ん中に心臓で、心臓は左が少し大きい。これで肺と心臓がぴったりはまる。

心臓の後ろをまっすぐ上下に食道、終点は腹部で胃が膨(ふく)れる。

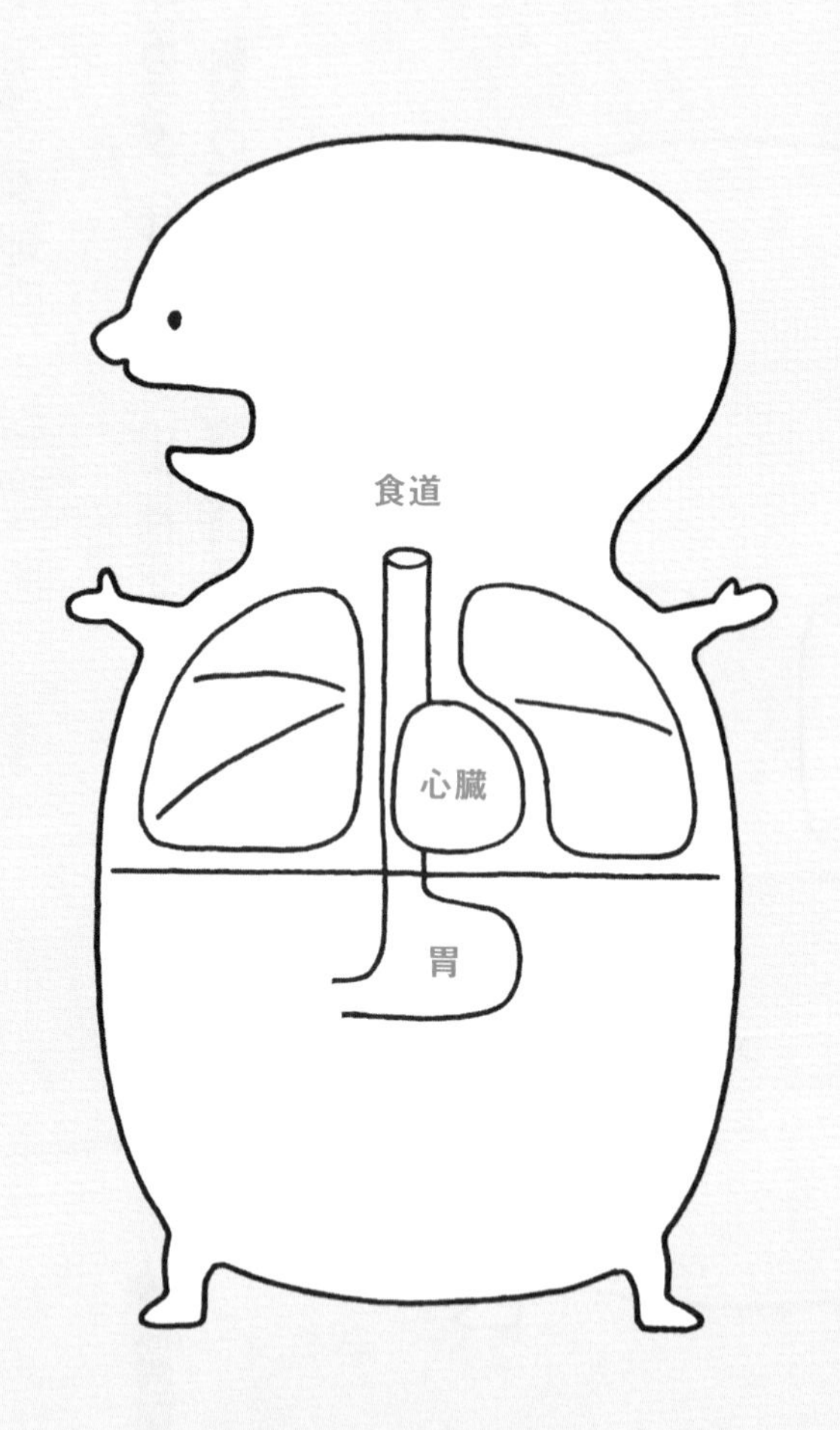

③心臓は十字架で四つの部屋にわける。
胃に続くのはコの字の十二指腸。膵臓を十二指腸にはめ込む。
（膵臓は後腹膜臓器だから斜線で塗る）

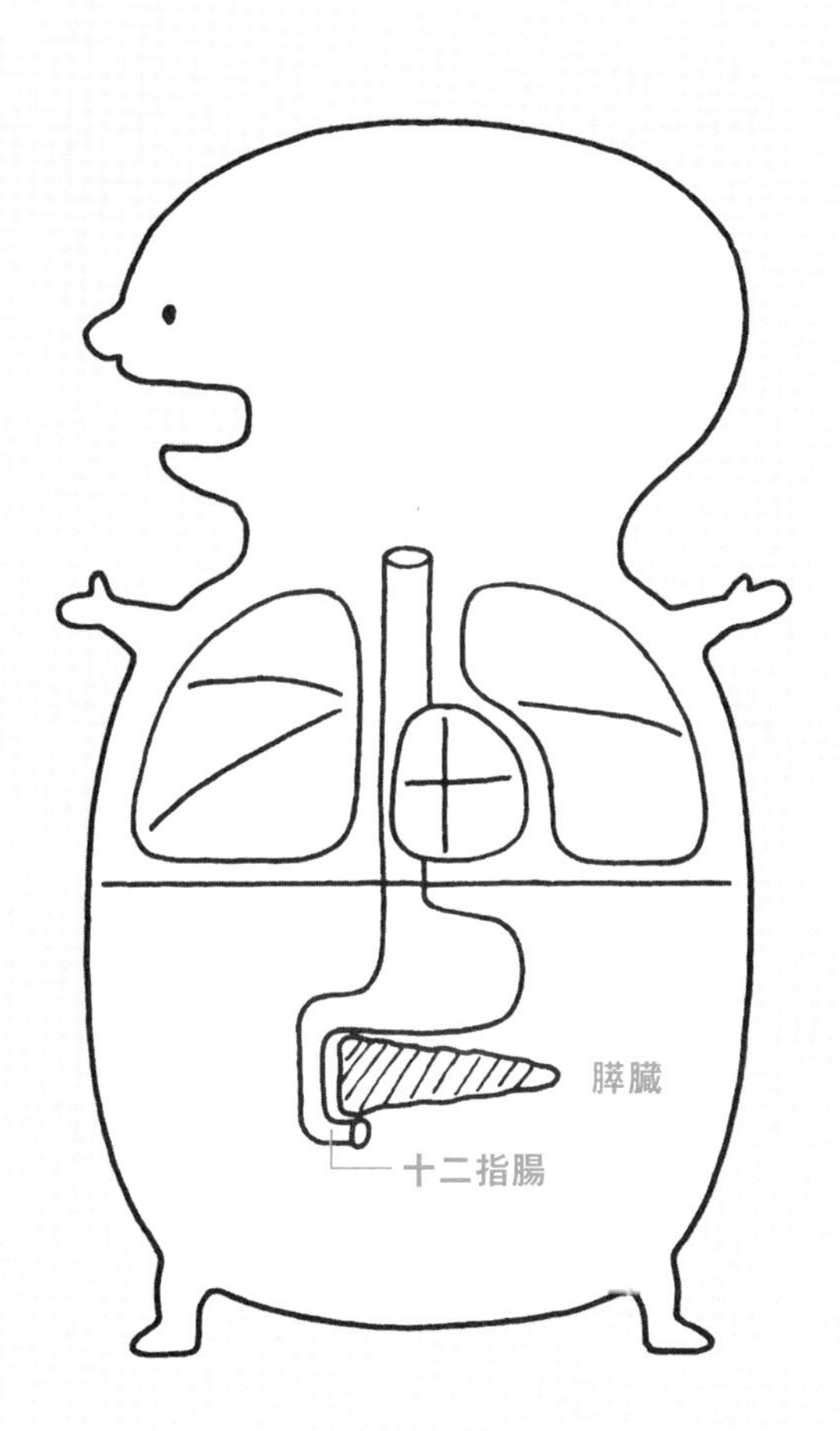

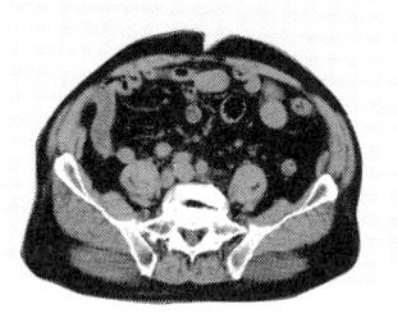

④十二指腸の終わりを○で始め、一本線で小腸をヘアピンカーブに重ねて描く。終わりは右下腹部で○で止める。この○が大腸の始まりの盲腸で、そこに虫垂（ちゅうすい）をぶらさげる。

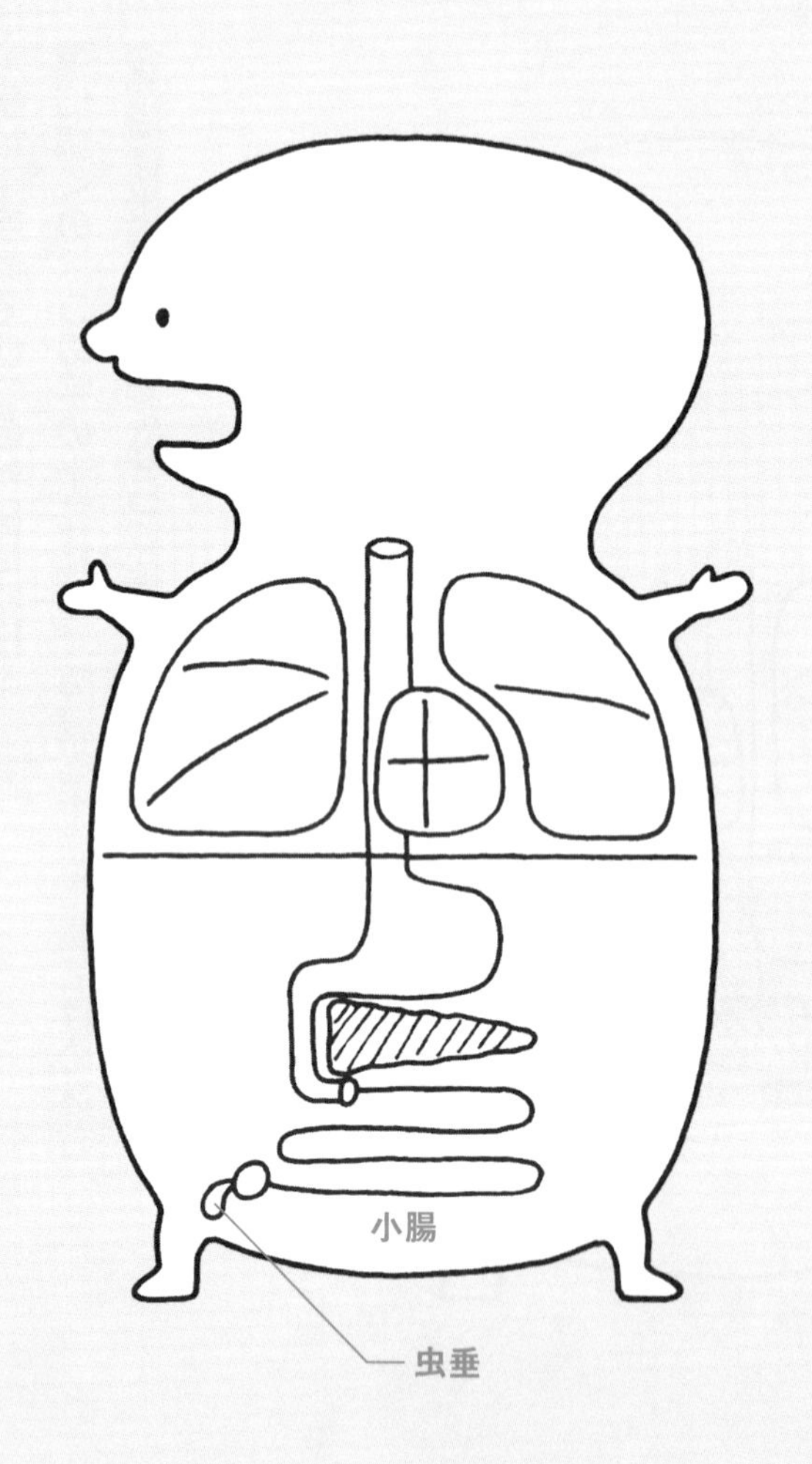

⑤大腸は腹部の枠組み全体に、右下→右上→左上→左下→中心下部（直腸）の順に大きなハテナマークに描き上げる。右上腹部に三角の肝臓、その下に胆嚢の袋。肝臓は大腸前面にあるから、格子模様で塗りつぶす（後腹膜臓器と区別する）。

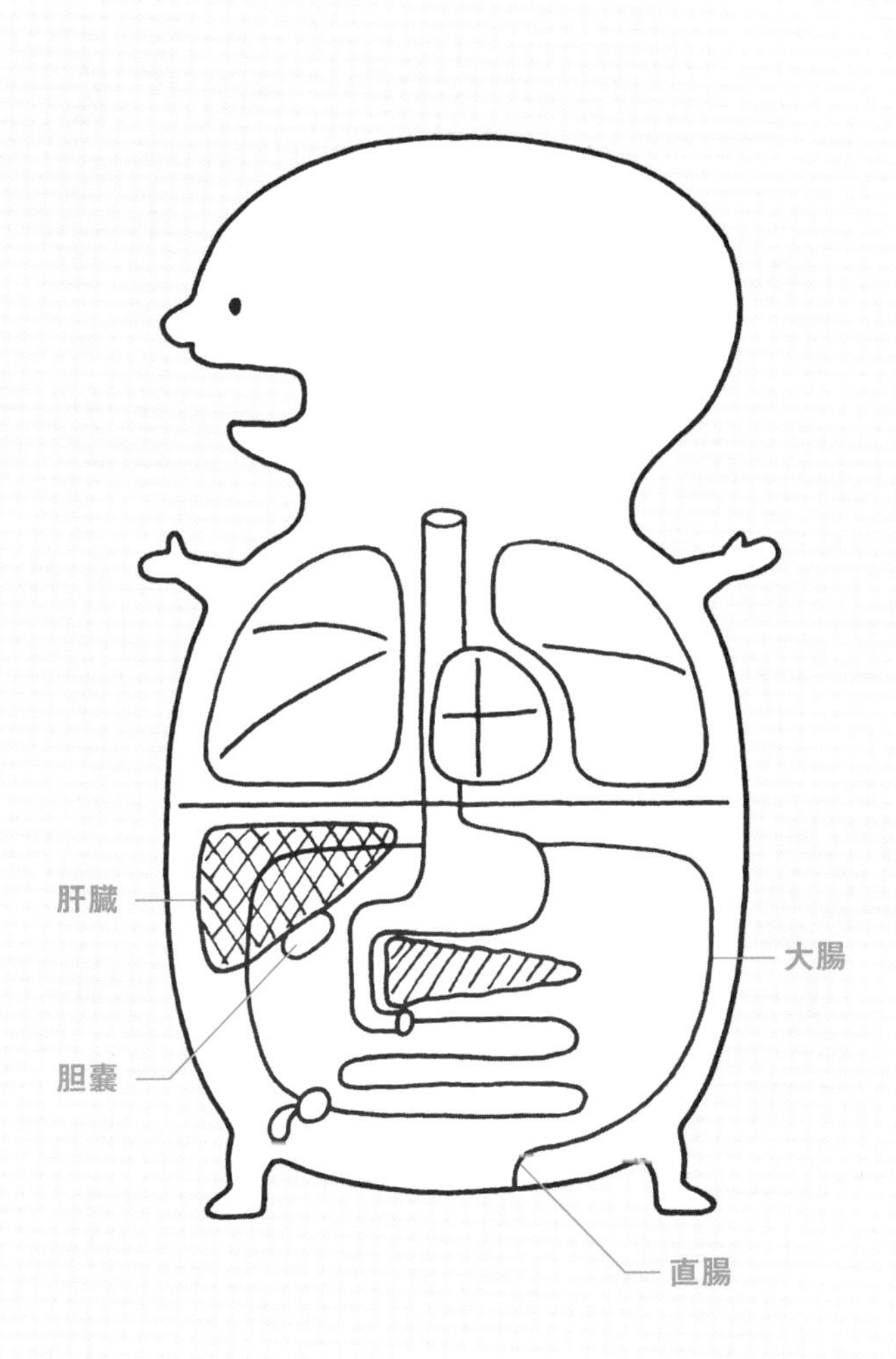

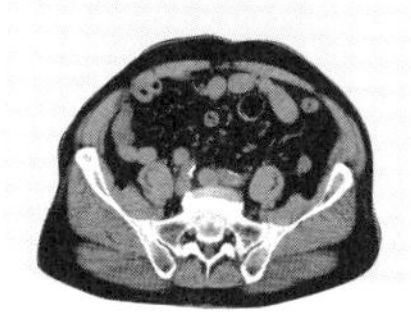

⑥胆嚢からの胆管を、膵臓の真ん中を通る膵管と合流させて総胆管にして、十二指腸の真ん中に開口させる。

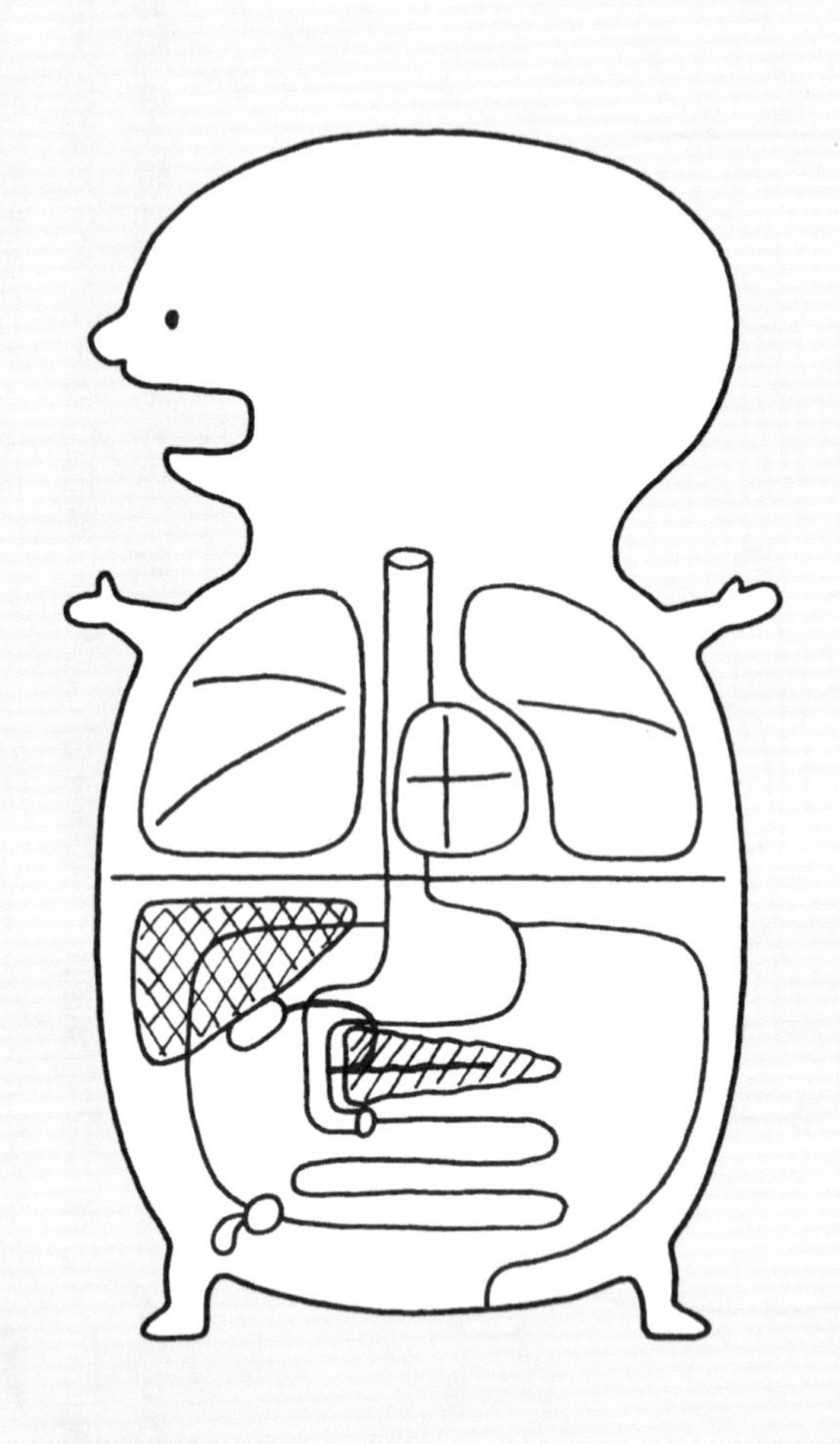

⑦小腸の隣に左右の腎臓を楕円に描く（腎臓は後腹膜臓器だから斜線で塗る）。下腹部中心に、斜線袋の膀胱を描いて、左右の腎臓と尿管でつなぐ。左上腹部に楕円形の脾臓（後腹膜臓器だから斜線で塗る）を膵臓の尻尾にくっつける。

はい、これで完成。

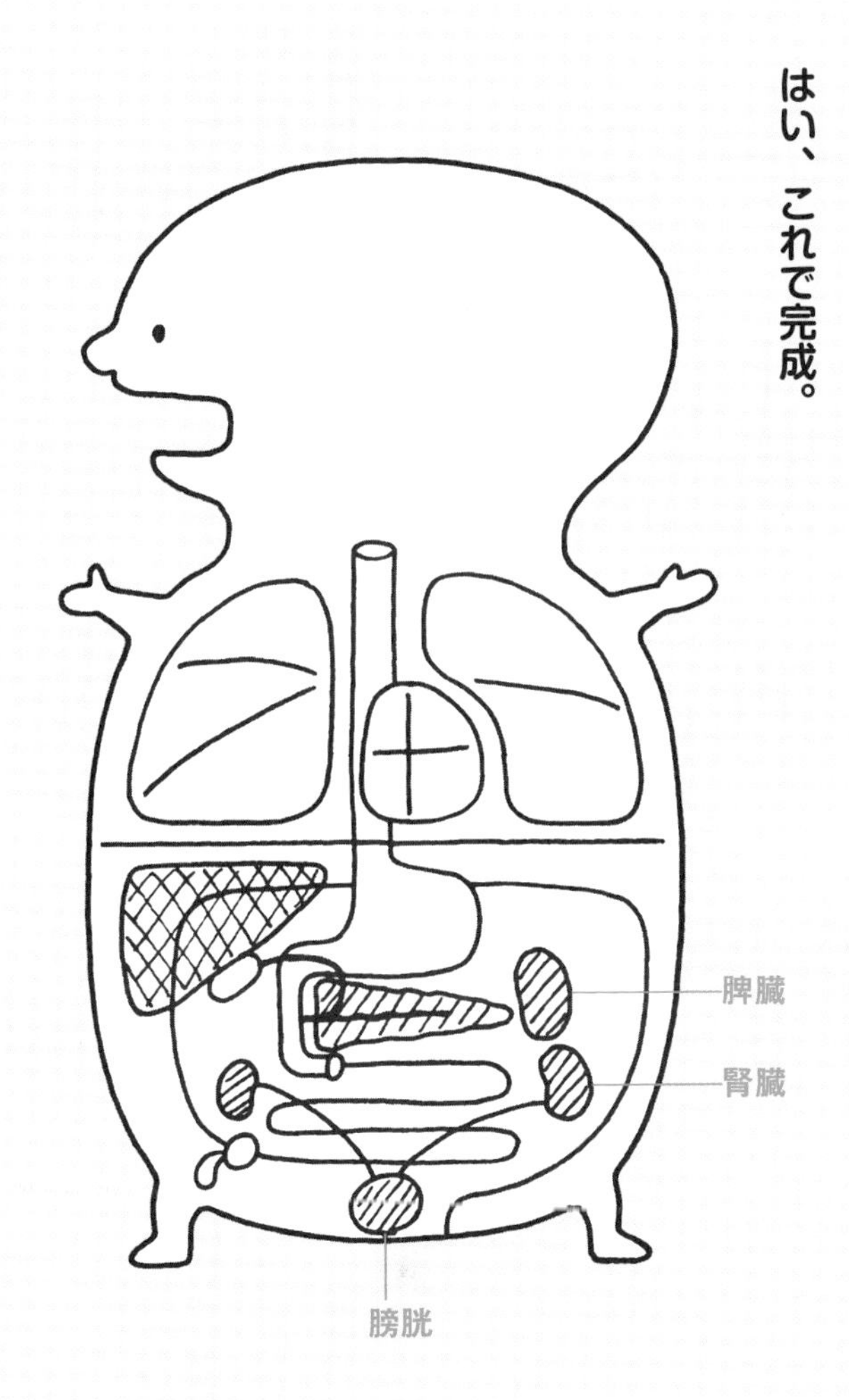

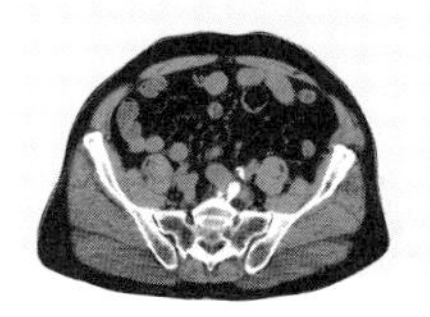

おまけ
♪循環器系収納・絵描き歌

心臓からハテナマークの形の大動脈が、腰まで。大動脈から枝分かれする動脈は8本。右手、左頸、左手、右足、左足、右腎、左腎、そして腹腔。右手にいく動脈は腕頭動脈という名前で、大動脈からわかれて右腕と頭部にいく二股になる。

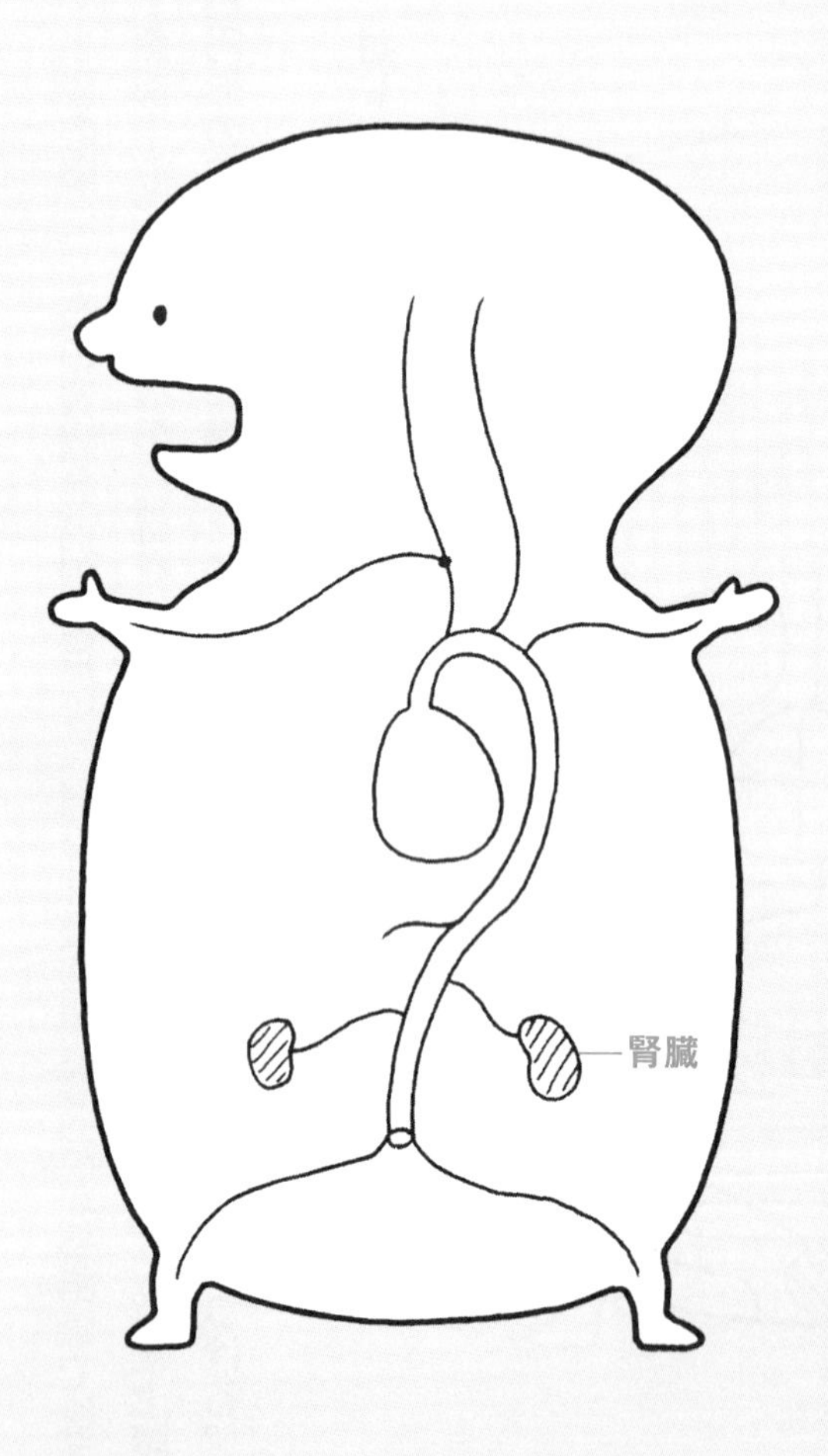

さあ、これがカラダ地図の完成図だ。これで君もカラダ地図が描けるはず。描いてみると実はシンプル。何回も繰り返し描けば、いつの間にかびっくりするくらい、カラダのことがよくわかっている自分に気がつくはずだ。

ここでひとつ、大切なことを言っておこう。
分解して組み立てることができる。これが「わかる」ということ。
自分ひとりで全部描ける。これは「よくわかっている」ということ。
他人に教えることができる。これが「すごくよくわかっている」ということ。

さて、君は自分のカラダについて、どこまでわかったかな。
こうしたことを覚えておいて損はない。だってそれは、君が一生おつきあいする、カラダの知識なんだから。

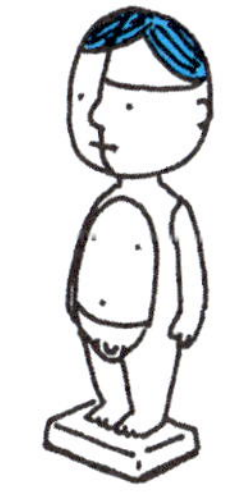
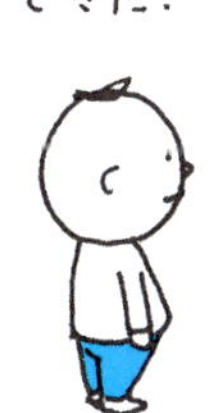

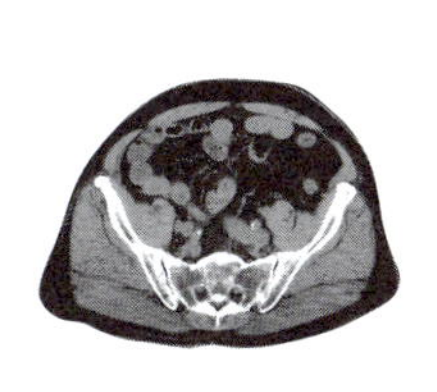

機能の総まとめ

神経系

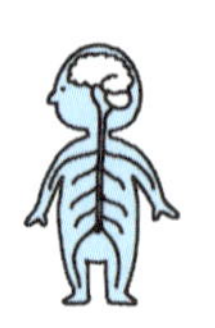

何をするか、何を感じるかは神経系の電気信号で授受(じゅじゅ)される。役割の中心は頭部の大脳を始めとする中枢神経。そこから全身に末梢神経のネットを張る。基本単位は神経細胞のつながり、ニューロン。

循環器系

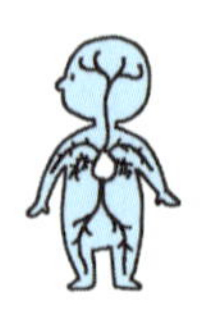

必要物資を全身に運び、不要物を回収するのは循環器系。役割の中心は胸部の心臓で、ここから動脈→毛細血管→静脈の流れで全身にネットを張る。

呼吸器系

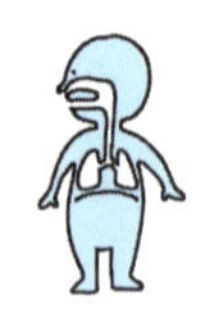

酸素は、肺の基本単位肺胞（肺の毛細血管）で吸収する。老廃物の二酸化炭素は同時に肺胞から血液中に排出する。役割の中心は胸部・肺だ。

消化器系

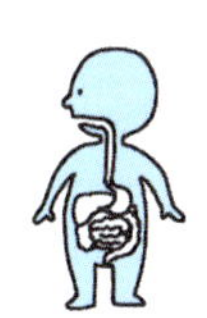

栄養素は口から食物として取り入れ、消化管を通過させながら小腸粘膜の毛細血管で吸収する。肝臓に送り貯蔵する。その後、すべての臓器に血液循環させ配分する。役割の中心は、腹部の消化器。水分は大腸粘膜の毛細血管から吸収し、リンパ管や血管内に送る。

泌尿生殖器系

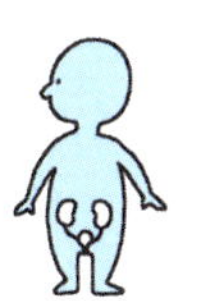

泌尿器系

血液中の不要物は、腎臓の基本単位ネフロンの一部、糸球体（毛細血管の一種）で濾過し、膀胱から尿として捨てる。

生殖器系

男性は精巣で精子を、女性は卵巣で卵子を作る。女性が受精卵を胎児に育て上げる子宮を持つ。

内分泌系

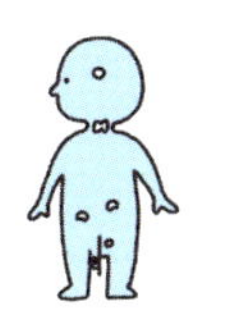

血液中にホルモンを分泌する臓器。ホルモン分泌には標的となる臓器があり、そこにしか作用しない特殊指令だ。

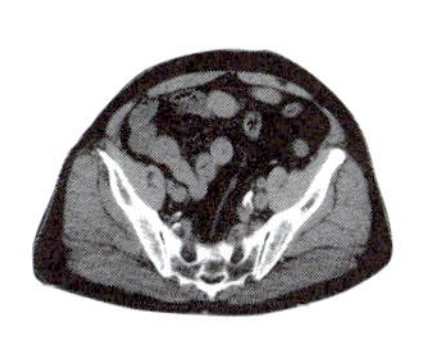

ホメオスタシス（恒常性）を維持するために

カラダと外部の間には境界がある。そして外部の必要な物を内部に取り込み、不要なものを外に出すのが基本ルール。カラダは常に一定の状態を保とうとする。血圧120、心拍数80、体温36度、といった具合に。

この一定に保とうとする傾向を、「ホメオスタシス」（恒常性）の維持と呼ぶ。

カラダは、恒常性を維持するためのシステムだ、という見方もできる。

カラダの仕組みは複雑なように見えて実は単純だ。39ページの図をながめてみればわかるように、内外の出入りはすべて、毛細血管を通じて行なわれている。そしてその目的はカラダの状態を一定に保つ、ということなのだから。

医学概論

「そもそも生きるとは？
医学とは？」

ここまで
読んだって
ことは
きみは
ひょっとすると
生きてますね？！

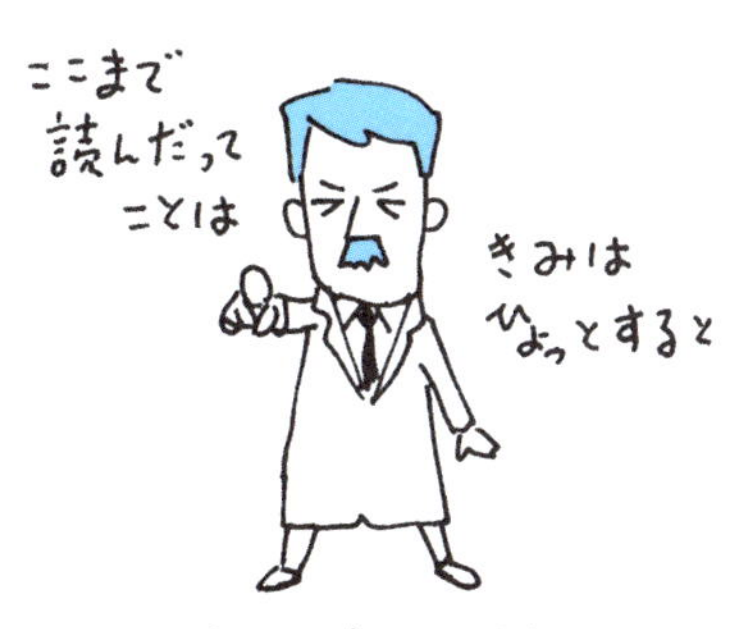

死ぬこと、生きること

生きることは、死ぬことの反対だ。

生きるというのは、息をしている、心臓が動いている、ものを考えることができる、ということだ。その逆が死ぬこと。

死ねば息をしなくなる。心臓が止まる。意識がなくなる。

昔の人は「死」を、呼吸停止、心拍停止、瞳孔散大（どうこうさんだい）を調べて決めた。それを死の三徴候と呼ぶ。息をしなくなる呼吸停止。心臓が動かなくなる心拍停止。瞳孔散大は対光反射（たいこうはんしゃ）の消失を意味し、これは脳の活動停止だった。

ところが医学が発達し、昔なら死んでいたヒトが死ななくなった。たとえ呼吸が止まっても人工呼吸器でサポートできるようになった。そこで意識消失を、死の重要な要素にしようと考える人たちがいて、脳が死んだらそのヒトの「死」にしようというルールに変えた。

これが「脳死」だ。

脳死ルールを決めた理由は、脳死したヒトの臓器を他のヒトに移植するためだ。だが他にもいろいろな意見があり、国会や学会ではいまだに議論が続いている。

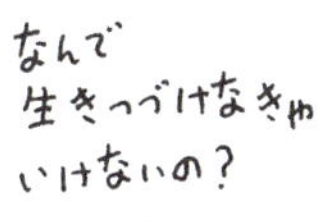

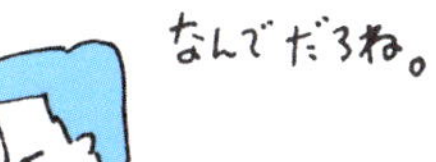

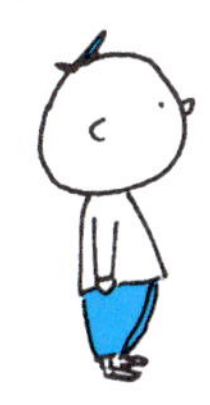

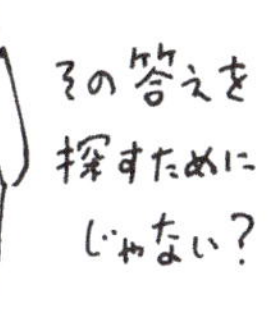

なんで
生きつづけなきゃ
いけないの?

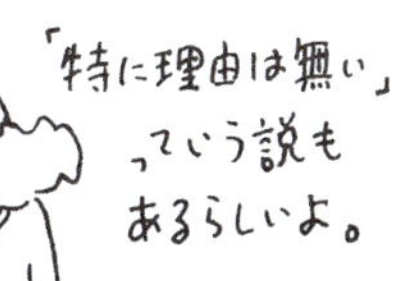

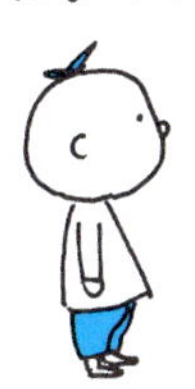

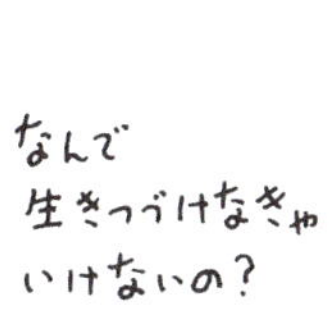

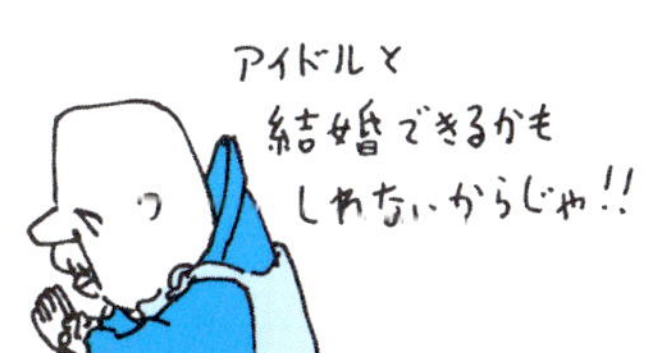

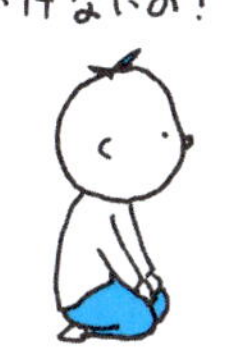

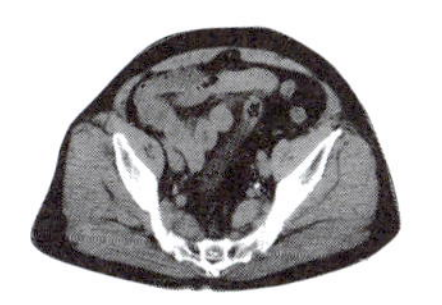

死ぬことは怖くない

誰でもみんな、一度は必ず死ぬ。永遠に生きていられる人はいない。

僕は、生きている人の義務は、死ぬまで生きることだと考えている。

だって君は、どんなに長く見積もっても、今から100年は生きられないんだぜ。その一方で、地球が生まれて46億年、人類が誕生してから数億年。それに比べてみれば、君が生きている100年なんてほんの一瞬。その一瞬のために、ヒトのカラダはどれほど精巧な仕組みが作られていることだろう。それはこの本を読んでもらえば実感できるはず。

君のカラダは精密機械だ。同じ物を機械で作れば、予算は100億円でも足りない。そう、君たちは100億円の価値のある少年・少女なんだ。

だけどそんな君たちも、どんなにがんばっても100年後には必ず死ぬ。ならばとりあえず、死ぬまで生きてみる、というのがいいと思わない？

どうしても死にたくなるようなことがあったら、一度でいいから僕の言葉を思い出してほしい。

「そんなにあわてて死ななくてもいいんだよ。どうせ100年後には死ぬんだから」

それから、もうひとつ。

「ヤバいと思ったら頑張らないで、すたこら逃げよう」（笑）。

死と医学

君自身の死は、君自身にはまったく関係がないことだ。なぜなら死んだ時、君は自分でそのことを考えることができないから。

つまり死とは生き残った他の人たちの概念になる。だからたぶん、死んだ人をどう扱うかというところに、他人にどう接するかという基本的姿勢が現れる。

死ねば意識がなくなる。嬉しいも悲しいも、痛いも苦しいもなくなる。ということは君自身の死は、君にとってはどうでもいいことなわけだ。

自分が死んだ後のことは考える必要はない。それは他の人がやってくれること。

そう、実は君の「死」は、生き残った他の人たちの問題だ。

では君は「死」について何も考えなくてもいいのだろうか。

それも違う。なぜなら誰もがみんな死ぬから、そういう普遍的なことについて考えなくていいわけがない。

それならどうすればいいのだろう。

その答えはたぶん、他の人が死んだら自分が何をすればいいか、考えることだ。

それは自分が死んだ時にどうして欲しいかを考えることにつながってくる。

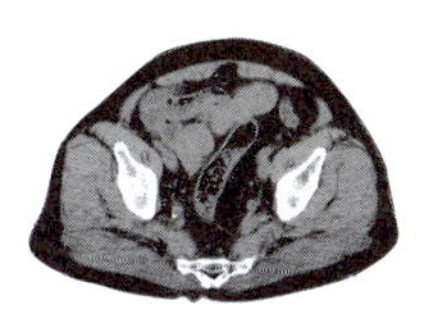

人が死んだら？

まず、その人の死因を調べてあげることが大切だ。死因を調べることは、その人を大切に想うことだ。おじいさんが亡くなった理由がわかればたぶん君は安心する。なぜ死んだのかわからなければ、君はずっと不安なままだ。だから生きている人のために死因を調べることはとても大切だ。

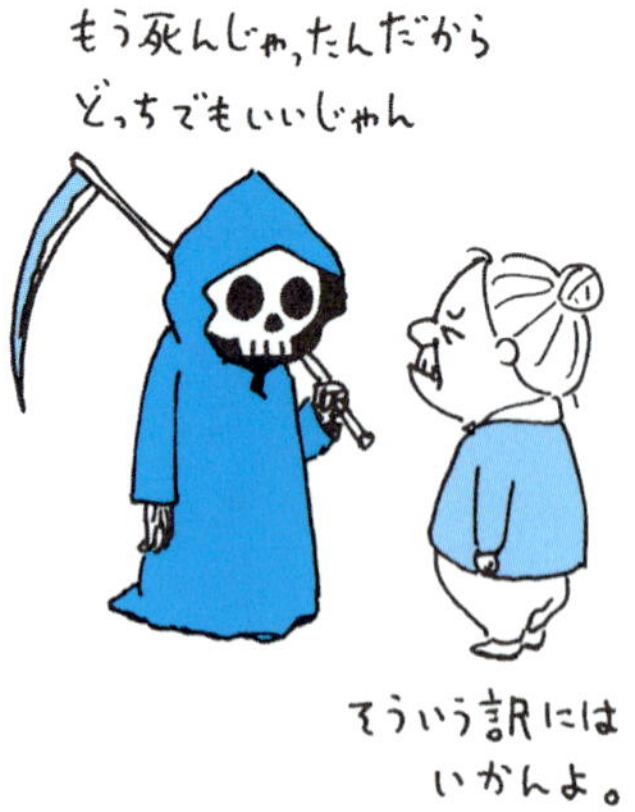

解剖について

医学では「死」は勉強の機会だった。ヒポクラテス（BC400、ギリシャ）の時代から「解剖は医学の基礎だ」と言われ、20世紀終わりまで変わらなかった。中国でも「屍活師（しかばねは活ける師なり）」と言われていたから、死体から学ぶことが医学の世界標準ルールだったことは間違いない。

つまり、死因を調べることは医学にとって、とても大切なことなのだ。

解剖は身体を切り刻み、臓器を取りだして調べる。遺体を傷つける、大変な検査だ。死んだ人を傷つけてまで死因を調べる大きな理由はふたつだ。

①その人が不当に死んだのではないことを証明するため。（社会解剖）
②その人が死んだ理由を調べ、医学に役立てるため。（医学解剖）

でも家族の遺体を傷つけるのがイヤな人も多く、今では解剖はほとんど行なわれなくなってしまった。日本の解剖率は2パーセント台だ。これでは今の社会が医学の基礎をお粗末にしていると言われても、言い返すことはできない。

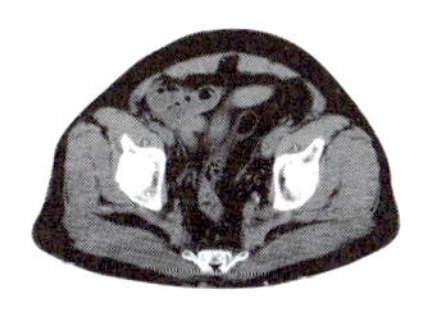

「死亡時医学検索」は医学の基礎

「解剖は医学の基礎」は医学の基本と言ったけれど、本当かな、と僕は考えた。

そして「死亡時医学検索」が医学の基礎ではないかと気がついた。「死亡時医学検索」は新しい言葉だけど、中身は簡単に理解できるはずだ。

それは「死亡時」の「医学検査」だ。

すると「解剖は医学の基礎」という言葉を「死亡時医学検索が医学の基礎」と言い換えても、これまでのルールと矛盾しない。

なぜなら「解剖」は「死亡時医学検索」の一部なのだから。

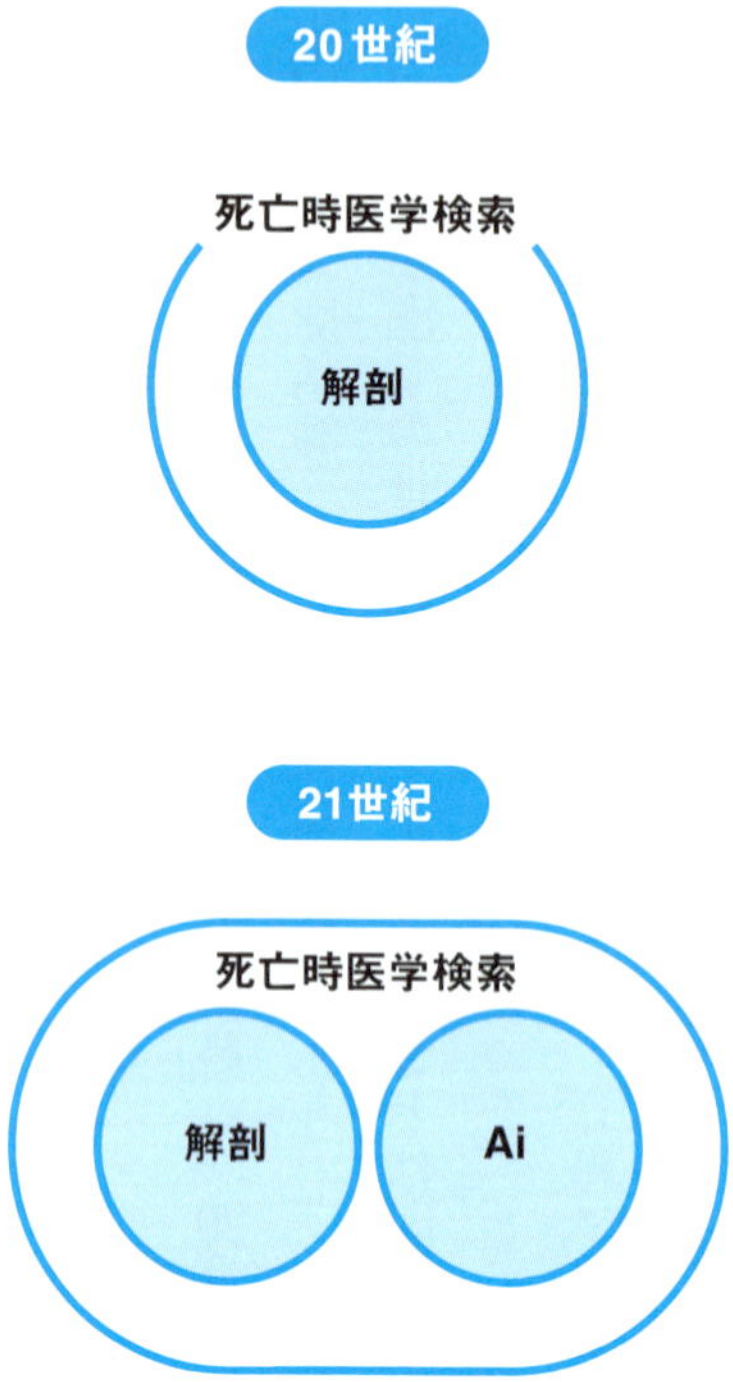

20世紀

死亡時医学検索

解剖

21世紀

死亡時医学検索

解剖

Ai

Aiの登場

20世紀後半から解剖が衰退し、医学は危機に瀕した。しかしここで救世主が現れ、死亡時医学検索は21世紀に、概念として飛躍的に進歩を遂げた。

オートプシー・イメージング（Ai）という、死体の画像診断法が確立されたのだ。

20世紀の死亡時医学検索の方法は解剖しかなかった。カラダの表面からあれこれ調べることは「検案」というが、20世紀の死亡時医学検索は、

検案（体表チェック）→ 解剖（破壊検査）

というものだった。

一方、21世紀の死亡時医学検索はAiが導入されて劇的に変わった。

21世紀の死亡時医学検索は、

検案（体表チェック）→ Ai（画像診断）→ 解剖（破壊検査）

となる。この仕組みは、医学と社会に大変化をもたらすことになるだろう。

解剖と違い、Aiは遺体を傷つけずに調べられる。だから遺族の心に優しい。もしAiで死因がわからなければ、その時は解剖をすればいいだけだから、今よりもずっと気持ち的に受け容れやすい仕組みを作ることができる。

君だって、カラダを切り刻まれる解剖をされる前に、とりあえずAiを行なってからにしてもらいたい、と思うでしょう？

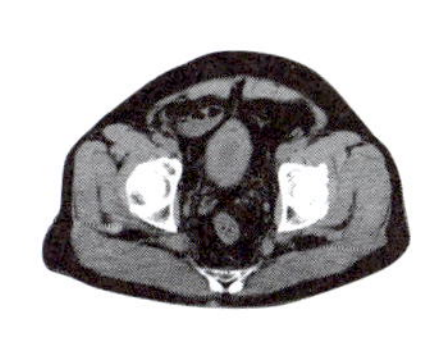

Aiと解剖は協力して働ける

Aiは解剖を駆逐する検査ではない。解剖が至らないところを手助けする検査だ。ただし、まず最初に手軽に行なえる検査だから、死亡時医学検索の基本は、これからは解剖ではなくて、Aiになっていくだろう。そして解剖は、Aiの補助検査として威力を発揮していくことになるはずだ。

Aiとは

今まで 生きてる時に
やっていた画像診断を

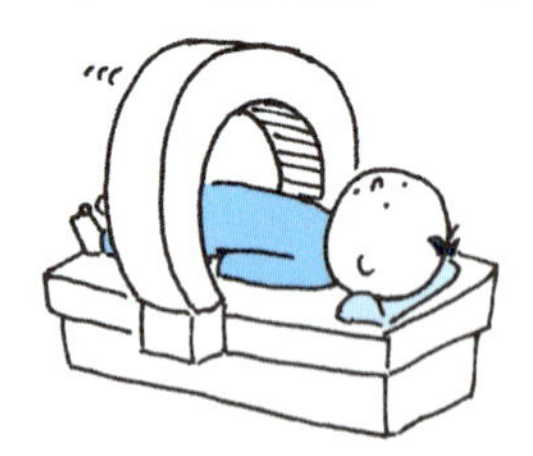

亡くなった時に
もう一回 やっておきましょう。
という話です。

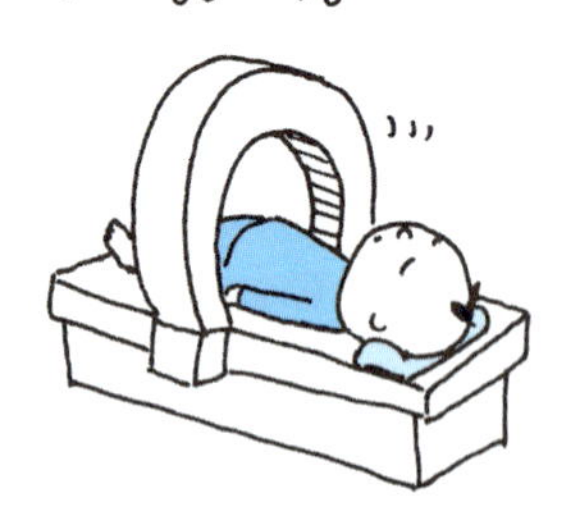

Aiの反対屋

ところが残念なことに、新しいことにはたいてい「反対屋」が現れる。

「反対屋・その1」は官僚の人たちだ。Aiは新しい検査だからお金がかかる。日本は借金だらけなのでそんなお金は出せません、というわけだ。見方を変えれば、官僚は君の家族が死んでも死因はどうでもいいと考えているようにも思える。

これって君たちをバカにしているように思えませんか?

「反対屋・その2」は解剖の仕事をしてきた医者（病理医・法医学者の一部）だ。彼らはAiでは死因は完全にはわからないから必ず解剖をすべきだと主張する。でもこれも間違い。日本では年間100万人以上の人が亡くなっているのに、解剖はたった5万人分しか行なわれていない。毎年100万人以上が解剖されずに死因を決められているのだから、せめて画像診断で死因を調べることは絶対に必要だ。

解剖の仕事をしてきた人たちは、Aiが導入されると自分たちの仕事が減るのでは、と心配している。そのためAiの欠点ばかり言いふらして、自分たちでAiをやろうと目論む。だがそれはとんちんかんな話だ。解剖と画像診断は全然違う技術で、スポーツでいえばサッカーと水泳くらい違う。水泳選手がサッカーJリーグのレギュラーにしろ、と言っているくらい、お門違いの話だ。

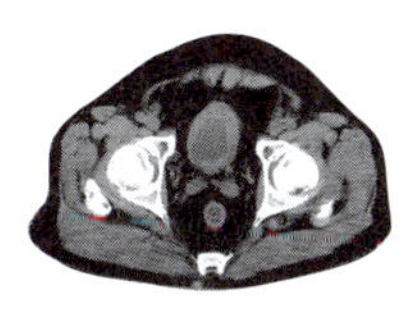

「反対屋・その3」は画像診断医の一部だ。彼らは新しい仕事をやりたくないので、いろいろ理由をつけてやらずに済まそうとする。お金がもらえない、忙しい、人手が足りない、やり方がわからない、自分たちの仕事ではない、エトセトラ、エトセトラ。この人たちは、これまでと変わらない仕事だけをしていればそれでいい、と思っている。学会の偉い先生に多いタイプだ。

こうした一部の人たちがAiのことを理解しないで反対するので、Aiはなかなか世の中に広がらない。大人にもわからんちんがたくさんいて、しかもなぜか偉い人に多いのは、日本社会の悪いところだと思う。

でも市民は、Aiの社会導入を強く望んでいる。講演会でアンケートを取ると、97パーセントの人が、Aiを導入してほしいと願っているとわかる。

反対屋の人たちは、どうか謙虚に市民のみんなの声に耳を傾けて欲しい。

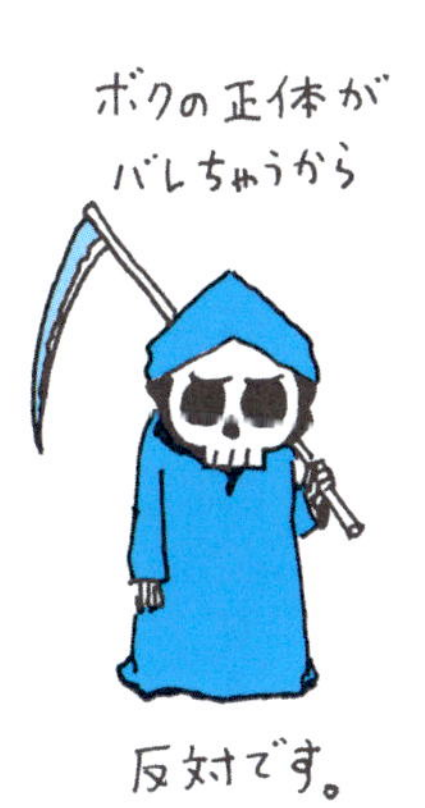
ボクの正体が
バレちゃうから
反対です。

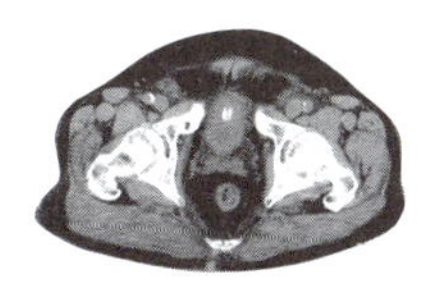

この本の臓器写真は千葉大学医学部附属病院に世界初のAiセンターを創設した、放射線科の山本正二先生と下総良太先生（当時・現在の所属は2ページ）が作ってくれた。本に出てくる写真はAi写真が多い。遺族の方がAi写真を撮らせてくれたから、こうして君たちにカラダのことを教えられる。医学はこうやって、死んだ人の厚意から学んできた。だから、Aiの意味と価値がわからない人は、医学や医療で一番大切なことを全然理解していない人ということになる。

君たちは、医学のために情報を提供してくれた、今はもうこの世にいない人たちに対する感謝の気持ちを忘れてはならない。

医学は難しくない。なぜなら君自身を学ぶ学問だからだ。そして誰でもきちんと学ばなければならない大切な学問でもある。

医学の基本は君たちの取扱説明書、「トリセツ・カラダ」だ。カラダ地図が描けることは、君自身を知ることだし、君自身を知れば、簡単に絶望しなくなる。だって、君が悲しんでいる時も、苦しんでいるときも、君のカラダは黙々と君を支えるために働き続けているんだから。

それは、なぜだろう？

君がよりよく生きるために、カラダは黙って頑張ってくれるんだと、僕は思う。

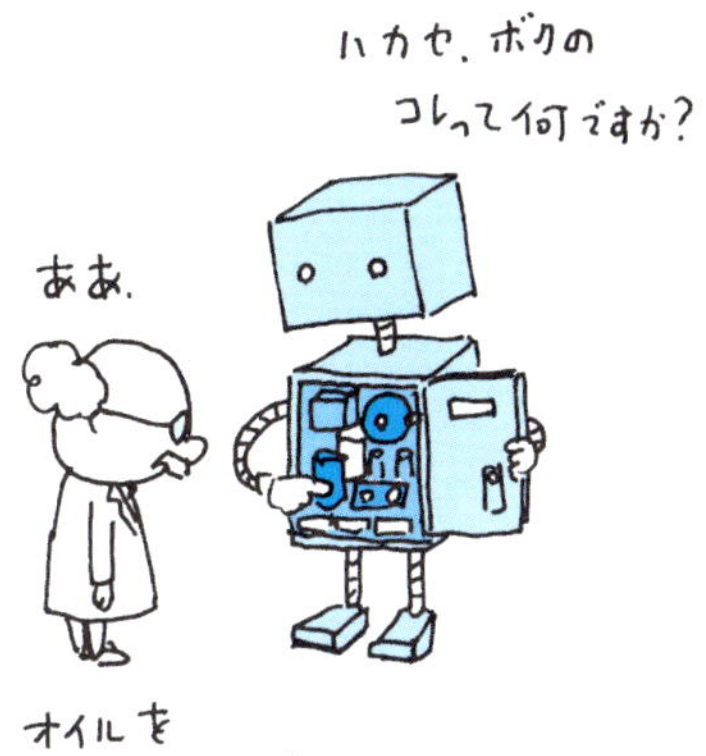
ハカセ、ボクの
コレって何ですか?
ああ.
オイルを
ためとくとこだよ。

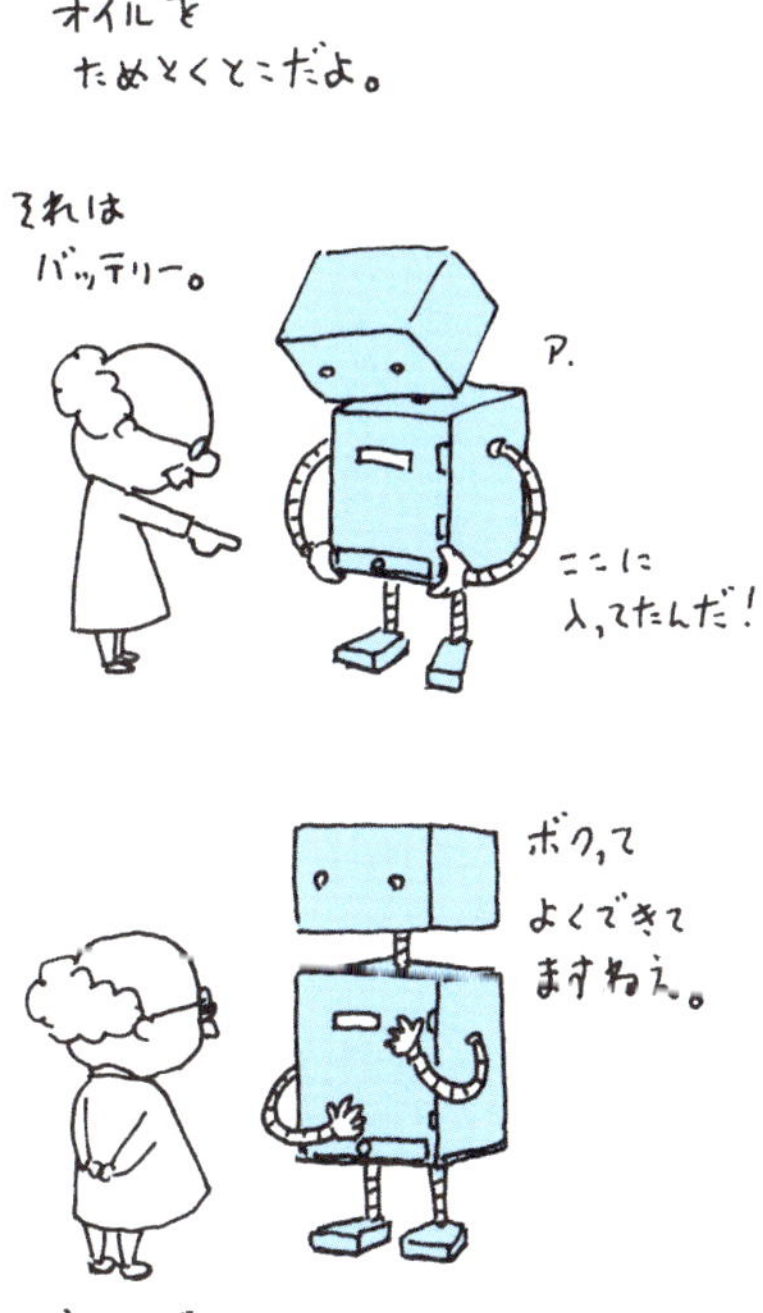
それは
バッテリー。
ア.
ここに
入ってたんだ!
ボクって
よくできて
ますねえ。
そうなんだよ。

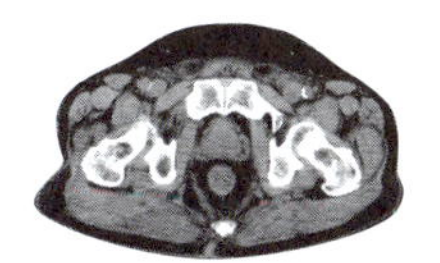

おわりに

この本を最初からもう一度、ぱらぱらと眺めてみよう。

カラダという小空間に、こんなにぎっしりいろいろな役割の臓器が詰まっていることがわかって、改めて驚くはず。

君のカラダってすごいでしょ?

だからすみずみまで理解して、大切に使おう。


これで「トリセツ・カラダ」の授業はおしまい。

最初のページに戻ってもう一度、自分の「カラダ地図」を描いてみよう。そして自分のカラダに感謝して、この本を閉じることにしよう。

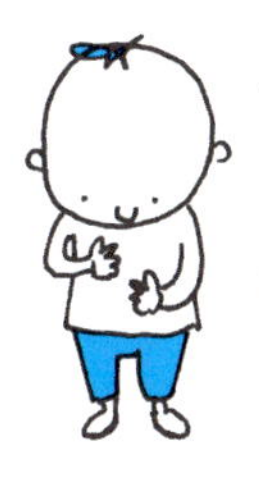

この本を読んで、
からだってすごいなあ、
大事なんだなあって
改めて思った。

知らなければ
この大事さは
わからなかった。

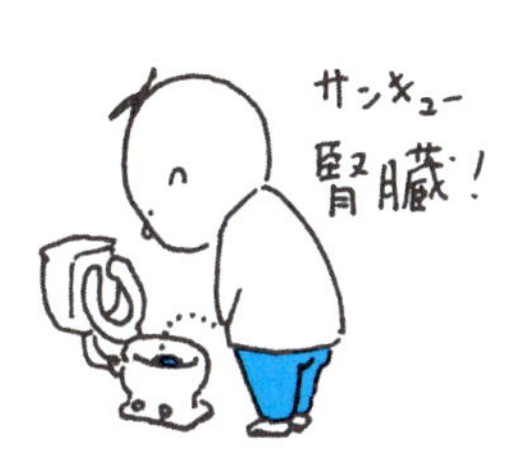

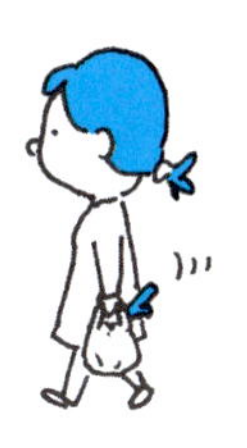

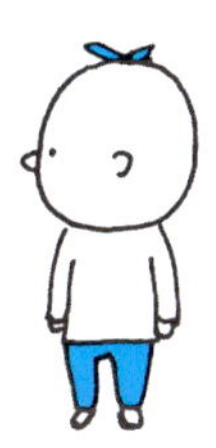

毎日あたりまえだと
思っていることでも、
大事なことはほかにもいっぱい
あるんだろうな、とも思った。

からだについて
知るっていうことは、

「大事なこととは何なのか」を
考える一番のきっかけなんじゃ
ないのかしら。

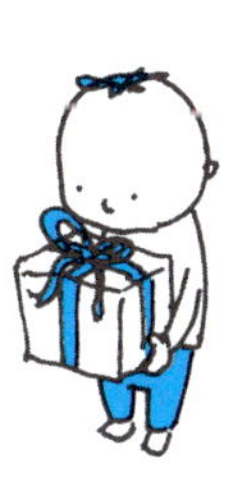

これでおしまい
パラパラ・カラダ
FINISH

おまけ

中学生も東大生も、そして普通の大人も「カラダ地図」が描けなかった。

僕がなぜこの本を作ろうと思ったか、その理由を書こう。そもそものきっかけは看護学校の授業だった。僕は病理学という学問を教えていたが、それを教えるには正常なカラダの知識が必要で、すると看護学校や医学部で教えられる解剖の知識では不充分だとわかってきた。看護学生たちは一生懸命勉強していたけど、臓器の名前や場所はわかっても、つながりや意味はよくわかっていない感じがした。

そこで教え方を工夫してみた。この本の始めの部分はその時の授業の賜物(たまもの)だ。

◆ギャラリー・カラダ【中学生編】

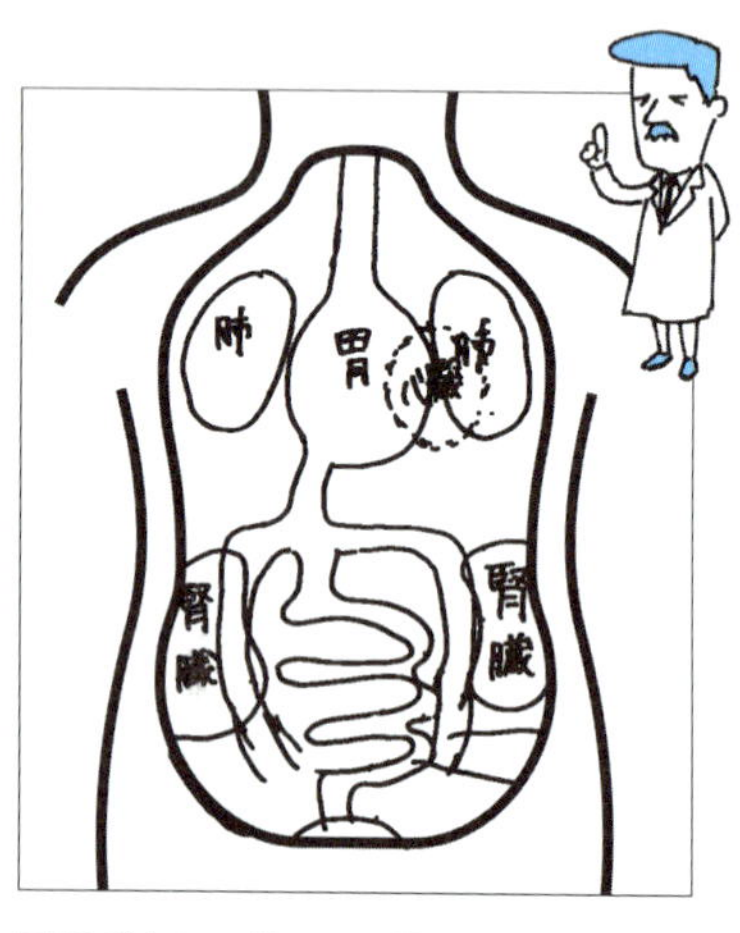

■胃が上に、腸は三つ股に分かれていて、あなたの関心が、食べ物に集中していることはよくわかる。

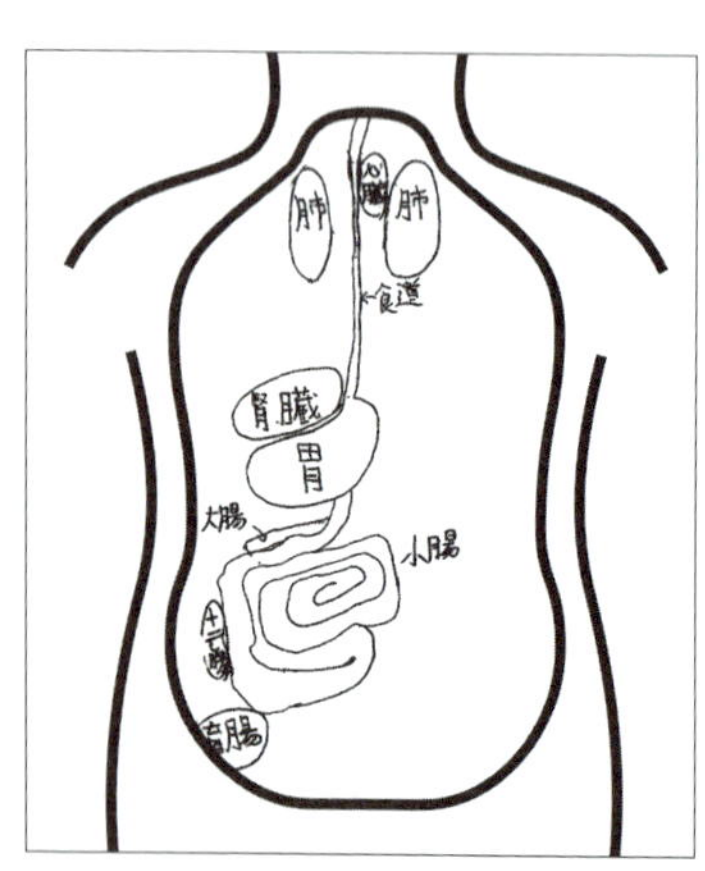

■カラダの左下の虚無空間には何があるんだろう。夢？挫折？それとも希望？

次に朝日新聞社『オーサー・ビジット』に参加した時のこと。カラダについて教えたんだけど、ふと思いついて中学生にカラダのイメージを描いてもらった。つまり「カラダ地図」が描けるかテストしてみたわけ。

そうしたら案の定、「カラダ地図」をきちんと描けた中学生はいなかった。みんな、下段のギャラリーみたいな絵を描いていた。

学校で教わらないから自分のカラダを描けないのかと思ったけれど、その後2時間授業しただけで、みんなが描くカラダの絵はあっという間に立派になった。

――何だ、2時間教えれば描けるんだ。

そこで僕は、そういう本を作ればきっと誰でもみんなカラダ地図を描けるようになるんじゃないか、と考えた。

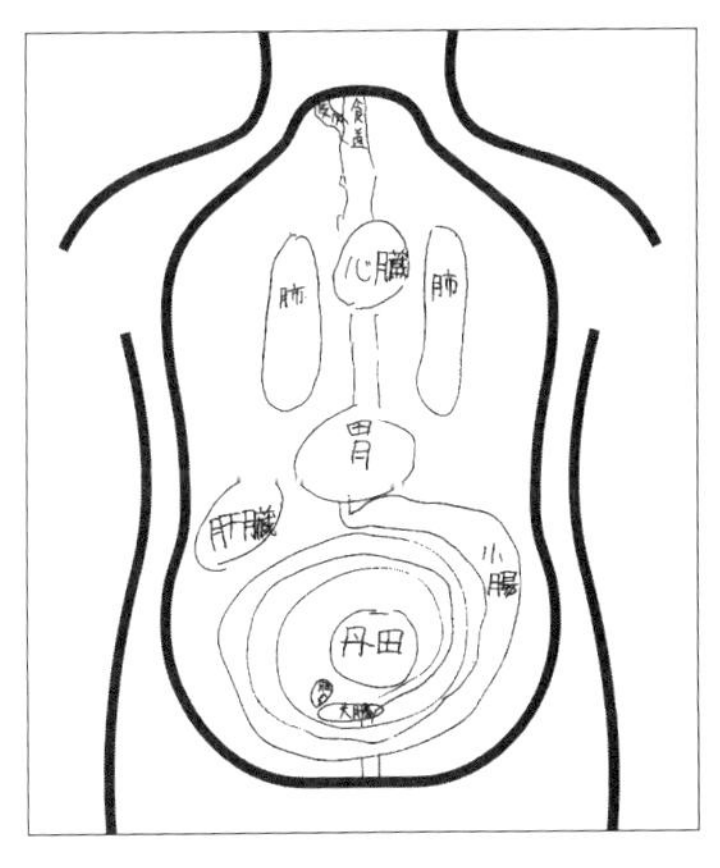

■うずまき族第１弾。鳴門の渦巻き小腸の真ん中に、丹田がある。武道家のカラダは最後にはこうなる。

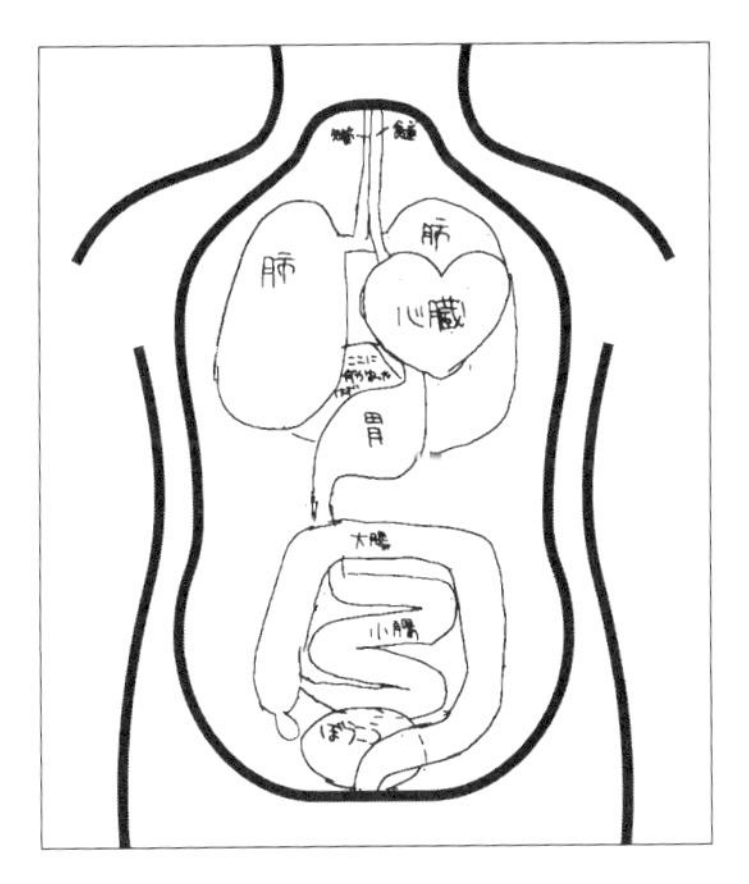

■だいたい合っているみたい。でも肝腎の臓器がなくちゃあねえ……。

ある日、ちょっとした事件があった。東大で授業をした時のこと。悪戯心で同じようにカラダ地図を描いてもらったんだ。

そうしたらその絵は中学生のカラダ地図とそっくりだった。日本の受験トップの人たちでもやっぱり描けないカラダ地図。これには本当に驚いた。


でも東大生だけじゃない。その後、僕に取材に来た人たちにテストすると、みんな東大生のように描けない人ばかり（ヨシタケさんも、でした・笑）。

果たしてこんなことでいいのだろうか。

受験生は、カンボジアやウクライナの特産品や、物理の公式はすらすら暗唱できるのに、大切な自分のカラダについて、ほとんど知らずに過ごしてなぜ平気なのだろう。

◆ギャラリー・カラダ【東大生編】

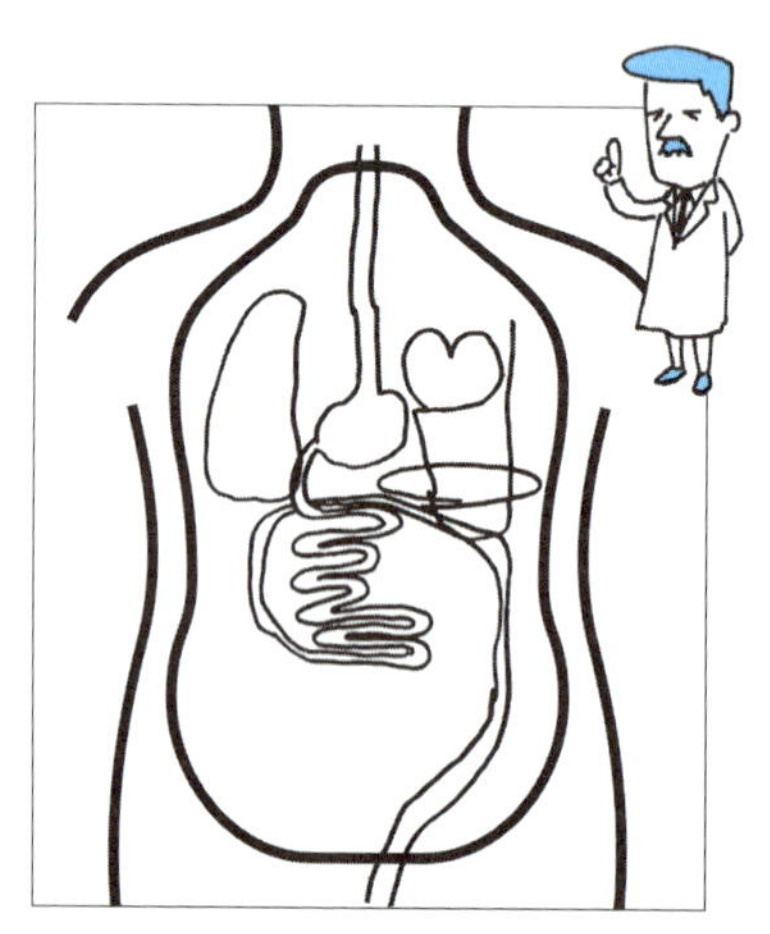
■心臓がウインクしている。アイドルの身体なのかも。

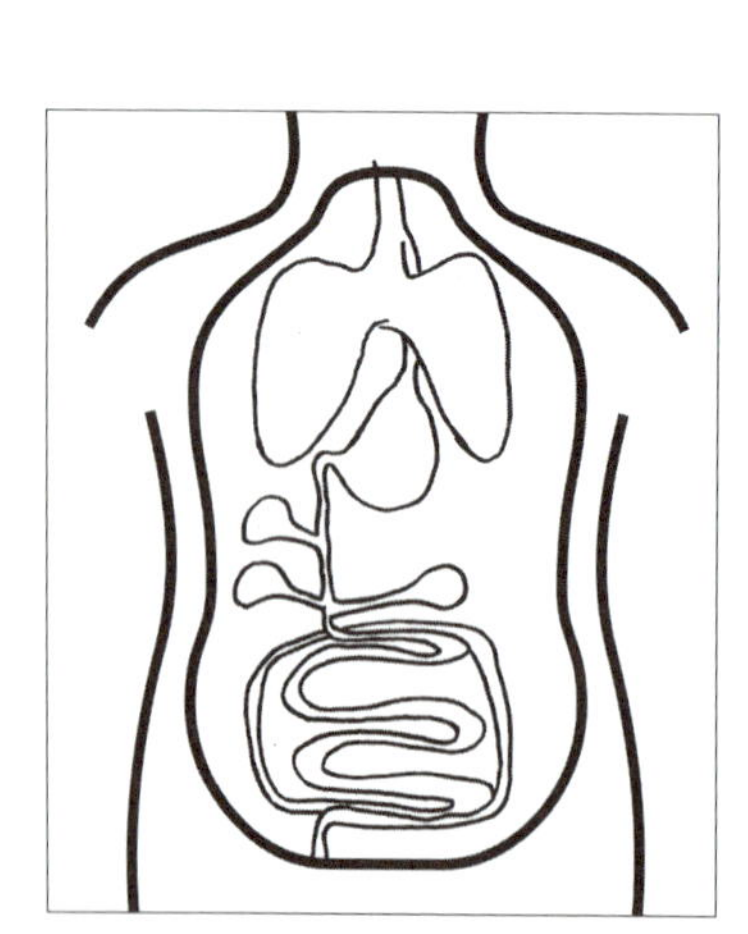
■胃袋が４つ？　キメラの牛族の登場です。

僕は不思議でならなかった。

それはたぶん、自分が知らない、ということすら知らないからなんだろう。無知は無関心につながり、無関心でいると、知らないうちに何かが壊れていく。そうやって壊れたもののひとつに「医療」がある。そもそも、自分のカラダがふだんどう働いているか興味のない人が、医療現場が大変なことに興味をもつはずもない。

それはそれで構わない。ただそうなると、自分が病気になった時、誰も助けてくれない社会になる。ひどい社会だと罵っても手遅れだ。そんな社会にしたのは、君たちが医療に無関心だった結果なんだから。

その時になって泣きわめくくらいなら、普段から自分のカラダについて考え、医療

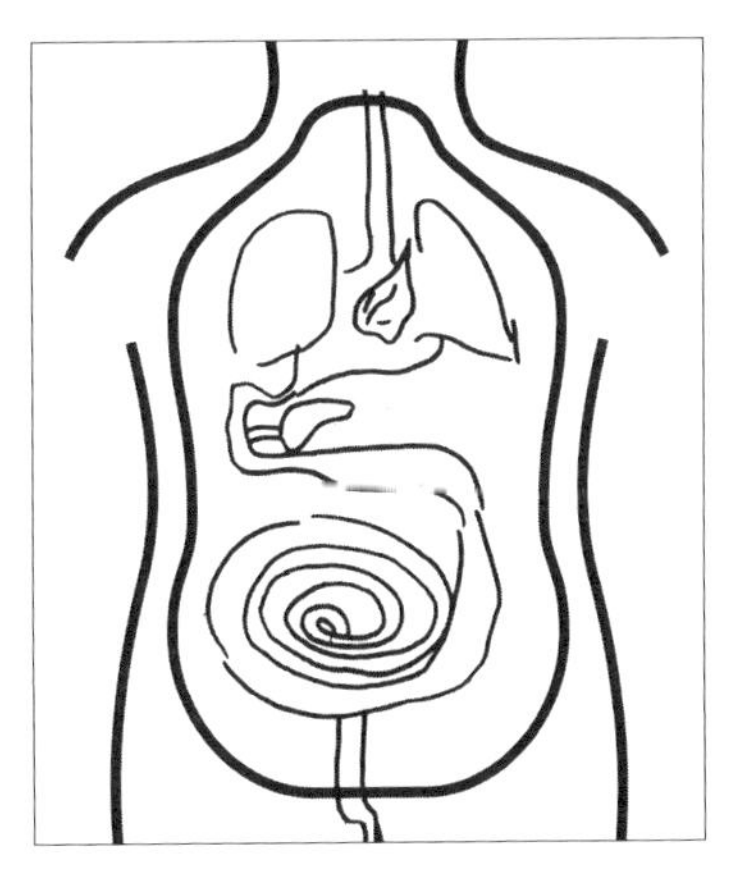

■うずまき族第２弾。膵臓だけは妙に正確に描かれている。なぜだ？

■うずまき族第３弾。迷路タイプ。これだと食物がお腹の中にこぼれてしまうような気がするんですけど。

の基礎知識をモノにしておこう。これはみんなが生きていく上で必ず大切なことになる。だって自分のカラダのことなんだから。

もし、そうした関心が高まって医療崩壊が止まればめでたしめでたし。万が一、医療崩壊が止まらなくても、こうした知識は非常用の役に立つ。どっちにしても君にとって、この本で学んだことは、必ず君を守ってくれるはずだ。

この本は、そんな気持ち、こんな逸話をごった煮にして作られた。この本を手にした君たちは繰り返し読んで、中身をよく理解し、自分の知識にしてほしい。

なぜなら、それこそが君が自由を手にするための一番の早道なんだから。

◆ギャラリー・カラダ【社会人編】

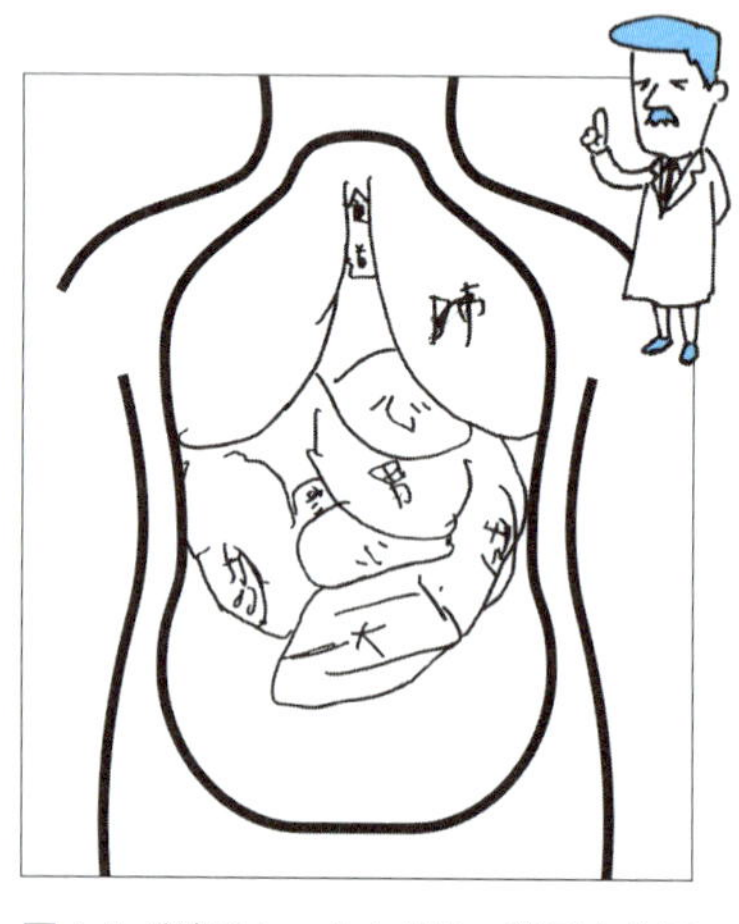

■カラダ地図というよりは、戦国大名領土絵図。胃と心臓の国取り物語の結果やいかに。

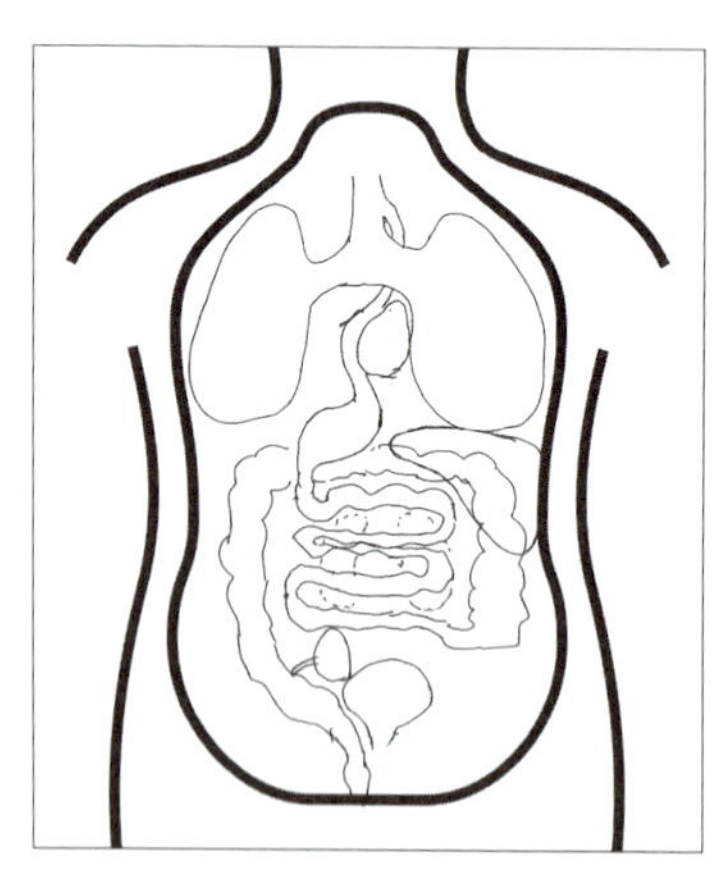

■カラダの管だけは妙に正確。ちくわ族のエースの登場です。

さて、この本はひとまずこれで終わり。
次は続編の「トリセツ・ヤマイ」でお目に掛かりましょう。

二〇〇九年九月
海堂尊

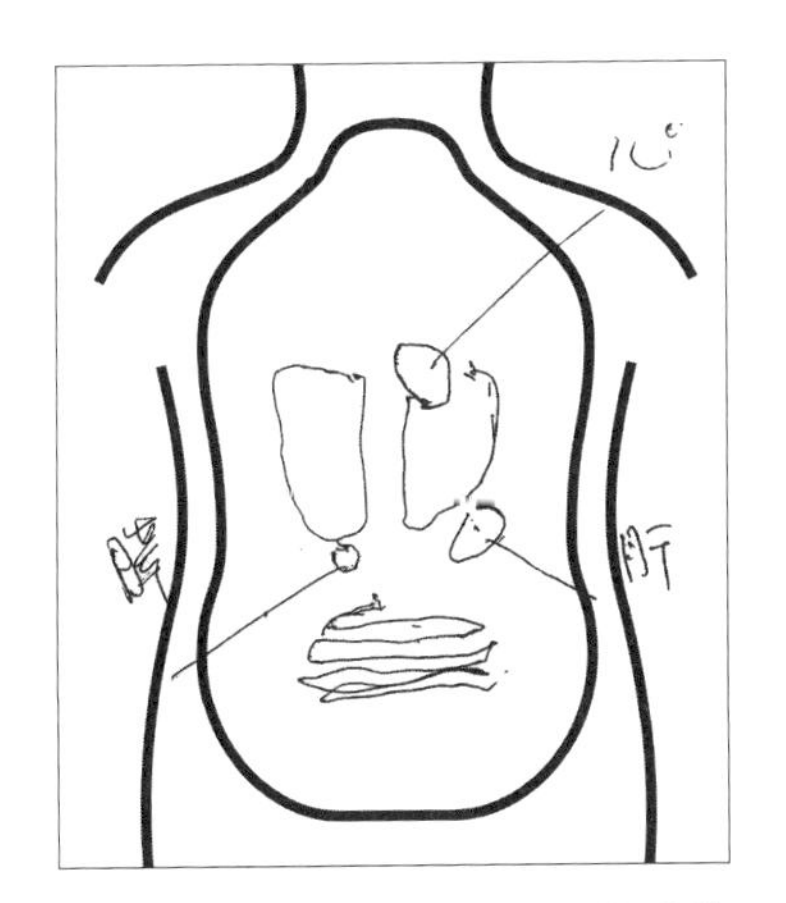

■左右逆(肝臓と脾臓)や、上下逆(心臓が肺の上)。いろんなところに鏡があるミラーマンか?

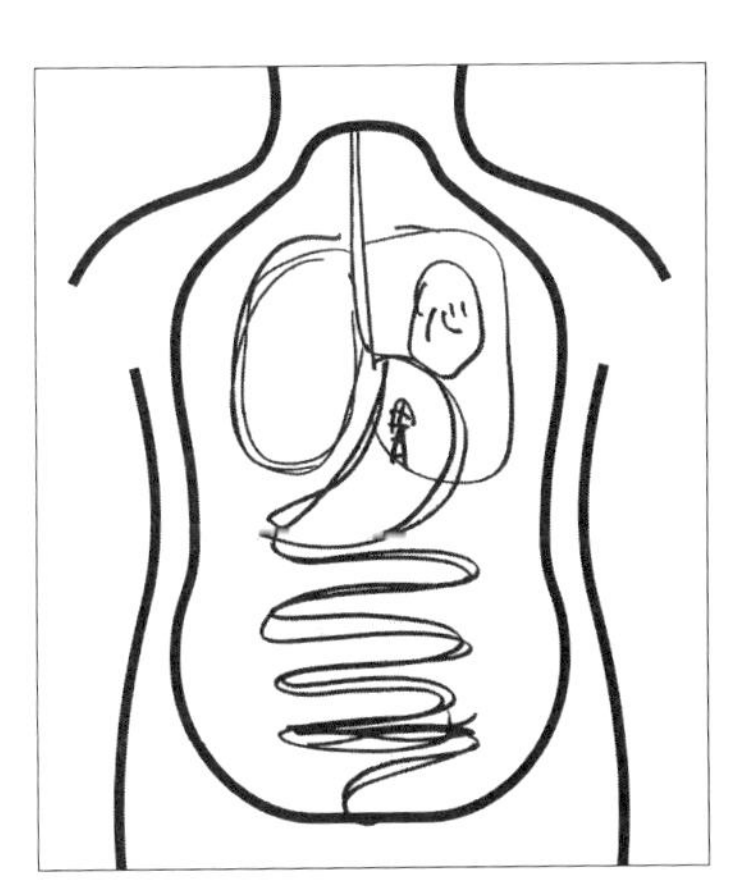

■こういうカラダの持ち主なら悩み事はきっとないことでしょう。見事なまでに力強いシンプルさ。

トリセツ・カラダは、現代版・解体新書である。

トリセツ・カラダ　10年後のあとがき

月日が経つのは早いもので、『トリセツ・カラダ』を出版して十年が経ち、このたび、新書版を刊行することになりました。本書の最終章にも書きましたが、この本の出版当時、死亡時画像診断（オートプシー・イメージング＝Ai）の社会導入が私のライフワークだと、世間からは思われていました。それは半分当たりで半分は外れでした。私はなにごとも十年で一区切りと考えています。その意味でAiの社会導入という私のミッションは、二〇一二年の死因究明関連二法案の制定で一応終わりました。

この法案ではAiを日本の死因究明制度の土台に組み込むことが決まりました。でも情報開示と費用負担については従来の解剖主体の死因究明制度に従属させられてしまい、法医学者が実施したAiの情報について遺族も教えてもらえず、その情報を得たいためだけに遺族が医療事故訴訟を起こすという、本末転倒の事態も起こっています。ですから私の希望は半分しか叶わなかったわけです。これはデビュー作『チーム・バチスタの栄光』の一節「願い事は叶う。ただし半分だけ」というフレーズと合致した、世界普遍の真理なので、仕方がないことだと諦めてはいますが。

ただ、この本を読んだみなさんに、覚えておいてほしいことがあります。体制派は自分たちの利のためなら社会などどうでもいい、という振る舞いをするものだということ、そうした振る舞いを許すのは市民の無関心だということです。これをブルーバックス版『死因不明社会』の一節でこう書きました。

「無知は罪である。そして無知とは、考えようとしない怠惰の中に棲息する」

でもAiに関しては今も専門家の放射線科医の一団が、正しい運用と診断のために努力してくださっているので、私も安心して応援団に徹しています。詳細は『死因不明社会2018』(講談社文庫)に書きましたので、興味がある方はご一読を。

さて、話を本書に戻します。

「トリセツ・カラダ・プロジェクト」は私の真のライフワークです。実は私の野望は、本書が一家に一冊置かれていて、日本国民の誰もが、カラダ地図を描けるようになることなのです。

たとえば娘さんが結婚する時、『トリセツ・カラダ』を嫁入り道具にする、というように代々一家に伝えていってほしいのです。

最初のあとがきにも書きましたが、本書は朝日新聞「オーサーズ・ビジット」で、中学生が二時間の授業でたちまちカラダ地図を描けるようになりイケると思ったのがきっかけでした。大学トップ、東大駒場の学生も全滅で、これは教育問題だと気づきました。でも当時はAi導入でわからんちんの厚労省や警察庁とやり合っていた身で、文科省まで相手にしたら破綻してしまう。そこで本書を出版し学校の副読本にすればいいと思いついたのです。全家庭に一冊という私の野望は実現していません。

けれども、人生では時々、思いも寄らぬことが起きます。挿絵を描いた盟友ヨシタケシンスケさんが絵本界で大ブレイクし、今やこの本の購入者はヨシタケファンが半分を占めているとのことです（当方の秘密諜報部情報による）。

その後も私は地道に各地の講演会で「トリセツ・カラダ・プロジェクト」を、ひとりで黙々と続け、ホワイトボードに臓器を描いてもらい、最後に「はい、〇〇町のみなさんは全員死亡です」なんてやってました。NHK Eテレで「課外授業　ようこそ先輩」に出演した時にもこの授業を行い、スタッフに「トリセツ・カラダ人形」を作ってもらいました。それは今も私の職場に安置されています。

ピースボートに乗船し講演した時は船内に持ち込んだ百冊は完売御礼、他の国の方々のための講演で「おへソはどの臓器になるんですか」と聞かれ思わず絶句してしまったり。

NHK BSプレミアム「英雄たちの選択」の杉田玄白の回に出演した時はカラダ地図を出演者のみなさんに描いてもらいました（残念ながらオンエアはなりませんでしたが）。

そんな具合で、ことあれば本プロジェクトをねじ込もうという意欲満々の十年間でした。

この番組で「ターヘル・アナトミア」の復刻版を手にした時、わかったことがあります。最後に解剖図譜の数葉の折り込み図があり、それを見た瞬間、わかったのです。その本はオランダ語でびっしり書かれていて中身はちんぷんかんぷん、私でもとても読んでみたいと思う代物ではありませんでした。最初、オランダ語の知識が皆無だった玄白も同じ印象を持ったに違いありません。

でも図譜の正確さを腑分け現場で確認していた臨床医・杉田玄白は、おそらく図譜だけでも刊行したい、と考えたに違いありません。

番組で拝見した、解体新書刊行後に地方の農村で作られた解体新書人形は驚くほど精巧な出来映えでした。そうした正しい人体知識の普及こそが、玄白が願ったことだったのでしょう。

一七七四年に解体新書が刊行され二百四十五年。今やネットで検索すれば医学の最先端知識の入手も外国語翻訳も簡単にできます。でもとうの昔に完成したカラダ地図を自分の知識としている人々は少ない。自分が一生、共に過ごすカラダを知らないのでは真の情報通といえません。本書は解体新書の次の「解剖学セカンド・インパクト」と言えるでしょう。(出た、自画自賛の誇大妄想)

この本を自家薬籠のものとすることは、読者のみなさんの人生を豊かにすることは間違いありません。ですのでこの本を購入された読者は更に三冊購入して知人に配り、その知人に更に三名の知人に配れとお願いし……。

え？　そういう商法はダメ？　それは残念です。
でも本書が一家に一冊備えられる日を、私は本当に夢見ているのです。

海堂尊

二〇一九年四月　平成最後の日に

10年後のあとがき

ヨシタケシンスケ

この本のイラストを描いたのが10年前。この10年で、ボクもずいぶん「おじさんのカラダ」になりました。

老眼になった

トイレがちかくなった

ハゲた

カラダが変わると、世の中の見え方が変わります。考え方が変わります。

つまり、「生き方」が変わります。

キミは今、どんなカラダで、何を考えていますか？

この本で学んだ通り、キミのカラダは、いろんなパーツが集まってできています。

ひとつひとつがバラバラになったら、キミはキミでなくなってしまう。

それぞれに意味があり、仕事があり、お互いに助け合いながらキミはキミとして生きているのです。

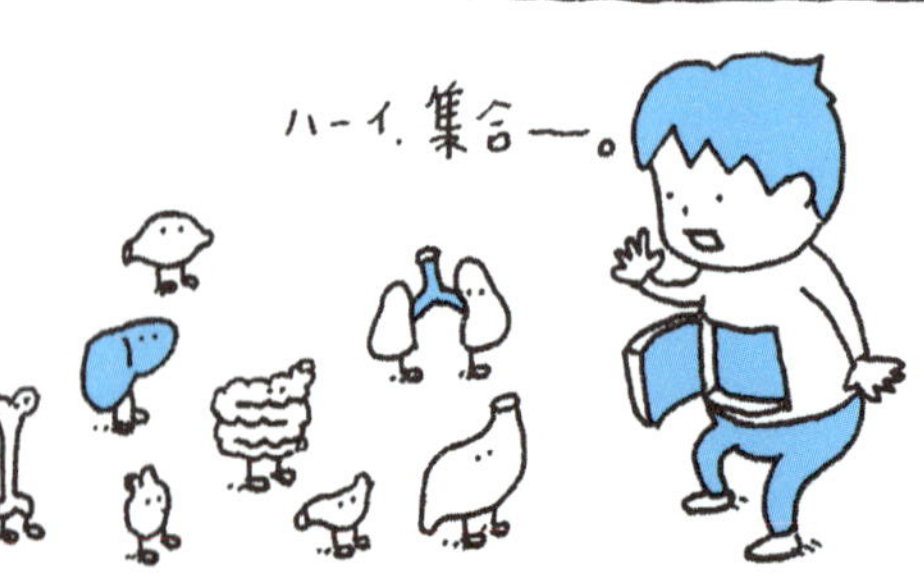

同じように、キミのこころは、いろんな気持ちやできごとが集まってできています。

キライな気持ちも

ボンヤリした時間も

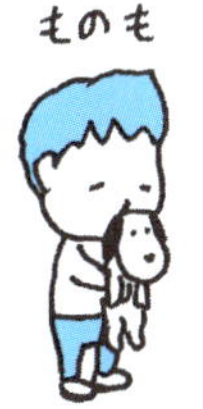

大好きなものも

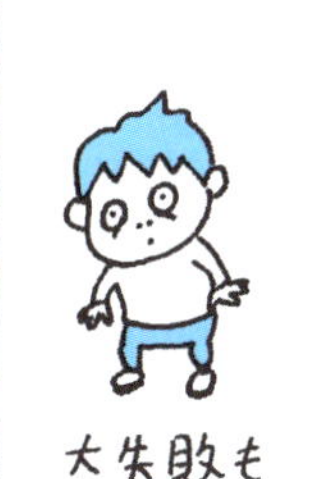

大失敗も。

やはりそれらはすべてそれぞれに意味があり、キミがキミになるために必要なものなのです。

ハーイ、集合ー。

こんなふうに、カラダのしくみはこころのしくみととてもよく似ています。あと、世の中のしくみにも。

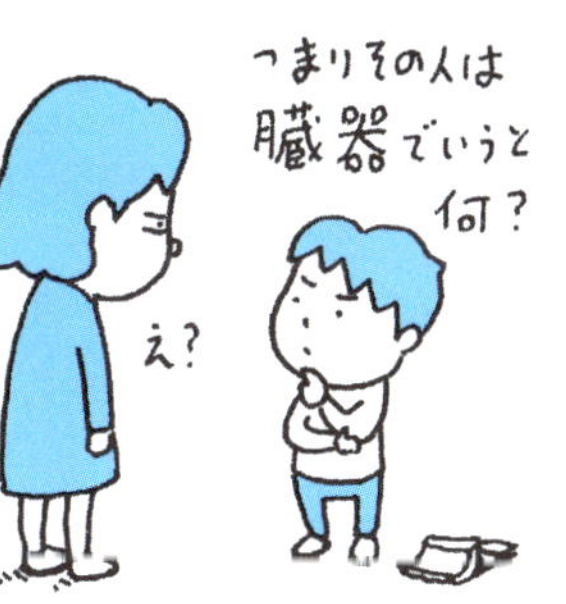

だから、カラダのことを知ると、いろいろなことがわかったり、イメージしやすくなったりするハズなのです。

子どもから大人になったり、大人から老人になったり、病気になったり、ケガしたり。キミのカラダもこころも、そして世の中も、どんどん変わっていきます。

でも、何があってもキミのカラダは、キミのもの。

さあ、そのカラダを使って、何しちゃう？

オシマイ。

16年後のあとがき

新装版を出版するので何か新しいコトを、と言われて、改めて読み返してみると、つくづくよく出来た本だなあ、と感心する羽目になりました。（お得意の自画自賛・笑）

何も足さず、何も引かない。それで十分かな、と思います。

前回、「10年後のあとがき」を書いたのは二〇一九年四月、平成最後の日です。

その一年後、新型コロナウイルスが世界中を席巻し、世の中を全く違う姿に変えてしまいました。けれどもそんな大災害の最中でも、「トリセツ・カラダ」を読んでくださった読者なら、ほんの少し冷静になれたのではないかと信じています。

真実は大切です。そして身体の仕組みは、時代が変わっても万古不易の真実です。

本書をお読みいただければ、これからもやってくるであろう数々の災難に対し、勇気凛々で立ち向かえること間違いなし。なにしろ優秀な臓器たちが、もの言わずにあなたを支えてくれているということを知っているのですから。

あなたのいのちは、あなたひとりだけのものではないのです。

二〇二五年一月

海堂尊

本当は、この本の数倍の分量の参考文献はあるけど、
とりあえず次のステップで勉強するのに
ふさわしい本を厳選してみた。
あまり多く推薦しすぎるとろくなことがない。
過ぎたるは及ばざるがごとし。勉強は必要最小限に、ね（笑）。

参考文献
『全部わかる人体解剖図　系統別・部位別にわかりやすくビジュアル解説』
坂井建男　橋本尚詞　成美堂出版（2010）
『徹底図解　人体のからくり』坂井建男　宝島社文庫（2008）

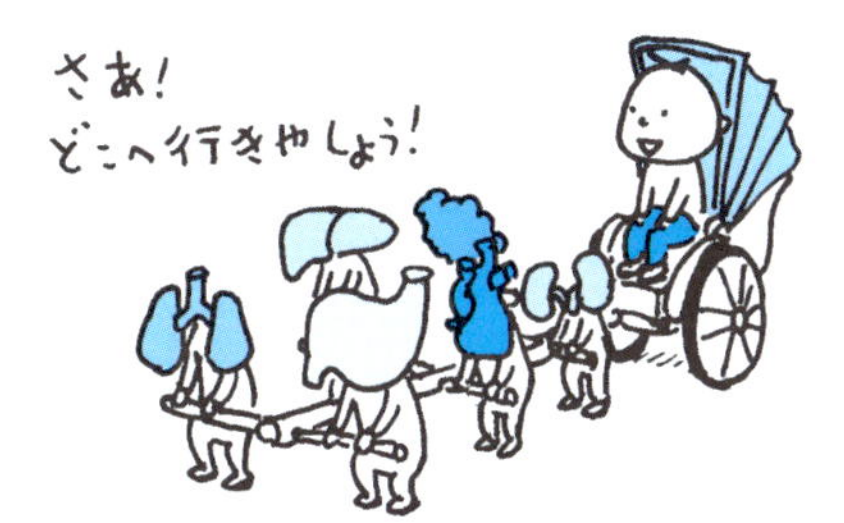

海堂 尊（かいどう・たける）

1961年、千葉県生まれ。医学博士。1988年、千葉大学医学部を卒業後、千葉大学第一外科入局。1997年、博士号取得後、独立行政法人放射線医学総合研究所重粒子医科学センター病院・臨床検査室医長に着任。

2000年、Ai（オートプシー・イメージング：死亡時画像診断）の概念を提唱し以後、Aiの社会導入と死因究明制度の改善を目指し社会活動に励む。2009年より同所のAi情報研究推進室室長を兼任。

2006年、第4回『このミステリーがすごい!』大賞・大賞受賞作『チーム・バチスタの栄光』（宝島社）にて作家デビュー。全ての作品がリンクする「桜宮サーガ」シリーズは累計1800万部を超え、映像化作品も多数。「桜宮サーガ」シリーズの他に、ラテンアメリカの歴史小説や、近代日本の医学小説も展開している。

2016年、放射線医学総合研究所の改組と共に同所を退職。

現在は福井県立大学客員教授。

ヨシタケシンスケ

絵本作家、イラストレーター。

1973年、神奈川県生まれ。筑波大学大学院芸術研究科総合造形コース修了。

日常の一コマを切り取ったスケッチ集や、装画、挿絵など、幅広く活動している。

MOE絵本屋さん大賞、ボローニャ・ラガッツィ賞特別賞、ニューヨーク・タイムズ最優秀絵本賞など、受賞多数。

新装版 トリセツ・カラダ
カラダ地図を描こう

2025年3月24日　第1刷発行

著者：海堂 尊
絵：ヨシタケシンスケ
発行人：関川 誠
発行所：株式会社宝島社
〒102-8388 東京都千代田区一番町25番地
電話：営業 03-3234-4621／編集 03-3239-0599
https://tkj.jp

印刷・製本：サンケイ総合印刷株式会社

Printed in Japan
First published 2009 by Takarajimasha,Inc.
ISBN978-4-299-06633-6